W0253574

Diätetik

Ein Leitfaden für Ärzte und Diätassistentinnen

Von

Univ.-Doz. Dr. **Rudolf Wenger**
Oberarzt der I. Medizinischen Universitätsklinik Wien

Zweite
neubearbeitete und erweiterte Auflage

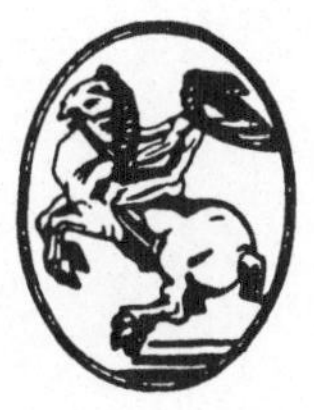

Wien
Springer-Verlag
1964

ISBN-13: 978-3-7091-7565-1 e-ISBN-13: 978-3-7091-7564-4
DOI: 10.1007/978-3-7091-7564-4

Titel Nr. 9092

Geleitwort

Gab es noch vor etwa 30 Jahren nur eine Diätetik mit der Aufgabe, den Kranken trotz gegebener Schäden, die eine normale Ernährung unmöglich machten, doch noch optimal zu ernähren, wobei vor allem Magendarmkrankheiten, Durchfallkrankheiten, Darmdyspepsien oder Zustände mit schlechter Nahrungsausnutzung die wichtigste Domäne waren, oder eine Diätetik mit dem Ziel, eine gegebene Stoffwechselstörung, wie Diabetes, Gicht oder Fettsucht, diätetisch soweit möglich auszugleichen, Diätindikationen, die naturgemäß auch heute noch größte Bedeutung haben, so brachten die neuen Erkenntnisse auf dem Gebiete der Hypo- und Avitaminosen einerseits und die neuen Anschauungen über die Bedeutung der Diät bei Herz-, Leberparenchymerkrankungen, bei Wassersucht aller Art, bei Nierenerkrankungen anderseits, um nur die wichtigsten zu nennen, und schließlich auch über die mögliche Heilkraft einer Diät, etwa bei Tuberkulose wie die nach Gerson, neue Forderungen im Sinne einer verschiedenartigen Heilkost. Diese Forschungsrichtung führte zu früher fast nicht für möglich gehaltenen Erfolgen, wie etwa die der Leberdiät beim Morbus Biermer, allerdings aber auch zu Auswüchsen, die die Diätetik zum Teil sogar diskreditierten, wobei wir insbesondere die Heilkost beim Karzinom im Auge haben, wenigstens solange die sogenannte „krebsfeindliche Diät" nicht eingehender wissenschaftlich studiert ist und beweisende Argumente für ihre Berechtigung beigebracht sind. Es ist hier nicht der Ort, dieses Problem näher auszuführen, es sollte auf diese Verhältnisse unter Hinweis auf einige neue Richtungen der Diätetik nur aufmerksam gemacht werden, um zu zeigen, daß die moderne Medizin der Diätetik immer größere Bedeutung beigelegt und den Indikationsbereich für eine Diätetik immer weiter gesteckt hat. Auch der Praktiker begegnet dem Problem der Diätetik immer häufiger.

Aus diesen Ausführungen ist zu ersehen, daß im Rahmen der verschiedenartigen diätetischen Bestrebungen nur eine kritische Einstellung zu Diätfragen erfolgversprechend sein kann. Um richtige Diätetik zu betreiben, genügt es nicht, verschiedene Speisezettel für verschiedene Krankheiten zu kennen, Voraussetzung sind immer auch die Kenntnisse der Grundtatsachen der Verdauungsphysiologie und auch ein spezielles Wissen über die Möglichkeit der diätetischen Beeinflußbarkeit verschiedener Krankheiten.

Vom Praktiker wie von der Diätassistentin als Beraterin einer Diätküche werden aber nicht nur die Kenntnis einer bestimmten Kostform, von Speisezusammenstellungen und von Kochrezepten, sondern auch fundierte Kenntnisse aus Verdauungs- und Ernährungsphysiologie und -pathologie vorausgesetzt werden müssen.

Die Diätetik liegt hierzulande und in Europa überhaupt noch vielfach im argen. Daß Frischoperierte, wie man nicht selten erlebt, am Tag nach der Operation eine Normalkost erhalten oder daß sie fasten und dursten müssen, sind keine medizinisch richtigen Lösungen.

Dem Leiter der Diätassistentinnenschule meiner Klinik, Assistent Dr. R. Wenger, war ein diätetischer Leitfaden, welcher die angedeuteten Kenntnisse vermittelt, beim Unterricht seit langem ein Bedürfnis. Wenn er bei der gebotenen Kürze dieses Leitfadens auch auf alle Details einer Diätetik nicht eingehen konnte, so gibt der Leitfaden aber doch nicht nur die Diätetik im engeren Sinne, sondern er vermittelt für eine richtige Diätetik auch die notwendigen Kenntnisse. Ich bin überzeugt, daß Wengers Leitfaden seinen Weg machen wird und daß er Ärzten, Studenten, Diätassistentinnen und allen, die sich ernsthaft mit praktischer Diätetik beschäftigen, eine wertvolle Hilfe sein wird.

Wien, im Juni 1955

Ernst Lauda

Vorwort zur ersten Auflage

Αἱ δὲ νοῦσοι γένονται, αἱ μὲν ἀπὸ τῶν διαιτημάτων, αἱ δὲ ἀπὸ τοῦ πνεύματος, ὃ ἐσαγόμενοι ζῶμεν.

Hippokrates

Das vorliegende Buch soll sowohl dem Arzt bzw. dem Medizinstudenten als auch der Diätassistentin als knapper Leitfaden für diätetische Behandlungsmethoden dienen. Es wurde deshalb in allen Fällen versucht, die Zweckmäßigkeit der empfohlenen diätetischen Maßnahmen auf dem Boden der Physiologie und Pathologie darzustellen.

Um den Umfang des Buches beschränkt halten zu können, wurden bei den einzelnen Erkrankungen meistens nur allgemeine Richtlinien gegeben. Von genauen quantitativen Angaben wurde in den meisten Fällen abgesehen.

Die Rücksichtnahme auf den Umfang der Arbeit brachte es auch mit sich, daß manches nur in schematischer Form dargestellt werden konnte. Arzt und Diätassistentin sollen im einzelnen Falle die aufgezeigten Grundregeln in individualisierender Art anwenden. Wenn es möglich ist, soll der Patient individuell beraten werden. Genaue, dem Einzelfall angepaßte Verordnungen sind beim Patienten mit Recht mehr beliebt als Merkblätter, die man ihm in die Hand drückt. Bei den Besprechungen der einzelnen Erkrankungen wurde auch stets auf die Wichtigkeit eines entsprechenden Kostaufbaues im Verlaufe der Erkrankung hingewiesen. Hier konnten allerdings wiederum meistens nur allgemeine Angaben gemacht werden, so daß es eine wichtige Aufgabe des Arztes bleibt, im Einzelfall die Geschwindigkeit des Kostaufbaues — je nach dem Fortschreiten der klinischen Besserung — zu bestimmen.

Es ist wohl selbstverständlich, daß bei der Auswahl der bei den einzelnen Erkrankungen empfohlenen Speisen der Einfluß der Wiener Küche unverkennbar ist; es ist unser besonderes Anliegen, die Methoden dieser Küche dem Wohl des Diätpatienten noch weiter dienstbar zu machen. Darüber hinaus werden jedoch auch Küchenmethoden und Nahrungsmittel, mit denen der Leser meist nur in anderen Ländern Europas oder in Übersee in Berührung kommt, besprochen. Dasselbe gilt für einzelne Erkrankungen. Derartige schlaglichtartige Hinweise schienen oft notwendig, um eine Frage in allen ihren Zusammenhängen besprechen zu können. Außerdem soll dadurch die Beratung ausländischer Patienten, die in unseren Kliniken, Sanatorien bzw. in der Sprechstunde Hilfe suchen, unterstützt werden. Schließlich mag es in manchen Fällen dem Arzt oder der Diätassistentin, die in fremde Länder gehen, die Umstellung auf die dortigen Verhältnisse erleichtern.

Ein Gedanke zieht sich wie ein roter Faden durch das vorliegende Buch: Die Nahrung stellt für den Patienten, vor allem für den an einer lange dauernden Erkrankung leidenden, oft eine der wenigen oder sogar die einzige Freude dar, die ihm der trostlos erscheinende Alltag zu bieten hat. Es bedarf der verständnisvollen Zusammenarbeit zwischen Arzt, Diätassistentin und Angehörigen bzw. dem Küchenpersonal und den Schwestern. Nicht nur bei der Auswahl der Speisen soll, soweit es möglich ist, auf die Wünsche des Patienten Rücksicht genommen werden, auch beim Anrichten der Mahlzeiten soll auf ein geschmackvolles Äußeres großer Wert gelegt werden.

Der Kochkunst fallen im Rahmen der Diätetik besondere Aufgaben zu. Oft müssen wir versuchen, den Patienten trotz schlechtem oder völlig darniederliegendem Appetit zu einer ausreichenden Nahrungsaufnahme zu bewegen. Wohlschmeckende und appetitlich angerichtete Speisen sind dazu die wichtigste Voraussetzung. Oft macht es auch die mit Rücksicht auf die Erkrankung beschränkte Auswahl der zur Verfügung stehenden Nahrungsmittel oder Kochmethoden sehr schwierig, geschmackvolle Speisenzusammenstellungen zu bereiten. Es ist jedoch häufig verblüffend, was eine gute und einfallsreiche Köchin auch noch im Rahmen einer sehr weitgehend beschränkten Diät herzustellen vermag.

In manchen Kapiteln der Diätetik scheint eine „Umwertung der Werte" vor sich zu gehen, so z. B. bei der diätetischen Behandlung der Lebererkrankungen, der Gicht oder der Nierensteinerkrankungen. Dort, wo die neueren Ansichten noch nicht genügend gefestigt erschienen, wurden sie zwar erwähnt, es wurde jedoch sonst noch ein eher konservativer Standpunkt eingenommen. Wenn die Besprechung der Diätetik einzelner, selten vorkommender Erkrankungen einen unverhältnismäßig großen Raum einzunehmen scheint, ist dies darauf zurückzuführen, daß gerade derartige Diäten häufig verhältnismäßig kompliziert sind bzw. daß gerade deren Darstellung höherer didaktischer Wert zukommt.

Meinem verehrten Lehrer, Herrn Prof. Dr. Ernst Lauda, möchte ich für seine wertvolle Beratung und Unterstützung bei der Herausgabe dieses Buches besonders danken. Dem Springer-Verlag, der die Herausgabe des Buches ermöglichte, möchte ich für die exakte Ausführung aufrichtigen Dank sagen.

Wien, im Juni 1955

Rudolf Wenger

Vorwort zur zweiten Auflage

'Εν τροφῇ φαρμακείη ἄριστον.
Die Ernährung kann die beste Arznei sein.
Hippokrates

Der zweiten Auflage dieses Buches liegen die Erfahrungen zugrunde, die im Laufe der letzten zehn Jahre, seit der Wiedereröffnung der Diätschule an der I. Medizinischen Universitätsklinik Wien, gewonnen werden konnten. Es darf festgestellt werden, daß in dieser Zeit sowohl das Bewußtsein um die Wichtigkeit der Diätetik im Rahmen der allgemeinen Therapie, als auch um die Bedeutung des Berufes der Diätassistentinnen gewachsen ist.

Entsprechend der Zunahme des Wissensstoffes war es – trotz strenger Auswahl – notwendig, den Inhalt gegenüber der ersten Auflage um fast die Hälfte zu vermehren, wobei aber durch noch straffere Fassung des Textes der Umfang nicht in dem gleichen Verhältnis erweitert werden mußte.

Zahlreiche neue Tatsachen wurden auf dem Gebiete der Diätetik bekannt, auf manchen Gebieten sind allerdings auch heute noch die Fragen völlig im Flusse. Hierzu gehört insbesondere die Frage der diätetischen Beeinflussung der Arteriosklerose. Es bleibt dem daran besonders Interessierten nichts anderes übrig, als den gegenwärtigen Stand der Ansichten vorzutragen und insoweit deren vorläufige Umsetzung in die diätetische Praxis zu empfehlen, als es vom ärztlichen Standpunkt aus im Interesse der Patienten derzeit gerechtfertigt erscheint.

Auf manchen Gebieten wurden diätetische Maßnahmen durch die Einführung neuer Medikamente mehr oder weniger überflüssig. Dies gilt z. B. für manche Fälle, in denen die Verwendung moderner Diuretika eine bedeutende Lockerung der natriumarmen Kost erlaubt, für die Gicht, bei der nach Einführung neuer Arzneimittel die Einhaltung einer streng purinarmen Kost oft nicht mehr notwendig ist, für die idiopathische Steatorrhoe, bei der die Prednisolonbehandlung die Fetteinschränkung in der Kost vielfach nicht mehr erforderlich macht sowie auch für den Morbus Addison, bei dem die Anwendung der Nebennierenrindenhormone heute die Durchführung der früher üblichen kaliumarmen Kost nicht nur entbehrlich macht, sondern geradezu verbietet.

Manche Kapitel wurden umgestellt, zahlreiche beträchtlich erweitert. Die Beschreibungen einiger nicht mehr gebräuchlicher Kostformen konnten weggelassen werden. Es erwies sich als notwendig, eine Reihe neuer Kapitel aufzustellen, so über qualitative Diäten, über die Diät bei Kalziumstoffwechselstörungen sowie über die Kost bei familiärer essentieller Hypercholesterinämie, Hyperlipämie und Xanthomatose, bei Speicherkrankheiten, angeborenen Stoffwechselanomalien sowie bei Haut- und neurologischen Erkrankungen. Stark erweitert wurde der Abschnitt über diätetische Maßnahmen vor bestimmten Untersuchungen. Neu eingebaut wurde eine Reihe von Kostplänen, so für die Aufbaukost bei Gastritis und Ulcus, eine 1200-Kalorien-Diät, eine fett- und cholesterinarme Diät, Kostpläne bei Urämie, eine Kost mit 40 g Eiweiß sowie für kalziumreiche und kalziumarme sowie eisenarme Diät. Es wurden auch einige einschlägige Tabellen (Kupfer-, Eisen-, Kalium- und Kalziumgehalt von Nahrungsmitteln) eingefügt, wobei allerdings auch an dieser Stelle darauf hingewiesen sei, daß die Angaben in allen Tabellen dieser Art eine sehr große Schwankungsbreite aufweisen. Sowohl sie, wie die Kostpläne wurden in den Text eingebaut, da unserer Erfahrung nach Tabellen, die sich am Ende eines Buches befinden, häufig nicht entsprechend benützt werden. Die einleitenden kurzen Abschnitte über Ernährungslehre wurden weiter beibehalten und gleichfalls etwas ausgebaut. Ebenso wie in den einzelnen Hauptkapiteln des Buches gelegentlich auf Ergebnisse der experimentellen Diätetik hingewiesen wird, enthalten die einleitenden Kapitel manche kurze Hinweise auf Ergebnisse der experimentellen Ernährungslehre. Von einer Darstellung der Ernährung im Säuglings- und Kindesalter wurde im allgemeinen abgesehen. Es wurde nur an einigen Stellen, wo es der Zusammenhang erforderte (z. B. Cöliakie, Diabetes bei Kindern, angeborene Stoffwechselanomalien), auf einschlägige Fragen eingegangen. Sonst muß auf die Lehrbücher der Kinderheilkunde verwiesen werden.

Es wurden in die zweite Auflage auch kurz gefaßte Darstellungen der Ernährung während und nach der Schwangerschaft, im Alter sowie unter ungewöhnlichen Umweltsbedingungen (große Hitze, große Kälte usw.) aufgenommen. Obwohl es sich dabei vorwiegend um Fragen der Ernährungslehre handelt, müssen sie doch unter Umständen auch in Einzelfällen die Grundlage diätetischer Überlegungen und Maßnahmen darstellen und sollten daher wenigstens kurz besprochen werden.

Ich darf zahlreichen Kollegen für ihre Ratschläge herzlich danken. Mein aufrichtiger Dank gilt auch den derzeitigen und früheren Diätassistentinnen der Klinik, deren ständige Mitarbeit das Wachsen dieser Neuauflage förderte. Der Lehrassistentin, Fräulein Hansi Puntschart, danke ich für die Hilfe bei der Aufstellung von Kostplänen und Tabellen.

Besonderen Dank sage ich dem Springer-Verlag Wien, der auf alle meine Wünsche anläßlich der Neuauflage einging.

Wien, im Mai 1964

Rudolf Wenger

Inhaltsverzeichnis

Seite

I. Physiologische Vorbemerkungen 1

1. Ernährungsphysiologie 1
2. Physiologie der Nahrungsaufnahme 6
3. Mineralstoffe, Spurenelemente 8
4. Vitamine 13
   a) Allgemeines 13
   b) Wasserlösliche Vitamine 15
   c) Fettlösliche Vitamine 21

II. Erkrankungen des Magendarmtraktes 25

1. Erkrankungen der Mund- und Rachenhöhle sowie der Speiseröhre 25
2. Erkrankungen des Magens, Magenschonkost 26
3. Ulkuskrankheit 30
4. Ulkusblutung 37
5. Pylorusstenose 37
6. Zustand nach Magenresektion, Stumpfgastritis, Dumping-Syndrom 38
7. Magenkarzinom 40
8. Allgemeine Gesichtspunkte bei Dünndarmerkrankungen. Die „aufgeschlossene“ Kost (Dünndarmschonkost) . . . 40
9. Akute Enteritis 43
10. Chronische Enteritis 44
11. Fettresorptionsstörungen (Sprue, Cöliakie, Resorptionsmangelsyndrom) 45
    a) Sprue 45
    b) Cöliakie, „idiopathische Steatorrhoe“ des Erwachsenen 46
    c) Resorptionsmangelsyndrom („Malabsorption-Syndrom“) 47
12. Typhus 48
13. Dysenterie 49
14. Colitis, Dickdarmschonkost 49
15. Gärungswidrige Kost, Gärungsdyspepsie 51

Seite
16. Fäulniswidrige Kost, Fäulnisdyspepsie 52
17. Meteorismus, Flatulenz 53
18. Chronische Obstipation 54
a) Atonische Form 54
b) Spastische Form 55
19. Gastroptose, Enteroptose 56

III. Künstliche Ernährung 56
1. Sondenernährung 56
2. Ernährung durch Magen- oder Darmfisteln 58
3. Rektale Ernährung 58
4. Parenterale Ernährung 59

IV. Lebererkrankungen 60
1. Allgemeines, Leberschonkost 60
2. Akute Hepatitis 64
3. Leberzirrhose 65
4. Verschlußikterus 66
5. Steatose der Leber (Leberverfettung) 66
6. Präcoma und Coma hepaticum, cerebrale Komplikationen bei Leberzirrhose 67
7. „Posthepatitisches Syndrom" 68

V. Gallenblasenerkrankungen 69

VI. Störungen der äußeren Sekretion des Pankreas 73

VII. Diabetes mellitus 75

VIII. Fettleibigkeit und Fettsucht 88

IX. Unterernährung und Magersucht 101

X. Herz- und Kreislaufkrankheiten 104
1. Allgemeines 104
2. Natriumarme Kost 105
3. Andere diätetische Maßnahmen bei Herzinsuffizienz und bestimmten kardialen Erkrankungen 110
4. Essentielle Hypertonie 111
5. Arteriosklerose 113

XI. Nierenerkrankungen 120
1. Allgemeines 120
2. Akute Nephritis (Strenge Nierenschonkost) 122
3. Chronische Nephritis 123
a) Allgemeines 123
b) Chronische Nephritis mit Ödemen 124
c) Chronische Nephritis mit starker Blutdruckerhöhung 124
d) Urämie, akutes Nierenversagen 124
4. Nephrosklerose mit Niereninsuffizienz 132

Seite

5. Nephrose 136
6. Nierentuberkulose 136
7. Schwangerschaftsspättoxikose, Nephropathia gravidarum, Eklampsie 136

XII. Erkrankungen des Nierenbeckens und der ableitenden Harnwege 137
1. Pyelitis, Cystitis 137
2. Nierensteinerkrankung 138
a) Allgemeines 138
b) Oxalatsteine 139
c) Phosphatsteine 141
d) Harnsäuresteine 142
e) Cystinurie 142
f) Alkaptonurie 142

XIII. Gicht. Purinarme Kost 143

XIV. Endokrine Erkrankungen, Hormontherapie 145
1. Addisonsche Krankheit 145
2. Schilddrüsenerkrankungen. Hyperthyreose. Kropf . . . 146
3. Funktionelle Hypoglykämie („Hyperinsulinismus") . . . 147
4. Diätetische Maßnahmen während der Durchführung einer ACTH- oder Corticoid-Therapie 147

XV. Blutkrankheiten 148

XVI. Infektionskrankheiten. Allgemeines über die Kost bei fieberhaften Erkrankungen 151

XVII. Chronische Erkrankungen und Neoplasmen 153

XVIII. Diäten bei chirurgischen Erkrankungen 153
1. Allgemeines 153
2. Diät nach Laparotomien 155
3. Diät bei Ileo- und Colostomie 156
4. Diät bei Operationen am Mastdarm 157
5. Diät bei chirurgischen Eingriffen und gleichzeitiger Leberschädigung 157
6. Flüssige bzw. halbflüssige, schlackenarme Kost 158
7. Feste, schlackenarme Kost 158
8. Erweiterte schlackenarme Kost 159

XIX. Nahrungsmittelallergien und Diät bei allergischen Erkrankungen 159
1. Allgemeines 159
2. Methoden der Erkennung von Nahrungsmittelallergenen 161
a) Testmahlzeit 161
b) Ausschaltungs-(Eliminations-)Diät 161
3. Diätetische Therapie der Nahrungsmittelallergien 164

Seite

XX. *Verschiedene qualitative Diäten* 166
1. Eiweißreiche Kost 166
2. Kupferarme Diät, Wilsonsche Erkrankung 167
3. Eisenarme Kost 169
4. Kaliumreiche Kost 174
5. Kaliumarme Kost 175
6. Kochsalzreiche Kost 177

XXI. *Diätformen bei Kalziumstoffwechselstörungen* 177
1. Kalziumreiche (Rekalzifikations-) Diät 177
2. Kalziumarme Kost 183

XXII. *Die Rohkost und ihr nahestehende Diätformen* 186
1. Rohkost 186
2. Saftkost 188
3. Erweiterte Rohkost 188
4. Obstdiät 189
5. Sauermilch-Obstdiät 189

XXIII. *Säuernde und alkalisierende Kost* 190
1. Allgemeines 190
2. Säuernde Kost 191
3. Alkalisierende Kost 192

XXIV. *Familiäre (essentielle) Hypercholesterinämie, Hyperlipämien, Xanthomatosen* 193

XXV. *Speicherkrankheiten* 193

XXVI. *Angeborene Stoffwechselanomalien* 194
1. Galaktosämie 194
2. Oligophrenia phenylketonpyruvica 195

XXVII. *Diät bei Hauterkrankungen* 195

XXVIII. *Diät bei neurologischen Erkrankungen* 196

XXIX. *Diätetische Maßnahmen vor bestimmten Untersuchungen* . . 197
1. Probekost zur Untersuchung der Nahrungsausnutzung 197
2. Grundumsatzdiät 198
3. Trockenkost vor dem Volhardschen Konzentrationsversuch 200
4. Diät vor Untersuchung auf Katecholamine bei Verdacht auf Phäochromozytom 200
5. Diät vor Untersuchung auf 5-Hydroxyindolessigsäure im Harn bei Verdacht auf Carcinoidsyndrom 200
6. Purinarme Kost vor Bestimmung der Bluthamsäure . . 200
7. Vorbereitungsdiät zur Harnsedimentuntersuchung . . . 200

Seite

XXX. Ernährung während und nach der Schwangerschaft 200

XXXI. Ernährung im Alter 202

XXXII. Ernährung unter ungewöhnlichen Umweltsbedingungen . . 203

1. Ernährung bei großer Hitze 203
2. Ernährung bei großer Kälte 203
3. Ernährung bei Expeditionen. Notrationen 203

Kalorien- und Nährstofftabelle 205

Literaturverzeichnis 209

Sachverzeichnis 218

I. Physiologische Vorbemerkungen

1. Ernährungsphysiologie

Unsere Ernährung ist nur dann ausreichend, wenn sie 50 bis 60 verschiedene, für den Organismus wesentliche Stoffe in ausreichender Menge enthält. Die Nahrung muß genügend hochwertiges Eiweiß, das vor allem als Körperbaustoff verwendet wird, sowie ausreichende Mengen von Kohlehydraten und Fetten enthalten, die als Hauptenergielieferanten dienen. Auf die wichtige Rolle der essentiellen Fettsäuren sei hingewiesen. Schließlich müssen Mineralstoffe, Vitamine und Wasser gleichfalls in genügendem Maße zugeführt werden.

Es ist nicht Aufgabe dieses Buches, die Zusammensetzung einer normalen Kost eingehend zu beschreiben. Es wird darauf nur soweit eingegangen, als es für die Zusammenstellung der besonderen Diäten, die bei verschiedenen Erkrankungen notwendig sind, als Grundlage erforderlich erscheint. Bei einer quantitativen Diät wird die Menge einzelner Hauptbestandteile der Nahrung vorgeschrieben (z. B. 150 g Kohlehydrate pro Tag bei einem Diabetiker). Bei der sogenannten qualitativen Diät wird nicht notwendigerweise mengenmäßig definiert. Bestimmte Bestandteile der Nahrung werden eingeschränkt oder vermehrt (z. B. kaliumarme oder kaliumreiche Diät).

Es sei zunächst auf einige ernährungsphysiologisch wichtige Tatsachen eingegangen: Stickstoffgleichgewicht ist dann vorhanden, wenn die Menge des aufgenommenen Stickstoffes nicht kleiner als die des ausgeschiedenen ist. Fehlende körperliche Aktivität behindert den Einbau von Eiweißbausteinen in das Muskelgewebe. Bei strenger Bettruhe wird die Stickstoffbilanz negativ, wenn nicht eine eiweißreiche Kost verabreicht wird. Der Stickstoffbedarf hängt auch von der Zusammensetzung der Kost ab. Wenn ein Hund nur mit Fleisch ernährt wird, ist sein Stickstoffbedarf dreieinhalbmal so groß wie während einer Hungerperiode. Gemischte Kost, bei der mindestens die Hälfte der Kalorien durch Kohlehydrate gedeckt wird, ist mit dem geringsten Stickstoffbedarf verbunden. Die sogenannten essentiellen Aminosäuren sind für die Aufrechterhaltung des Stickstoffgleichgewichtes erforderlich und müssen mit der Nahrung zugeführt werden, da sie vom Organismus nicht ausreichend synthetisiert werden können. Die biologische Wertigkeit von Eiweiß entspricht der Menge von Körpereiweiß in g, die durch 100 g des betreffenden Nahrungseiweißes ersetzt werden kann. An erster Stelle der biologischen Wertigkeit stehen Milch-, Eier- und Fleischeiweiß. Die biologische Wertigkeit bestimmter Eiweißkörper kann durch Zusatz von Aminosäuren erhöht werden (z. B. Aufwertung von Weizenproteinen durch Lysinzusatz). Als tägliches Eiweißminimum für einen 70 kg schweren Erwachsenen werden 40 g angesehen, wobei jedoch eine Verabreichung von täglich mindestens 70 g empfehlenswert ist.

Der *Kalorienbedarf* des Menschen leitet sich aus fünf Erfordernissen ab:

1. Grundumsatz. Dieser dem Ruhestand bei Behaglichkeitstemperatur entsprechende Kalorienbedarf läßt sich aus Tabellen, denen die Berechnung aus der Körperoberfläche zugrunde liegt, ermitteln.

2. *Spezifisch-dynamische Wirkung der Nahrungsstoffe.* Diese ist bei Eiweiß am größten, tritt aber bei allen Nahrungsstoffen (sogar auch bei Wasser!) auf. Es kommt allerdings keine spezifisch-dynamische Wirkung zustande, wenn der Organismus Eiweiß als Körperbaustoff oder als Reservestoff bildet. So etwa kommt es bei Verabreichung einer gemischten Nahrung bei Unterernährung zu beinahe keiner spezifisch-dynamischen Eiweißwirkung. Während die der Einnahme einer schweren, reichlich Eiweiß und Kohlehydrate enthaltenden Mahlzeit folgenden Stoffwechselvorgänge den Grundumsatz nach zwei bis drei Stunden um 30 bis 40 % steigern, beträgt die spezifisch-dynamische Wirkung normaler Mahlzeiten (auf 24 Stunden berechnet) nur etwa 6 % des Kaloriengehaltes der Nahrung [32][1].

---

[1] Ziffern in eckigen Klammern beziehen sich auf das Literaturverzeichnis, S. 209 ff.

Bei der Berechnung der notwendigen Kalorienzufuhr nach den Grundumsatztabellen kann die spezifisch-dynamische Wirkung der Nahrungsstoffe außer acht gelassen werden, da die Tabellen im allgemeinen Werte anzeigen, die um 5 bis 8 % höher als der physiologische Standard liegen. Außerdem ist der Grundumsatz während der Nachtruhe um etwa 10 % verringert.

3. Temperaturregulierung. Die Tatsache, daß der Kalorienverbrauch bei niedrigen Außentemperaturen erhöht ist, macht es erforderlich, daß wir z. B. bei Arbeitern, die viele Stunden in der Kälte im Freien arbeiten, bei der Schätzung des Kalorienbedarfes einen gewissen Zuschlag machen. Für die klinische Diätetik ist es wichtig, daß der Grundumsatz — und damit auch der Kalorienbedarf in Ruhe — bei Erhöhung der Außentemperatur pro Grad Celsius um etwa 7 % ansteigt. Nach einem halben Jahr scheint allerdings eine Anpassung eingetreten zu sein [32]. Eine Erhöhung der Körpertemperatur (Fieber) bewirkt sogar einen Anstieg des Grundumsatzes um 13 % pro Grad Celsius.

4. Arbeit. Dieser, den Kalorienbedarf beträchtlich erhöhende Faktor muß z. B. bei dessen Schätzung im Falle einer Abmagerungsdiät berücksichtigt werden. Dasselbe gilt für die Ausübung gewisser Sportarten. Es seien im nachstehenden einige Angaben über zusätzlichen Kalorienverbrauch bei Arbeit usw. gemacht.

Mehrverbrauch an Kalorien pro Stunde (nach Kestner)

Näherin	10 bis 20	Gehen	150 bis 240
Schneider	50	Laufen	800 bis 1000
Schuhmacher	95	Radfahren	180 bis 600
Schmied	270 bis 350	Rudern	200 bis 900
		Schwimmen	300 bis 700

Kalorienverbrauch, außer dem Grundumsatz, pro Tag

Aufenthalt im Hause (sitzend)	700
Büroangestellter	1000
Schneider (8 Stunden Arbeit)	1200
Hausfrau	1000 bis 1500
Anstreicher	1600
Tischler	1900
Wäscherin	2000
Schwerarbeiter	3000 bis 5000

Es ist selbstverständlich, daß derartige Angaben großen Schwankungen unterworfen sind. Geistige Arbeit wird ohne nennenswerten Kalorienmehrverbrauch geleistet. Für die Diätetik wichtig ist die Tatsache, daß bei starker körperlicher Unruhe, wie bei Delirium tremens oder bei bestimmten Psychosen der Kalorienbedarf stark ansteigt. Gerade in solchen Fällen ist die Nahrungszufuhr im allgemeinen sehr erschwert.

5. *Wachstum.* Bei Kindern und Jugendlichen spielt dieser Faktor eine wesentliche Rolle. Dazu kommt noch die (meist unkontrollierbare) starke Muskeltätigkeit beim Spielen. Es ist daher durchaus möglich, daß mitunter der Kalorienbedarf eines Knaben höher liegt als der seines Vaters. Auch beim Training (Zunahme der Muskelmasse!), in der Schwangerschaft, Stillperiode sowie während der Rekonvaleszenz ist der Kalorienbedarf erhöht.

Es sei schließlich noch darauf hingewiesen, daß bei *Hunger* der Grundumsatz auf etwa 70 % des Wertes bei normaler Ernährung absinkt. Dies ist mit eine Tatsache, die es erklärt, wie Hungerzeiten mit ihren oft unglaublich niedrigen Kalorienzahlen überhaupt überstanden werden konnten.

Unser hochwertigster Energielieferant ist das *Fett.* Es liefert bei der Verbrennung im Kalorimeter pro g 9,2 bis 9,7 Kalorien. Davon sind allerdings für den Organismus tatsächlich nur 9,1 Kalorien ausnutzbar. Die entsprechenden Werte für Kohlehydrate betragen 4,2 (4,1), für Eiweiß 5,5 (4,1) Kalorien. Wenn nicht genügend Kalorien zugeführt werden, baut der Körper Fett und Eiweiß ab.

Glykogen kann vom Körper im Ausmaß von etwa 100 bis 250 g gespeichert werden [9]. Wird Zucker in größerem Maße aufgenommen, als in Form von Glykogen gespeichert werden kann, so wird er in Fett umgewandelt und abgelagert.

Die einzelnen Nahrungsmittel sind in bezug auf ihre *sättigende Wirkung* verschieden. Fleisch ruft eine starke Magensaftsekretion hervor und hat die stärkste sättigende Wirkung. Auch Eier (besonders in gekochtem Zustand) stehen in dieser Hinsicht an vorderer Stelle. Brot hat eine geringere Sättigungskraft, die jedoch, wenn das Brot zusammen mit Butter verzehrt wird, wesentlich stärker wird. Kartoffeln, allein genossen, haben ein verhältnismäßig geringes Sättigungsvermögen. Zusammen mit Fleisch verstärken sie jedoch dessen sättigende Wirkung beträchtlich. Süßigkeiten verlängern die Verweildauer der Speisen im Magen und bewirken dadurch eine stärkere Sättigung. Es ergibt sich daraus, daß die übliche Zusammensetzung der Hauptmahlzeiten auch im Hinblick auf die Sättigung sinnvoll ist: Die Extraktivstoffe der Suppe rufen eine stärkere Magensaftsekretion hervor, Fleisch, zusammen mit Kartoffeln, Gemüse und dergleichen stellt den Hauptanteil der Mahlzeit dar, und ein süßes Dessert (Mehlspeise!), das eine besonders hohe Sättigungswirkung besitzt, gibt den Abschluß.

Die Ausnutzung einer Speise entspricht dem Prozentsatz dieses Nahrungsmittels bzw. Gerichtes, der vom Organismus verbrannt wird. Einen hohen Grad von Ausnutzung weisen Fleisch, Fisch, Eier und Milchprodukte auf, nämlich etwa 97 %. Die betreffenden Werte sind für Zerealien 85 %, für frisches Gemüse 83 %, für trockenes Gemüse und trockene Hülsenfrüchte 78 %. Die Ausnutzung der gesamten Nahrung beträgt nach McLester und Darby [98] etwa 92 %. Die Nahrungsmittel tierischen Ursprungs weisen durchwegs eine größere Ausnutzung als die pflanzlicher Herkunft auf: Tierisches Eiweiß 97 %, pflanzliches Eiweiß 84 %; tierisches Fett 95 %, pflanzliches Fett 90 %. Bei den Kohlehydraten ist der Unterschied nur sehr gering: Die Ausnutzung von Kohlehydraten tierischer Herkunft beträgt 98 %, die von Kohlehydraten pflanzlichen Ursprungs 97 %. Eine gemischte Kost wird besser ausgenutzt als die sie zusammensetzenden Nahrungsmittel allein genossen. Der Grad der Resorption fettlöslicher Vitamine hängt auch von der Art des Fettes ab. Während die entsprechenden Werte für Margarine ziemlich niedrig liegen (9 %), betragen sie für Butter 23 % und für Kokosfett sogar 37 %. Für die Ausnutzung der Nahrungsmittel ist auch die Schnelligkeit der Darmpassage von Bedeutung. Bei Obstipation ist die Ausnutzung in der Regel erhöht, bei Durchfällen vermindert.

Vom diätetischen Standpunkt ist es wichtig, eine Speise hinsichtlich ihrer *Bekömmlichkeit* richtig zu beurteilen. Eine Speise ist um so bekömmlicher, je leichter der Organismus, insbesondere der Magen-Darmtrakt, ihre Ausnutzung bzw. die Ausscheidung der nicht ausgenutzten Bestandteile bewerkstelligt. Eine exakte Fassung dieses Begriffes ist schwierig. Im allgemeinen wird angenommen, daß die Bekömmlichkeit um so größer ist, je geringer die durch die Speise hervorgerufene Magensaftsekretion und je kürzer die Verweildauer im Magen sind. Gekochte Milch ist in diesem Sinne bekömmlicher als rohe Milch. Zartes, weißes Fleisch hat eine wesentlich geringere Verweildauer als grobes, fettes oder etwa geräuchertes Fleisch. Käse, „schwere“ Mehlspeisen und dergleichen haben eine verhältnismäßig lange Verweildauer. In den folgenden Kapiteln wird besonders bei den Erkrankungen des Magens eine Auswahl der Speisen getroffen werden, die auf die Bekömmlichkeit Rücksicht nimmt. Während der Grad der Ausnutzung von psychischen Faktoren unbeinflußt bleibt, unterliegen die Verweildauer im Magen und damit die Bekömmlichkeit bis zu einem gewissen Grade derartigen Einflüssen. Bei Ärger ist die Verweildauer verlängert.

Der *Kochvorgang* hat — von der dabei eintretenden Sprengung der Zellulosehüllen abgesehen — keinen sehr großen Einfluß auf den Grad der Ausnutzung. Er ist hingegen in mancher anderen Hinsicht diätetisch wichtig. Die Bekömmlichkeit wird durch Kochen vielfach gesteigert. Durch den Kochvorgang wird nicht nur in vielen Fällen das Volumen der Nahrungsmittel verringert, sondern es kann dadurch auch die Schmackhaftigkeit wesentlich erhöht werden. Größere Fettmengen werden, mit anderen Nahrungsmitteln zusammen verkocht, besser vertragen.

2. Physiologie der Nahrungsaufnahme

Im *Mund* ist neben der mechanischen Zerkleinerung und der Anfeuchtung der Speisen vor allem die Wirkung des Ptyalins wichtig, das die Stärke, falls sie genügend gekocht ist, fermentativ angreift und in Dextrine und Maltose aufspaltet. In Zellulosehüllen vermag das Ptyalin des Speichels nicht einzudringen. Die fermentative Wirkung des Ptyalins dauert im Magen teilweise weiter an. Die Beeinflussung der Speichelsekretion durch Sinneswahrnehmungen und psychische Faktoren ist wohlbekannt. Es sei deshalb auch an dieser Stelle darauf hingewiesen, daß es in allen Fällen wichtig ist, die Speisen nett und appetitlich anzurichten.

Im *Magen* werden die Speisen mechanisch zerkleinert und durchmischt. Der mittlere Teil des Mageninhaltes bleibt mitunter noch längere Zeit der Einwirkung der Salzsäure entzogen, so daß das Ptyalin vielleicht noch in alkalischem Milieu weiter wirken kann. Die Fermente Pepsin und Kathepsin spalten bei gleichzeitiger Einwirkung von Salzsäure Eiweiß. Das Kasein der Milch wird durch die Einwirkung des Magensaftes ausgefällt. Während die schwach saure, fettarme Molke nach dem Darm ausgetrieben wird, bleibt im Magen ein relativ fester Klumpen eines Kasein-Fett-Gemisches zurück, dessen Oberfläche im Laufe der Verdauung in zunehmendem Maße von den Fermenten angegriffen wird. Die Magenlipase übt eine verhältnismäßig schwache lipolytische Wirkung aus.

Die Magensaftsekretion wird vor allem chemisch angeregt. Den stärksten Reiz übt das Fleisch aus. Ähnlich stark wirken Peptone. Es wird wahrscheinlich in der Magenschleimhaut Gastrin gebildet und in die Blutbahn aufgenommen. Auf diesem Weg regt es dann die Sekretion der Fundusdrüsen an. Es gelingt übrigens auch, die Magensaftsekretion vom Duodenum aus (durch Einbringung von Peptonen) anzuregen. Die Verweildauer einer durchschnittlichen Mahlzeit im Magen beträgt 3 bis $4^1/_2$ Stunden. Flüssigkeiten passieren den Magen sehr rasch. Von den einzelnen Nährstoffen passieren Kohlehydrate verhältnismäßig langsam, Fleisch noch langsamer und Fette am langsamsten.

Im *Dünndarm* sind die chemischen bzw. fermentativen Funktionen bedeutungsvoller als die mechanischen Wirkungen. Diese bestehen in peristaltischen Bewegungen, die zum Teil langsam (1 bis 2 cm pro Minute), zum Teil rasch (10 cm oder mehr pro Sekunde) ablaufen. Außerdem kann man Pendelbewegungen beobachten, die alle 10 bis 20 Minuten ablaufen, und zwar sowohl oralwärts als auch aboralwärts. Sie betreffen nur kurze Darmabschnitte und bewirken gleichfalls eine Durchmischung bzw. -knetung des Darminhaltes.

Das *Pankreas* sezerniert Trypsinogen, das im Dünndarm durch das Ferment Enterokinase zu Trypsin aktiviert wird, und Chymotrypsinogen, das durch Trypsin zu Chymotrypsin aktiviert wird. Trypsin spaltet im alkalischen Milieu Peptone, jedoch auch natives Eiweiß in Peptide und Aminosäuren. Die Amylase (Diastase) des Pankreas spaltet Stärke in Dextrin und Maltose. Die Wirkung dieses Fermentes ist wesentlich stärker als die des Ptyalins des Speichels. Im Gegensatz zu diesem wird von der Pankreasamylase auch ungekochte Stärke fermentativ angegriffen. Die Pankreaslipase (Steapsin) hydrolysiert Fette zu Glyzerin und Fettsäuren. Außerdem ist das Pankreassekret an der Erhaltung des alkalischen Milieus im Dünndarm beteiligt.

Die Sekretion des Pankreassaftes wird durch das Hormon Sekretin angeregt. Dieses wird in der Dünndarmschleimhaut unter der Einwirkung des aus dem Magen kommenden sauren Chymus frei und geht in die Blutbahn über. Die Sekretion der Pankreasfermente kann scheinbar auch noch auf anderen Wegen (neurogen) bzw. durch dem Sekretin nahestehende Stoffe angeregt werden.

Der *Dünndarmsaft* (Succus entericus) ist gleichfalls alkalisch und enthält Peptidasen (Erepsin), die die Polypeptide in Aminosäuren aufspalten. Des weiteren enthält er Phosphatasen, die Glyzerophosphate und Hexosephosphate spalten. Schließlich liefert der Dünndarmsaft auch noch Karbohydrasen, die Saccharose, Maltose und Laktose in die Monosaccharide aufspalten. Die Lipasen des Dünndarms sind verhältnismäßig wenig bedeutsam.

Die mit der Galle ausgeschiedenen *Gallensäuren* verstärken die Wirkung der fettspaltenden Fermente. Zugleich mit den Fetten werden die fettlöslichen Vitamine A, K, D und E in die Lymphbahn — und auf dem Wege des Ductus thoracicus in die Blutbahn — aufgenommen.

Die Menge des Dickdarminhaltes und damit des Stuhles hängt wesentlich von der Art der Nahrung ab. Es spielen hiebei jedoch auch die Menge der zugeführten Flüssigkeit sowie das Ausmaß der Sekretion und Resorption im Darm eine wichtige Rolle. Während konzentrierte Nahrungsstoffe, wie Fleisch, Eier, Topfen usw. fast vollständig resorbiert werden — normale Verdauung vorausgesetzt —, hinterlassen Obst und Gemüse zahlreiche Residuen. Die unverdauliche Zellulose absorbiert Wasser und macht dadurch den Stuhl voluminös.

Der Stickstoff des Stuhles stammt zum Teil von den Sekreten des Magens, des Darmes, des Pankreas und der Leber, zum Teil von der Bakterienflora des Darmes.

3. Mineralstoffe, Spurenelemente

Verschiedene Mineralstoffe sind für den Organismus von großer Bedeutung. Sie stellen 4 bis 5 % des Körpergewichtes dar. Wenn man die Trockensubstanz des tierischen oder menschlichen Körpers berücksichtigt, bestehen etwa 99,5 % aus den sogenannten „Mengenelementen“. Diese sind: Kohlenstoff, Sauerstoff, Wasserstoff, Stickstoff, Kalzium, Phosphor, Kalium, Natrium, Magnesium, Chlor, Eisen und Schwefel. Die restlichen 0,5 % bestehen aus den sogenannten Spurenelementen, von denen bis heute mindestens 40 bekannt sind. Nur ein Teil der Spurenelemente wie Eisen, Zink, Fluor, Kupfer, Mangan, Jod und Kobalt besitzen mit Sicherheit eine biologische Bedeutung (Biospurenelemente). Spurenelemente mit fraglicher biologischer Bedeutung sind z. B. Arsen, Barium, Bor, Chrom, Gold, Nickel, Silber, Silicium, Strontium. Andere Spurenelemente, von denen eine biologische Bedeutung nicht bekannt ist, werden als Begleitspurenelemente bezeichnet (z. B. Aluminium, Blei, Brom, Caesium, Lithium u. a.). Ein Zusatz von Spurenelementen zu Nährpräparaten muß im allgemeinen als unnötig bezeichnet werden.

Kalzium wird zum größten Teil für den Aufbau der Knochen und Zähne benötigt. Von besonderer Bedeutung ist das Kalzium für die Funktion des Zentralnervensystems. Wenn die Nahrung oxalatreich ist (Spinat!), wird weniger Kalzium resorbiert. Dies ist auch bei vermehrter Phosphatzufuhr (Haferflocken, Vollkornbrot, Kartoffeln, Sellerie, Kakao, bestimmte Medikamente), bei Hypazidität sowie bei Störungen der Gallensekretion der Fall. Ansäuerung (Zitronensaft) steigert die Kalziumresorption. Auch bei eiweißreicher Kost ist die Kalziumresorption und auch die Kalziumausnutzung erhöht. Vitamin D ist für die Resorption bzw. Ausnutzung von großer Bedeutung. Der Tagesbedarf des Erwachsenen beträgt etwa 1 g. Diese Menge ist z. B. in einem Liter Milch enthalten. Der Tagesbedarf einer Schwangeren beträgt etwa 1,5 g, der einer Stillenden 2 g. Besonders reich an Kalzium sind Milch und Milchprodukte, verschiedene Gemüse (Karotten, Spinat, Kohlrüben, Kohl), Bohnen, getrocknete Früchte und Nüsse.

Natrium hat unter anderem, zusammen mit Chlor und Bikarbonat, eine überragende Bedeutung für die Erhaltung des Ionengleichgewichtes. Der Natriumbedarf ist von der Art der Ernährung abhängig. Bei vorwiegend pflanzlicher Kost wird mehr Natrium benötigt, da der hohe Kaliumgehalt pflanzlicher Kost die Ausnutzung des Natriums behindert und auch seine Ausscheidung zu fördern scheint. Unter normalen Umständen enthält unsere Kost ausreichende Mengen von Natrium. Es wird in den entsprechenden Kapiteln (Herz- und Kreislauf- bzw. Nierenerkrankungen, S. 104 ff. bzw. 120 ff.) noch näher ausgeführt, daß ein Natriummangelzustand in Ausnahmefällen dann eintreten kann, wenn durch längere Zeit hindurch eine streng kochsalzarme Diät eingehalten wird und sonstige ungünstige Faktoren wirksam werden.

Magnesium, das unter bestimmten Umständen einen Teil des für den Körper notwendigen Kalziums ersetzen zu können scheint, ist in der normalen Kost in ausreichender Menge vorhanden. Etwa drei Viertel des Magnesiums des Körpers sind, in Verbindung mit Kalzium, im Skelettsystem vorhanden. Magnesium übt u. a. auch katalytische Funktionen aus.

Kalium, das besonders in den Zellen vorhanden ist und u. a. für die Bildung des Protoplasmas, den Eiweiß- und Glykogenaufbau notwendig sowie — ebenso wie Natrium und Kalzium — für die Erregbarkeit des Zentralnervensystems von Bedeutung ist, findet sich in der normalen Kost in ausreichendem Maße. Besonders kaliumreich sind Kartoffeln, Hülsenfrüchte, verschiedene Gemüse, Milch, Milchprodukte und andere Nahrungsstoffe (siehe kaliumarme Kost, S. 175, und kaliumreiche Kost, S. 174). Bei starkem Erbrechen, schweren Diarrhöen, Dünndarmfisteln, langdauernden Sondenaspirationen aus dem Darm oder bei diabetischem Koma können Kaliummangelzustände eintreten.

Bei Ratten vermag eine kaliumarme Kost Herzmuskelfaserdegenerationen hervorzurufen (48), beim Menschen wurden nach langdauernder Unterernährung Hypokaliämie und Skelettmuskeldegenerationen beobachtet (2).

Eisen ist vor allem für die Blutbildung, u. a. aber auch als Bestandteil von Atmungsfermenten wichtig. Der Körper enthält etwa 3 bis 5 g. Der Tagesbedarf beträgt normalerweise nur 12 bis 15 mg. In einer gemischten Kost werden pro Tag etwa 15 bis 60 mg zugeführt. Davon wird nur ein geringer Teil resorbiert, der die täglich ausgeschiedene Menge (von 1 bis 2 mg) ersetzt. Im Kapitel „Blutkrankheiten“ (S. 148) wird auf die damit zusammenhängenden Fragen näher eingegangen. Besonders reich an Eisen sind Blut, Leber, Nieren, Eidotter, Spinat, Petersilie, Schnittlauch, Haferflocken, Vollkornmehl, Weizenkeime, Rosinen und andere getrocknete Früchte.

Chlor bildet — in Form von Chloriden — etwa zwei Drittel des Bestandes an Anionen im Blut. Es ist außerdem in allen Se- und Exkreten des Körpers vorhanden. Neben der Aufrechterhaltung der normalen Wasserstoffionenkonzentration und des osmotischen

Druckes der extrazellulären Flüssigkeit kommt ihm daher u. a. eine wichtige Rolle in der Magensaftproduktion zu. In der normalen Kost ist ausreichend Chlor vorhanden. Der Tagesbedarf beträgt – in Form von Kochsalz – nur wenige Gramm. Bei übermäßigem Schwitzen, bei schweren Diarrhöen oder bei bestimmten endokrinen oder Stoffwechselstörungen kann jedoch ein Chlor- bzw. Kochsalzmangel auftreten, der zusätzliche Kochsalzzufuhr notwendig macht.

Jod wird in der normalen Schilddrüse in einer Menge von etwa 25 mg gespeichert. In zahlreichen, meist gebirgigen Gegenden der Erde, so in den Alpen und in den Pyrenäen, wurde eine größere Häufigkeit des Kropfbefalles der Bevölkerung beobachtet. Er ist durch die Jodarmut des Wassers und der Nahrungsmittel bedingt. Es wird deshalb in manchen Ländern das Kochsalz jodiert.

Der normale Tagesbedarf liegt etwa bei 100 bis 200 γ und kann z. B. durch Verabreichung von 150 g Fisch (dem jodreichsten Nahrungsmittel!) gedeckt werden.

Fluor spielt eine Rolle bei der Zahnbildung. Bei Fluormangel wird häufig Karies beobachtet. Die wichtigste Fluorquelle unserer Nahrung ist das Wasser. Besonders fluorreich sind Fische sowie andere Meerestiere und Tee.

In Gegenden mit fluorarmem Wasser kommt Karies im allgemeinen häufiger vor. Als optimale täglich zugeführte Fluormenge werden 1,5 mg angesehen. Es kann allerdings auch eine zu große Fluorzufuhr zu Zahnschäden führen, wobei die Zone zwischen zahnschützenden Dosen einerseits und zahnverletzenden bzw. allgemein toxischen Dosen andererseits verhältnismäßig schmal ist. Fluor wird (fast nur durch den Harn) verhältnismäßig langsam ausgeschieden und besitzt die Eigenschaft der Kumulierung. Gegen die Fluorisierung des Trinkwassers bzw. von Nahrungsmitteln bestehen daher unter Umständen Bedenken, während sich eine kontrollierte Verabreichung von Fluortabletten an Schulkinder zur Kariesvorbeugung dort bewährte, wo das Trinkwasser fluorarm ist.

Es muß darauf hingewiesen werden, daß zahlreiche andere Faktoren kariesfördernd sein können. Vor allem der Genuß klebriger kohlehydrathaltiger Nahrungsmittel bzw. Süßigkeiten (Toffees!) ist schädlich. Die Milchsäurebildung ist ein wichtiger Faktor im Rahmen der Kariesentstehung, es spielen vielleicht aber auch Phosphate sowie Mikroorganismen eine Rolle. (S. 19).

Kobalt ist im Vitamin B_{12} enthalten und spielt eine Rolle bei der Blutbildung. Der Tagesbedarf ist sehr niedrig und dürfte etwa 5 Mikrogramm betragen.

Kupfer ist u. a. für die Hämoglobinsynthese, für die Funktion des Zentralnervensystems und für den Ferment- und Pigmentstoffwechsel wichtig. Der Körper enthält etwa 100 bis 150 mg. Der Tagesbedarf wurde für Erwachsene auf 1 bis 2 mg, für Kinder auf 0,05 mg pro kg Körpergewicht geschätzt. Bei Säuglingen, die längere Zeit eine reine Milchdiät erhalten, kann eine Kupfermangel-Krankheit auftreten. In diesen Fällen spricht die Anämie auf Kupfergaben besser an als auf Eisenmedikation. Einen höheren Kupfergehalt weisen u. a. folgende Nahrungsmittel auf: Leber, Fisch, Geflügel, Vollkornbrot, Hülsenfrüchte, Haferflocken, Nüsse, Zitronen, Pilze, Kakao. Eine kupferarme Diät ist bei der Kupferspeicherkrankheit (Wilsonsche Erkrankung) notwendig (s. S. 167).

Phosphor findet sich im Körper zu etwa zwei Dritteln in Verbindung mit Kalzium, zu etwa einem Drittel als Bestandteil von Eiweißkörpern. Er spielt auch im intermediären Kohlehydrat- und Fettstoffwechsel und bei der Aufrechterhaltung des Säure-Basengleichgewichtes eine wichtige Rolle. Der Bedarf des Erwachsenen wurde auf etwa 1 bis 1,5 g pro Tag geschätzt. Besonders phosphorreich sind verschiedene Käsesorten (Hartkäse, Schmelzkäse), Hülsenfrüchte, Mandeln und Nüsse.

Schwefel spielt u. a. im Eiweißstoffwechsel (er ist Bestandteil wichtiger Aminosäuren!), bei der Bildung der organischen Knochengrundsubstanz und bei der Produktion von Insulin, Thiamin und Glutathion eine wichtige Rolle. Er wird mit dem Eiweiß der Nahrung in reichlicher Menge zugeführt.

Zink. Während bei bestimmten Pflanzen Zinkmangel Krankheiten hervorrufen kann und auch bei Tieren experimentelle Zinkmangelzustände erzeugt werden konnten, ist beim Menschen nichts Sicheres über das Vorkommen von Zinkmangelerscheinungen bekannt. Zink spielt u. a. eine Rolle im Fermentstoffwechsel und ist auch Bestandteil von Insulin und Glukagon. Besonders reich an Zink ist das Getreide. Zink wird zum größten Teil von der Bauchspeicheldrüse ausgeschieden, während die meisten der sonstigen Spurenelemente mit der Galle ausgeschieden werden. Der Körper enthält etwa 2 g Zink. Der Tagesbedarf des Menschen wurde auf 2 bis 10 mg geschätzt. In der normalen Kost finden sich etwa 10 bis 40 mg pro Tag.

Mangan kommt in größeren Mengen besonders in pflanzlichen Nahrungsmitteln (Vollkornbrot, Kleie, Blaubeeren, Nüssen) vor. Über Manganmangelzustände beim Menschen ist nichts Sicheres bekannt. Die täglich mit der normalen Kost zugeführte Menge beträgt etwa 5 bis 10 mg. Der größte Teil davon wird wieder im Kot ausgeschieden. Nach dem Ergebnis von Tierversuchen wird der tägliche Manganbedarf des Menschen auf 0,2 bis 0,3 mg geschätzt.

Strontium. Radioaktives Strontium kann von Bedeutung sein, da unter Umständen eine Verseuchung von Nahrungsmitteln zustande kommt, wenn es in Gebäuden, in denen Nahrungsmittel gewonnen (oder aufbewahrt) werden, in größerer Menge freigesetzt wird. Nach Ablagerung im Boden kann es über Pflanzen und Tiere in den menschlichen Organismus gelangen.

Brom findet sich im Kochsalz in verhältnismäßig großer Menge. Es können mit der täglichen Nahrung 3 bis 5 mg zugeführt werden. Brom wird vor allem in der Hypophyse gespeichert. Bei Verabreichung bromarmer Kost konnten Brommangelerscheinungen nicht beobachtet werden.

4. Vitamine

a) Allgemeines

Der Besprechung der Diätetik der einzelnen Erkrankungen soll auch eine kurze Beschreibung der Eigenschaften der wichtigsten Vitamine, ihrer Quellen in unserer Nahrung sowie der unter Umständen auftretenden Mangelerscheinungen vorangehen. Während die Art der Ausfallserscheinungen bei zu geringer Zufuhr mancher Vitamine wohl bekannt ist, soweit es sich um die Störung spezifischer Funktionen handelt, ist es sehr schwierig, das kausale Auftreten allgemeiner Vitaminmangelsymptome unter Beweis zu stellen. Symptome, wie Müdigkeit, Appetitlosigkeit,

Erregbarkeit usw., können im allgemeinen durch verschiedene Faktoren erklärt werden, unter denen Vitaminmangel nur eine mögliche Ursache ist. Latente Vitaminmangelzustände kommen aber sicher vor. Dafür sprechen auch Erfahrungen aus dem ersten Weltkrieg: Bei klinisch gesunden Kriegsgefangenen entwickelten sich nach längerer Zeit der Unterernährung im Gefangenenlager Avitaminosen. Die Art der Vitaminmangelerkrankung (Skorbut, Pellagra) hing vom früheren Einsatzgebiet der Kriegsgefangenen ab, in dem eine der beiden Avitaminosen häufig vorkam (S. 4).

Unter folgenden Umständen ist eine Erhöhung der Vitaminzufuhr (aus prophylaktischen oder therapeutischen Gründen) erforderlich:

1. Erhöhter Vitaminbedarf. Rasches Wachstum, Schwangerschaft, Laktation, erhöhter Grundumsatz (Psychosen, nach Anstrengungen, sehr hohe Außentemperatur, Fieber, Schilddrüsenüberfunktion), besondere Stoffwechselbedingungen (überwiegende Kohlehydratzufuhr), Rekonvaleszenz. Zahlreiche Untersuchungen sprechen dafür, daß reichliche Vitaminzufuhr (besonders von Vitamin B_1, B_2 und C) die Resistenz gegenüber akuten und chronischen Infektionskrankheiten erhöht.

2. Behinderung bzw. Verminderung der Vitaminzufuhr. Appetitmangel bei Erkrankungen des Magendarmtraktes bzw. bei Psychosen, chronischem Alkoholismus, Infektionskrankheiten oder Zustand nach Operationen, Behinderung der Nahrungsaufnahme aus anatomischen Gründen (nach Verletzungen oder Operationen, bei Neoplasmen, Zahnmangel, Lähmungen usw.), Nahrungsmittelallergie, verminderte Zufuhr bei therapeutischen Diäten (z. B. strengen Magen- oder Darmdiäten, Abmagerungsdiät usw.).

3. Behinderung der Resorption. Magensalzsäuremangel, Verminderung der resorbierenden Oberfläche (z. B. nach Operationen), Erbrechen, Diarrhöen, übermäßig starke Peristaltik, reichliche Verwendung von Abführmitteln, Zustand nach anastomosierenden Operationen am Magendarmtrakt.

4. Behinderung der Ausnutzung. Magensalzsäuremangel, Zustand nach Magenresektion, Leberfunktionsstörungen (Lebererkrankungen, chronischer Alkoholismus), Diabetes mellitus, Amyloidose, Pankreasfunktionsstörungen, Neoplasmen, Schilddrüsenunterfunktion, Anwendung von Sulfonamiden oder Antibioticis.

5. *Vermehrte Zerstörung.* Verminderung der Magen-Darmsekretion, Alkalitherapie, Arsen- oder Sulfonamidanwendung.

6. *Vermehrte Ausscheidung.* Diabetes mellitus oder insipidus, Polyurie aus anderer Ursache, Laktation, übermäßiges Schwitzen, starke, therapeutisch hervorgerufene Diuresen. Besonders wichtig ist die vermehrte Auscheidung von Vitamin C bei Infektionskrankheiten.

Die Anwendung von Antibioticis kann vor allem B-Avitaminosen hervorrufen. Es kann dabei eine Beeinflussung der bakteriellen Synthese, eine Herabsetzung der Resorption sowie auch eine direkte Antivitaminwirkung eine Rolle spielen.

Eine *Antivitaminwirkung* besonders ausgeprägter Art kommt bei Silberfüchsen nach Verfütterung von Karpfeneingeweiden zustande. In Karpfen (ebenso wie in manchen Seefischen, Krustentieren und Muscheln) finden sich Thiaminasen, die das Vitamin B_1 inaktivieren und so zum Auftreten spastischer Paralysen bei den Füchsen führen. Diese können durch tägliche Aneuringaben oder Erhitzen der Nahrung verhindert werden. Nach der Verfütterung von Farnen wurden B_1 Avitaminosen bei Rindern und Pferden beobachtet (S. 127, 128).

Eine vitaminreiche Kost enthält ausreichende Mengen von frischem Obst und grünem Gemüse, Vollkornbrot, Milch, Eiern, Leber und anderen, in den folgenden Besprechungen der einzelnen Vitamine aufgeführten Nahrungsmittel. Im allgemeinen kann es als Regel gelten, daß die Diät bei ausgesprochenen Vitaminmangelzuständen nur eine unterstützende Rolle spielen kann, während von vornherein ausreichende Dosen des entsprechenden Vitamins in peroraler oder parenteraler Form als Medikament gegeben werden sollen. Zur Prophylaxe von Vitaminmangelerscheinungen bzw. -krankheiten ist hingegen die rein diätetische Therapie in vielen Fällen hervorragend geeignet.

b) Wasserlösliche Vitamine

Der Grad der Wasserlöslichkeit der einzelnen Vitamine ist sehr verschieden. Während Vitamin C sehr leicht wasserlöslich ist (daher treten beträchtliche Verluste beim Wässern von Gemüse usw. auf), ist z. B. Vitamin B_2 nur schwer wasserlöslich.

Vitamin-B-Komplex. Meistens kommt es zu einem Mangel an mehreren Vitaminen dieser Gruppe. Dies tritt z. B. bei überwiegender Ernährung mit stark aufgeschlossenen Kohlehydraten (alleinige Zufuhr von Glukose intravenös, Verwendung stark ausgemahlener Mehle!) ein, da mehrere Vitamine dieser Gruppe als Koenzyme beim Kohlehydratabbau mitwirken. Bei Sportlern traten nach übermäßigem Zuckerkonsum Mangelerscheinungen auf. Hohe Eiweißzufuhr vermehrt den Bedarf an diesem Vitamin. Auch bei Hypoproteinämie kann infolge der Verminderung von Trägerproteinen ein Vitamin-B_1-Mangel auftreten. Bei kardialer Stauung, Diarrhöen, Hyperthyreose, chronischem Alkoholismus, nach schweren Verletzungen sowie bei der Anwendung von Sulfonamiden und Antibioticis kann es zu Vitamin-B-Mangelerscheinungen kommen. Man findet sie auch mitunter bei älteren Menschen, die sich unzweckmäßig und einseitig ernähren (z. B. vorwiegend mit Milch, Breien und Weißbrot).

Bräunung der Haut, Hyperkeratosen, Zungenanomalien, wie abnorme Dicke, Farbe und Hypertrophie der Papillen, Mundwinkelfissuren, Anazidität, Durchfälle sowie Verlangsamung der geistigen Funktionen werden in solchen Fällen öfter gefunden. Es ist häufig nicht möglich, für ihr Auftreten einzelne Vitamine des B-Komplexes allein verantwortlich zu machen. In Thailand und Indonesien wurden auch Fälle von retrobulbärer Neuritis und Erblindung auf einen Mangel an Vitamin-B-Komplex zurückgeführt.

Vitamin B_1 (Thiamin) ist ein weißes, wie Hefe riechendes Pulver. Ein Mangel kann besonders bei kohlehydratreicher Ernährung (insbesondere bei zuckerreicher Kost) auftreten. Mitunter findet man ihn auch bei älteren Diabetikern, die wenig essen. Störungen des Appetits, der Verdauung und Assimilation sowie der Vibrationsempfindung treten frühzeitig auf. Das kennzeichnendste Symptom eines B_1-Mangels ist das Auftreten neuritischer Beschwerden. Die typische Vitaminmangelerkrankung ist Beri-Beri. Die Erkrankung tritt in Ostasien besonders dort auf, wo Reismühlen verwendet werden. Durch das Schälen des Reises kommt ein Vitaminverlust von etwa 60 %, durch das Waschen ein weiterer von etwa 30 % zustande. Die Erkrankung wird vor allem dann manifest, wenn eine zusätzliche Beanspruchung des Organismus (z. B. Schwangerschaft) eintritt. Während im Orient das Beri-Beri-Herz eine nicht seltene Form der Herzbeteiligung darstellt, kann wahrscheinlich auch in westlichen Ländern ein Vitamin-B_1-Mangel insbesondere bei chronischen Alkoholikern mit sonstigen Ernährungs- und Stoffwechselschäden einen zusätzlichen Faktor beim Auftreten von Herzinsuffizienz (aus anderen Gründen) darstellen.

Das Vitamin kommt vor allem in Zerealien, Hefe und frischen grünen Gemüsen, Tomaten, Bohnen, Erbsen, Haferflocken, Schweinefleisch, Nieren und Leber in größeren Mengen vor. Durch Backprozesse und durch Auslaugen mit Wasser während des Kochens können Verluste eintreten.

Der Bedarf liegt für normale Personen zwischen 1 und 2 mg pro Tag. Für Schwangere und Stillende wurde er auf 1,8 bzw. 2 mg pro Tag geschätzt.

Vitamin B_2 (Riboflavin) ist ein Bestandteil des gelben Atmungsfermentes. Um als Vitamin zu wirken, muß es vorher im Körper phosphoryliert werden. Mangelzustände wurden bei länger dauernden fieberhaften Erkrankungen (Tuberkulose, Endocarditis lenta, Typhus, rheumatisches Fieber) und bei Neoplasmen, Leberzirrhose, kardialer Insuffizienz und Diabetes beschrieben. Im höheren Alter treten Mangelzustände eher auf. Ein Mangel an Vitamin B_2 und Eisen wurde bei unterernährten Frauen im Anschluß an mehrere Geburten beobachtet. Unter anderem kommt es zu einer Abflachung der Zungenpapillen, die Zunge wird oft purpurrot und schmerzhaft, in den Mundwinkeln treten Fissuren auf (Cheilosis) und es kann ein Plummer-Vinson Syndrom vorhanden sein. Es kann auch zu einer Kapillarisierung der Hornhaut und zum Auftreten einer seborrhoischen Dermatitis kommen. In einem Teil der Fälle von Pellagra ist gleichzeitig ein Riboflavinmangel vorhanden. Antibiotica vermögen auch den Vitamin-B_2-Stoffwechsel zu schädigen.

Das Vitamin kommt in folgenden Nahrungsmitteln in größerer Menge vor: Milch (Zerstörung bei längerem Stehen im Licht!), Käse, frisches Gemüse (besonders Blätter und wachsende Teile), Hefe, Leber und Herz. Auch in anderen Fleischsorten, Fischen und Geflügel sind nennenswerte Mengen vorhanden.

Der tägliche Bedarf wurde für Erwachsene auf 2,0 mg, für schwangere bzw. stillende Frauen auf 2,5 bzw. 3 mg geschätzt. Die entsprechenden Zahlen für Kinder und Jugendliche betragen: Unter 1 Jahr 0,6 mg, 1 bis 12 Jahre 1 bis 2 mg, 12 bis 20 Jahre 2 bis 2,5 mg.

Die Diät soll bei Riboflavinmangel eiweißreich sein.

Nikotinsäureamid ist Bestandteil zweier Koenzyme. Es wirkt bei der Zellatmung und bei der Glykolyse mit. Bei Mangel an Nikotinsäureamid kommt es zu dem Auftreten roter Punkte auf der Zunge, später zur Entwicklung einer „Erdbeer-", noch später einer „Scharlachzunge". Die typische Mangelkrankheit ist Pellagra. Sie tritt vor allem in Ländern mit hohem Mais- und niedrigem Eiweißkonsum auf. Bei bestimmten Zubereitungsformen von Maisgerichten, so z. B. bei vorwiegendem Verzehr der unter Einwirkung von Alkalien hergestellten Tortillas in Mexiko, treten Mangelerscheinungen nur selten auf. Dies dürfte auf die Freisetzung von an Eiweiß gebundener Nikotinsäure zurückzuführen sein. In Italien ging die Krankheit nach Einführung der Tomate stark zurück. Die Anreicherung von Maismehl mit Nikotinsäure erwies sich in manchen Ländern als günstig.

Das Vitamin ist vor allem in Fleisch (besonders Leber und Nieren), Hefe, Kartoffeln, Vollkornbrot, Früchten, Pilzen und Kaffee in größerer Menge vorhanden. Es ist sowohl gegen Hitze als auch gegen Licht und Oxydation auffallend widerstandsfähig. Als Antivitamin dürfte Indolessigsäure eine Rolle spielen.

Pellagra kann auch mit Tryptophan erfolgreich behandelt werden. Aus diesem Grunde sind Milch und Eier, die reichlich Tryptophan enthalten, diätetisch zu empfehlen. Das Zeïn des Maises ist auch frei von Tryptophan!

Der Tagesbedarf an Nikotinsäureamid liegt für Kinder bei 10 mg, für Frauen bei 10 bis 15 mg, für Männer bei 12 bis 20 mg und für Schwangere bei 20 mg.

Vitamin-B_6-(Pyridoxin-)Mangel ruft bei Tieren Dermatosen, Ulzerationen im Maul, Wachstumsstörungen und hypochrome Anämien hervor.

Das Vitamin spielt vielleicht eine Rolle im Muskelstoffwechsel. Beim Menschen kann sein Mangel mikrozytäre hypochrome Anämien, Dermatosen sowie neurologische Störungen verursachen. Vielleicht spielt er auch in der Ätiologie der Cheilosis sowie der Beri-Beri eine Rolle. Bei der Mehrzahl der Frauen in der zweiten Schwangerschaftshälfte wurde ein relativer Mangel an Pyridoxin gefunden (S. 50).

Hauptquellen sind Hefe, Leber, Zerealien und grüne Gemüse. In Kartoffeln, Bohnen, Bananen und Fischen sind geringere Mengen vorhanden. Der Bedarf des Menschen wurde – in Analogie zu Tierversuchen – auf 1,5 bis 2 mg pro Tag geschätzt.

Pantothensäure ist für die Ernährung vieler Tiere wesentlich. Bei ihrem Fehlen kommt es zu Haarveränderungen, Ulzerationen im Magendarmtrakt, Degeneration innerer Organe und von Teilen des Nervensystems, Leberverfettung und Anämien. Die Rolle, die das Vitamin beim Menschen spielt, ist nicht sicher bekannt. Sein Blutspiegel ist sowohl bei Beri-Beri als auch bei Pellagra vermindert. Es steht in Beziehung zum Vitamin B_2 und wahrscheinlich auch zum Kohlehydrat- und Fettstoffwechsel.

Klinische Mangelerscheinungen sind beim Menschen unbekannt. Das Vitamin wird im Schweiß ausgeschieden. Es kommt vor allem in Leber, Niere, Hefe, Erbsen und Getreide vor. Sein Bedarf wurde auf etwa 10 mg pro Tag geschätzt.

Vitamin B_{12}, „extrinsic factor“, ist besonders in (roher und gekochter) Leber, Hefe, Muskelfleisch, Hirn, Eiern, Reiskleie, Weizenkeimen, Gerste und Malzextrakt vorhanden. Über seine Rolle in der Genese der perniziösen Anämie wird auf S. 150 Näheres ausgeführt. Auch durch Mangel an Vitamin B_{12} können Rötung und Schwellung der Zunge sowie Cheilosis verursacht werden. Ursache für Mangelzustände sind nur selten zu geringe Zufuhr in der Nahrung, sondern meistens Resorptionsstörungen.

Vitamin C (Askorbinsäure). Dieses schon seit verhältnismäßig langer Zeit bekannte Vitamin steht u. a. in enger Beziehung zur Nebennierenfunktion, zum Aminosäurenstoffwechsel und zum Aufbau des Stütz- und Bindegewebes.

Es ist in größerer Menge in frischen Früchten und Gemüsen, besonders in Paprika, Sanddornbeeren, Zitronen, Orangen und anderen Zitrusfrüchten, Johannisbeeren, Erdbeeren und Kohlarten vorhanden. Mäßige Mengen finden sich in Kartoffeln, Spinat und Karotten.

Durch verschiedene Koch- und Lagerungsmethoden treten erhebliche Verluste an Vitamin C ein. Speisen sollen möglichst wenig aufgewärmt werden. Aufbewahrung gekochter Gerichte im Kühlschrank und kurzes Wiedererwärmen ist besser als langes Aufbewahren im Wärmeschrank. Gemüse usw. soll kühl gelagert werden. Glasgeschirre und -geräte sind solchen aus Metall vorzuziehen, da sie keine oxydative Zerstörung des Vitamins bedingen.

Längeres Wässern oder unnötig langes Kochen (und Weggießen des Kochwassers) sollen wegen der damit verbundenen wesentlichen Einbußen an diesem wasserlöslichen Vitamin nach Möglichkeit vermieden werden. Bei der Sortenwahl und Wahl der Jahreszeit zur Herstellung von Konserven soll auch der Vitamingehalt berücksichtigt werden.

Die typische Mangelerkrankung ist Skorbut. Ein größerer Vitamin-C-Bedarf scheint u. a. auch bei folgenden Zuständen zu bestehen: Schwere Verletzungen und Verbrennungen, Infektionskrankheiten, Hyperthyreose, Diarrhöen. Die Latenzzeit bis zum Manifestwerden von Mangelsymptomen beträgt eine Reihe von Monaten.

Bei gewissen therapeutischen Diäten muß besondere Rücksicht auf den Vitamin-C-Gehalt genommen werden. Dies gilt besonders für strenge Magen- und Darmschonkostformen. Bei der klassischen Sippy-Kur betrug die tägliche Zufuhr von Vitamin C in der ersten Woche nur 5, in der vierten Woche erst 15 mg! Wir setzen derzeit, zum Teil aus diesem Grund, derartigen Schonkosten schon sehr frühzeitig Obst- und Gemüsesäfte zu. Auch bei Gallenblasenschonkosten muß man im ersten Stadium auf ausreichende Zufuhr von Vitamin C Bedacht nehmen. Der Tagesbedarf beträgt etwa 75 mg und wird in unseren Gegenden von etwa einem Drittel der Bevölkerung nicht erreicht.

Inositol, über dessen Bedeutung für den Menchen noch sehr wenig bekannt ist, hat bei Tieren — zusammen mit Pantothensäure — eine Bedeutung für die Funktion (Peristaltik) des Magendarmtraktes sowie möglicherweise auch eine lipotrope Wirkung. Bei Mangel an Inositol und Pantothensäure konnte Alopecie erzeugt werden. Mangelerscheinungen beim Menschen sind nicht bekannt.

Das Vitamin ist in allen tierischen und pflanzlichen Geweben vorhanden. Größere Mengen finden sich in Leber, Niere, Muskelfleisch, Milch, Eiern, Blut, Hefe, Früchten und Zerealien. Der Tagesbedarf wurde auf 1 g pro Tag geschätzt.

Cholin wird wegen mancher Wirkungen auch unter die Vitamine gerechnet. Es ist unter anderem für die Bereitstellung von CH_3-Gruppen und für die Bildung von Phosphatiden und Azetylcholin verantwortlich. Cholinmangel ruft bei Tieren Leberverfettung, Zirrhose und Blutungen in den Nieren hervor.

Reich an Cholin sind besonders Leber, Eidotter, Hefe, Sojabohnenmehl, Hirn, Pankreas und Nieren. Der Bedarf des Menschen ist unbekannt.

Folsäure. Durch eine an diesem Vitamin arme Kost konnten tierexperimentell makrozytäre Anämien erzeugt werden. Besonders bei Verwendung von bestimmten Sulfonamiden (Sulfoguanidin) kann Folsäuremangel auftreten. Das Vitamin, das wegen seiner das Wachstum von Streptococcus lactis R. anregenden Wirkung auch Lactis Casei Factor genannt wird, hat eine günstige therapeutische Wirkung bei gewissen makrozytären Anämien des Menschen. Auch die mangelhafte intestinale Glukoseresorption bei Sprue bessert sich nach Folsäureverabreichung.

Wie der Name andeutet, kommt das Vitamin besonders in grünen Blättern, des weiteren in Hefe, Leber, Niere, Muskelfleisch, Pilzen und grünen Erbsen vor. Der Bedarf des Menschen ist nicht sicher bekannt.

Biotin (Vitamin H, Coenzym R). Im Tierexperiment schützt dieses Vitamin gegen die toxische Wirkung großer Mengen von Eiereiweiß. Es ist außerdem für das Wachstum vieler Bakterien und Hefen wichtig. Biotin wird besonders in Hefe, Leber, Niere, Zerealien, Kakao, Erbsen und weißem Hühnerfleisch gefunden. Über seine Bedeutung für den Menschen ist wenig bekannt. In einigen Fällen wurden beim Menschen durch eine experimentelle, biotinarme Kost Zungen- und Hautveränderungen sowie Allgemeinsymptome, wie Appetitlosigkeit und Depression, erzeugt.

Paraaminobenzoesäure. Über die Rolle dieses für Pigmentierung und Wachstum von Tieren wichtigen Vitamins beim Menschen ist noch nichts Sicheres bekannt. Unter anderem wurde über günstige Wirkungen bei Rickettsienerkrankungen berichtet. Eine gegen das Ergrauen der Haare gerichtete Wirksamkeit konnte nicht sicher bestätigt werden.

c) Fettlösliche Vitamine

Die Vitamine dieser Gruppe, besonders Vitamin A und E, sind im allgemeinen gegen Licht und Luft empfindlicher als die wasserlöslichen Vitamine.

Vitamin A, dessen Mangel vor allem Erkrankungen des Epithels, wie Keratomalazie, Trockenheit der Haut, Haarausfall, sowie Pigmentierungen, Diarrhöen, Hemeralopie und allgemeine Schwächeerscheinungen hervorrufen kann, wird zum Teil aus dem Provitamin Karotin gebildet. Es ist besonders in pflanzlichen Nahrungsmitteln (Spinat, Tomaten, Kohl, Erbsen, Bohnen, Sellerie, grünem Pfeffer, Petersilie, Bananen, Ananas, Aprikosen, Orangen, Pflaumen u. a.) enthalten. Mehr als die Hälfte des Vitamin-A-Bedarfes wird durch Karotin, das mit der Kost zugeführt wird, gedeckt. Dieses wird nicht so gut ausgenutzt wie das Vitamin selbst. Vitamin A ist besonders im Lebertran, in der Leber verschiedener Fische (Kabeljau, Thunfisch, Heilbutt), in Milch und Eidotter in größerer Menge enthalten. Mäßige Mengen sind in Säugetierleber, Niere, Austern und in der Muttermilch vorhanden. Beim Kochen und Backen werden beträchtliche Mengen durch Oxydation zerstört.

Bei einer Anzahl von Erkrankungen kann man aus der Verringerung des Vitamin-A-Blutspiegels auf eine Verringerung des im Körper aufgespeicherten Vitamins schließen, obwohl die Beziehungen zwischen der Höhe des Blutspiegels an Vitamin bzw. Provitamin und der Menge des in Fett und Leber abgelagerten Vitamins noch nicht völlig geklärt sind. Man findet eine Verminderung des Blutspiegels bei bzw. nach länger dauernden Infektionskrankheiten (besonders bei Kindern), bei Lebererkrankungen bzw. bei Fehlen von Galle im Darm, bei Sprue, chronischer Enteritis, chronischer Pankreatitis und nach Operationen, die Darmanastomosen zur Folge hatten. Eine mangelhafte Umwandlung des Provitamins in das Vitamin, die einen erhöhten Blutkarotinspiegel zur Folge haben kann, wurde bei Hypothyreose und Diabetes nachgewiesen.

Interessante Untersuchungen aus Bayern zeigten deutliche Zusammenhänge zwischen dem Vitamin-A-Gehalt der Butter und der Kropfhäufigkeit der Schulkinder. (Größere Häufigkeit bei Vitamin-A-Mangel.) [60.] Der Vitamingehalt der Butter hing von der Art des Weidelandes der Kühe ab. Bei Patienten mit Leberzirrhose konnten nicht nur Verminderungen des Vitamin-A-Blutspiegels, sondern auch (bei einem Viertel der Patienten) Nachtblindheit gefunden werden. Ähnliche Ergebnisse erbrachten Untersuchungen bei Patienten mit Ikterus und bei Diabetikern. Eine zusätzliche Verabreichung von Vitamin A kann unter Umständen empfehlenswert sein, wenn eine Abmagerungskost durch längere Zeit hindurch gegeben wird. Die Gefahr einer A-Hypovitaminose besteht vor allem bei Bevölkerungsschichten mit niedrigem Einkommen. In Afrika tritt Vitamin-A-Mangel häufig – zugleich mit Eiweißmangel – bei Kwashiorkor auf.

Der Tagesbedarf wird mit 5000 Internationalen Einheiten angegeben. In der zweiten Hälfte der Schwangerschaft beträgt er 6000, bei stillenden Müttern 8000 Einheiten.

Es gibt auch eine *A-Hypervitaminose.* Es wurde eine akute A-Hypervitaminose oder Eisbärlebererkrankung der Eskimos beschrieben, bei der es nach reichlichem Genuß von Eisbärleber zu Kopfschmerzen, Hautsymptomen und Blutungen kommt. Die Erkrankung kann zum Tode führen. Die chronische arktische A-Hypervitaminose führt zu Haut- und Knochenveränderungen, Blutungen und Fettleber [1]. Es sind allerdings noch weitere Untersuchungen notwendig, um die Pathogenese dieser Krankheitserscheinungen sicher aufzuklären.

Nach reichlicher Zufuhr karotinhaltiger Nahrungsmittel kann eine Gelbfärbung der Haut auftreten. Ob andere Symptome (Müdigkeit, Pica = Verlangen nach ungewöhnlichen Speisen) im Sinne einer Hyper(pro)vitaminose gedeutet werden können, steht nicht fest.

Vitamin D umschließt eine Reihe von chemisch nahe verwandten Substanzen, von denen jedoch derzeit nur zwei praktische Bedeutung besitzen. Es sind dies Vitamin D_2 (= durch ultraviolettes Licht aktiviertes Ergosterin) und Vitamin D_3 (= aktiviertes 7-Dehydrocholesterin). Das Vitamin wird wahrscheinlich vor allem in der Leber, jedoch auch in Gehirn, Haut, Lungen, Knochen und Milz gespeichert. Es ist besonders für den Kalzium- und Phosphorhaushalt (intestinale Resorption) sowie für die Kalzifizierung der Knochen wichtig. Das Vitamin ist in besonders reichlicher Menge im Lebertran und in gewissen Fischen (Hering, Sardinen, Lachs, Thunfisch), in geringer Menge als Vitamin D_2 im Eidotter vorhanden.

Der Tagesbedarf beträgt für Kinder unter einem Jahr 400 Internationale Einheiten. Etwa das Doppelte ist für schwangere und stillende Frauen sowie für alte Leute erforderlich.

D-Hypervitaminosen bei Kindern wurden bei Verwendung von mit dem Vitamin angereicherter Milch in einzelnen Fällen beobachtet. Es kann dabei u. a. auch zu pathologischen Einlagerungen von Kalzium in die Gefäßintima kommen. Auch bei Jugendlichen und Erwachsenen kommen D-Hypervitaminosen als Folge einer unkontrollierten Medikation vor.

Vitamin E, auch als „Antisterilitätsvitamin" bezeichnet, umschließt eine Gruppe von über 30 Substanzen, deren aktivste die Tokopherole sind. Sie stehen in Beziehung zu der Funktion der Muskeln und des Nervensystems. Häufigstes Symptom von Vitamin-E-Mangel ist Muskeldystrophie. Das Vitamin spielt außerdem eine Rolle im Stoffwechsel des Vitamin A und der ungesättigten Fettsäuren. Bei erhöhter Zufuhr dieser Fettsäuren ist der Vitamin-E-Bedarf erhöht [155]. Es kommt vor allem in Weizenkeimen (Weizenkeimöl!) und frischen Blättern, außerdem auch in Milch, Butter, Eiern und in der Milz vor.

Vitamin K, ein 2-Methyl-3-Phytyl-Naphthochinon, auch als „Koagulationsvitamin" bezeichnet, ist für die Bildung der Faktoren des Prothrombinkomplexes wichtig. Es kann im Dünndarm von Bakterien synthetisiert werden. Mangelerscheinungen, verbunden mit Erniedrigung des Prothrombinspiegels und hämorrhagischen Erscheinungen, treten bei verschiedenen gastrointestinalen Erkrankungen, insbesondere Fettresorptionsstörungen, bei Verschlußikterus sowie durch eine Störung der Verwertung bei Leberparenchymschädigung und bei Neugeborenen auf. Bei Erkrankungen des Magen-Darmtraktes (Sprue, Pylorusstenose, Colitis ulcerosa, Ileitis, Darmfisteln) kann nicht nur die Resorption des Vitamins behindert sein, sondern es ist unter Umständen auch die verordnete Diät sehr arm an Vitamin K. Antibiotica können die Synthese des Vitamins durch Schädigung der Darmflora beeinträchtigen.

Die normale Kost enthält ausreichende Mengen von Vitamin K. Bei Schwangeren ist unter Umständen eine zusätzliche Verabreichung empfehlenswert. Das Vitamin ist vor allem in Spinat, Kohl, Kohlsprossen, Karotten, Tomaten, Sojabohnen, Kleie, Pflanzenölen, Erdbeeren, Orangenschalen und Eidotter vorhanden. In der Leber finden sich nur kleinere Mengen.

Ubichinone stellen eine erst in jüngster Zeit bekannt gewordene Klasse fettlöslicher Vitamine dar, die besonders im Herzmuskel sowie in der Hefe vorkommen. Sie spielen eine wichtige Rolle bei biologischen Oxydationen und weisen enge Zusammenhänge mit dem Vitamin A auf.

Essentielle Fettsäuren („Lipovitamine"). Es wurde hiefür auch der Ausdruck „Vitamin F" verwendet, der aber, da es sich um keinen einheitlichen Stoff handelt, besser nicht gebraucht wird. Am wichtigsten sind: Linol- und Linolensäure (vorwiegend in pflanzlichen Fetten) sowie Arachidonsäure (vorwiegend in tierischen Fetten). Bei Ratten treten bei zu geringer Zufuhr anscheinend Mangelsymptome auf. Auf die möglichen Zusammenhänge zwischen dem Gehalt der Nahrung an diesen Säuren und der Arterioskleroseentstehung wird auf S. 114 ff. näher eingegangen. Besonders reich an ungesättigten Fettsäuren sind bestimmte Pflanzenöle, wie Mais-, Sonnenblumen- und Leinöl.

Erhöhte Zufuhr von ungesättigten Fettsäuren zieht einen Mehrbedarf an Vitamin E nach sich. Die optimale Zufuhr von Linolsäure dürfte pro Tag 6 bis 8 g betragen.

II. Erkrankungen des Magendarmtraktes

1. Erkrankungen der Mund- und Rachenhöhle sowie der Speiseröhre

Bei Glossitis, Stomatitis, Tonsillitis bzw. an den ersten Tagen nach Tonsillektomie, bei Mundschleimhaut- bzw. Zahnfleischveränderungen (akute Leukämie, Agranulozytose, Thrombopenie), bei hämorrhagischer Diathese im Bereiche der oberen Verdauungswege und bei verschiedenen Erkrankungen der Speiseröhre (Ösophagitis, stark ausgeprägte Ösophagusvarizen, Plummer-Vinson-Syndrom, Ösophaguskarzinom) ist eine Kost, die mechanische, chemische und thermische Reize vermeidet, angezeigt. (Keine Brösel!) In manchen dieser Fälle ist Sondenernährung notwendig. Die Nahrung soll vorwiegend aus Milch, Fruchtsäften, Schleimsuppen, Kartoffelbrei, Rahm, weichen Eiern, Cremen, Kompotten und dergleichen bestehen. Gemüse kann in fein püriierter Form gereicht werden. Ist das Gaumensegel gelähmt, sollen eher dickbreiige Speisen gegeben werden, um ein Zurückfließen von Nahrungsbestandteilen in die Nase zu verhindern. Bei manchen Erkrankungen des Ösophagus (Karzinom, hochgradige Narbenbildung) ist eine Gastrotomie notwendig, wonach der Patient durch die Magenfistel ernährt werden kann (s. S. 58). Bei Kardiospasmus soll die Kost gleichfalls im wesentlichen flüssig bzw. dünnbreiig sein. Es ist empfehlenswert, nach den Mahlzeiten größere

Mengen warmer Flüssigkeiten trinken zu lassen. Bei Erkrankungen der Speiseröhre sollen stets nur kleine, dafür jedoch häufigere Mahlzeiten verabreicht werden.

2. Erkrankungen des Magens, Magenschonkost

Kein anderes Kapitel der Diätetik weist, im Wandel der Zeit betrachtet, eine solche Vielfalt von Behandlungsmethoden auf wie das der Magenerkrankungen. Eine hervorragende Rolle nahm in zahlreichen Diätformen die Milch ein. Sippy baute diese Form besonders aus (1910). Ziemsen hatte im Jahre 1871 die Kombination mit Alkalien angegeben. Man nimmt heute an, daß im Anschluß an eine langdauernde ausschließliche Milch-Alkalibehandlung neue Sekretionsreize auftreten können, was sich auf die Abheilung eines Ulkus ungünstig auszuwirken vermag. Leube empfahl 1876 die Verwendung von viel Fleisch. Andere Autoren gaben eiweißreiche, wiederum andere fettreiche Kostformen. Es wurde jedoch auch die Verwendung von großen Zuckermengen, von anderer Seite wieder die einer stickstoffarmen Diät angeraten. In neuerer Zeit wurde eine besonders kalorienreiche Kost empfohlen. Die Methode der „homogenen Mahlzeiten" besteht darin, daß zum Frühstück zellulosereiche, zu Mittag stickstoffreiche und zum Abendessen kohlehydratreiche Speisen verabreicht werden. Boller empfahl die Berieselungsbehandlung mit Natriumbikarbonat- und Zuckerlösung mit Hilfe zweier Sonden und berichtete über gute Erfolge bei der Behandlung der Magen- und Zwölffingerdarmgeschwüre, zum Teil in Form einer „Kurzbehandlung".

Eine Magenschonkost soll gut bekömmlich sein. Entsprechend dem jeweiligen klinischen Befund ist ein sorgfältiger Aufbau der Diät erforderlich. Es ist dabei notwendig, die Diätvorschreibung weitgehend zu individualisieren.

Die Diät soll eine mechanische Reizung der Schleimhaut so weit als möglich vermeiden. Daraus ergibt sich, daß grobe und harte Speisen sowie Obst- oder Gemüsesorten, die die empfindliche Schleimhaut verletzen könnten, ausgeschlossen werden müssen. Eine Vorbereitung der Speisen durch Zerkleinern, Kochen und gutes Kauen dient dem gleichen Zweck. Auch eine chemische Reizung, die zu einer verstärkten Salzsäureproduktion („Säurelocker") führen könnte, wäre ungünstig. Daher sind sowohl Süßigkeiten als auch Bouillon, saure Speisen, größere Salzmengen und stärkere Gewürze zu vermeiden. Auch eine stärkere Anregung der Peristaltik soll vermieden werden. Die Speisen sollen daher weder durch ihre Zusammensetzung eine stärkere Reizwirkung auf den Magendarmtrakt ausüben, noch zu umfangreich sein. Auch eine sehr lange Verweildauer der Speisen im Magen ist ungünstig. Die Diät soll daher verhältnismäßig größere Flüssigkeitsmengen enthalten, die Magen und Zwölffingerdarm rascher passieren als feste Stoffe. Es ist jedoch – trotz möglichster Rücksichtnahme auf die eben geschilderten Erfordernisse – sehr wichtig, daß wir die Patienten kalorisch ausreichend ernähren. Eine Gewichtsabnahme während der ersten Tage oder Wochen muß allerdings in bestimmten Fällen in Kauf genommen werden. Sie kann bei entsprechendem Diätaufbau bald wettgemacht werden.

Es ist nicht empfehlenswert, sich starr an ein Schema zu halten. Bei rascher Besserung des klinischen Befundes können einige Tage des Kostplanes übersprungen werden, anderseits kann es bei langsamer Besserung oder bei Rückfällen notwendig werden, auf einer bestimmten Diätstufe länger zu verharren oder sogar nochmals auf eine frühere Stufe zurückzugehen.

Eine gut bekömmliche, eiweißreiche Kost ist besonders auch deshalb zu empfehlen, weil die in Milch und Eiern enthaltenen Eiweißstoffe Salzsäure zu binden vermögen. Auch größere Fettmengen, vor allem in Form von Butter oder Rahm sind durchaus zu empfehlen. Sie hemmen die Magensaftsekretion und liefern außerdem unter allen Nahrungsstoffen am meisten Kalorien. Es wurden auch Ölkuren empfohlen. Die Beschwerden werden unter einer derartigen schonenden und magensaftsekretionshemmenden Diättherapie meist rasch geringer.

Auch leicht verträgliche, vorwiegend Kohlehydrate enthaltende Nahrungsmittel, wie feine Mehle, Weißbrot, Grieß oder Reis haben eine nur geringe säurelockende Wirkung und können in entsprechender Form gegeben werden. Gerade bei Erkrankungen des Magens kommt es sehr auf richtige Zubereitung der Speisen an. Außerdem ist es wichtig, daß die verwendeten Nahrungsmittel beste Qualität aufweisen. Ranzige Fette würden z. B. nicht nur wegen der darin enthaltenen, schlecht schmeckenden Abbauprodukte schlecht bekömmlich sein, sondern auch eine stärkere Magensaftsekretion hervorrufen. Es sollen niemals große Nahrungsmengen auf einmal, sondern häufige kleinere Mahlzeiten verabreicht werden. Der Magen soll sozusagen nie ganz voll oder ganz leer sein. Dadurch ist stets säurebindendes Material im Magen vorhanden und es können so Schmerzen beim Ulkuskranken vermieden werden. Blähende Speisen sollen u. a. deshalb vermieden werden, weil ein vom geblähten Darm her auf den Magen ausgeübter Druck ungünstig wäre. Allgemeine Maßnahmen, wie die Erziehung zu langsamem Essen, gutem Kauen und nach Möglichkeit zur Einhaltung einer Ruhepause vor und besonders nach den Mahlzeiten sind sehr wichtig. Bei Verordnung einer strengen Magenschonkost muß auch darauf geachtet werden, daß die notwendigen Vitamine zugeführt werden. Ausreichende Zufuhr von Vitamin C soll die Heilung einer Gastritis beschleunigen und dem Auftreten von Blutungen entgegenwirken.

Verboten sind daher: alle Speisen, die größere Mengen von Röst- und Extraktivstoffen enthalten, wie gebratene und gebackene Speisen, geräucherte Fleisch- und Käsesorten, Bouillon, eingesalzene oder stark gesalzene, sehr heiße und sehr kalte Speisen, fettes Fleisch (lange Verweildauer!), Mayonnaisen, die meisten Wurstwaren, Bratkartoffeln, Pommes frites, chips, Kartoffelpuffer, Paprika, Senf, Pfeffer (Küchenkräuter, wie Dille, Thymian, Liebstöckel usw. können verwendet werden), Essiggurken, Kohl, Zwiebeln, Gurken, Hülsenfrüchte, Sauerkraut, pikante Saucen, Sardinen, sehr fette, stark gewürzte (und geräucherte) Käsesorten, frisches Brot, mit Hefe zubereitete oder sehr fette Mehlspeisen, Bonbons und andere Süßigkeiten, sehr süße Marmeladen oder Kompotte, hartes und saures Obst, Rosinen, Nüsse, starker Kaffee, starker Tee (in England, wo sehr viel Tee getrunken wird, ist das Krankheitsbild einer durch übermäßigen Teegenuß hervorgerufenen Gastritis nicht ungewöhnlich), kohlensäurehaltige und alkoholische Getränke.

Grundsätze der Magenschonkost. *Blande Aufbaudiät, kalorien-, eiweiß- und fettreich, reich an gut aufschließbaren Kohlehydraten. Vermeidung mechanischer, chemischer und thermischer Reizung. Während des Kostaufbaues häufige kleine Mahlzeiten.*

Akute Gastritis wird verhältnismäßig selten beobachtet. Sie kann unter anderem durch einen schweren Diätfehler oder durch Nahrungsmittelvergiftung verursacht sein oder im Rahmen einer akuten Infektionskrankheit auftreten. Die diätetische Behandlung soll nach einer Nahrungskarenz von 1 bis 2 Tagen in einer — der Ulkuskur ähnlichen — aufbauenden Kost bestehen. Solange eine gegebenenfalls ursächliche Infektionskrankheit weiter besteht, soll man bei den untersten Stufen des Kostaufbaues verbleiben (flüssigbreiige Kost). Einzelheiten des Kostaufbaus sind auf S. 30 ff. geschildert.

Auch bei *chronischer Gastritis* gelten die oben ausgeführten allgemeinen Grundsätze und die im folgenden für die Ulkuskrankheit näher beschriebenen Regeln. Gutes Kauen und weitgehende Einschränkung des Alkoholgenusses sind besonders wichtig. Als Eiweißträger sollen hauptsächlich Milch und Eier dienen. Fleisch, besonders Schweinefleisch, ist eher einzuschränken. Es ist im allgemeinen zweckmäßig, sich nicht an ein starres Schema zu halten. Neben der Auswahl entsprechender Speisen durch den Arzt nach den Gesichtspunkten der Verträglichkeit und Bekömmlichkeit ist die Erfahrung des Gastritiskranken selbst von großer Bedeutung. Er weiß es oft am besten, welche Speisen für ihn bekömmlich sind und welche schlecht vertragen werden. Auch für Divertikulose und Hiatushernie gelten die hier angegebenen allgemeinen Regeln diätetischer Ernährung. Bei Hiatushernie ist es besonders wichtig, daß die einzelnen Mahlzeiten klein sind. Es ist auch zweckmäßig, daß sich die Patienten nach dem Essen nicht flach, sondern mit leicht erhöhtem Oberkörper zur Ruhe legen.

Bei *Hyperazidität* ist eine blande Kost mit Einschränkung der Säurelocker angezeigt. Es ist bemerkenswert, daß Fleisch oft gut vertragen wird, offenbar wegen seiner gleichzeitigen säurebindenden Wirkung (Lauda). Diese ist wesentlich stärker als die von Kohlehydraten. Vermeidung von Tee und Kaffee bringt manchmal durch Hyperazidität verursachte Beschwerden zum Verschwinden.

Hypazidität bzw. *Achylia gastrica* können mitunter ohne Beschwerden bestehen. Diätetisch ist unter Umständen die Verabreichung säurelockender Speisen angezeigt. Größere Fettmengen sollen vermieden werden. Häufig genügt die Verabreichung von Salzsäure bzw. Salzsäure-Pepsin und es erübrigen sich besondere diätetische Maßnahmen im Hinblick auf den Salzsäuremangel. Bei mit Achylie einhergehenden Erkrankungen des Verdauungstraktes wurden beträchtliche Hemeralopien nachgewiesen, die auf einen Mangel an Vitamin A zurückgeführt wurden [114]. Bei kohlehydratreichen Magen-Darmdiäten besteht ein höherer Bedarf an Vitamin B_1. Zur Deckung des Bedarfes an diesem Vitamin (sowie an Vitamin B_6) wurde die Gabe von (trockenen) Weizenkeimen empfohlen. Milch und Milchprodukte (Topfen!) sind für die Bereitstellung von Vitamin B_2, Leber für die von Vitamin B_2, B_{12} und Biotin wichtig.

Bei *Magenatonie,* die als Komplikation verschiedener abdomineller Erkrankungen (Cholelithiasis, chronische Obstipation), kachektischer Zustände, der Myasthenie, aber auch konstitutionell bedingt auftreten kann, ist eine sehr blande, flüssigkeitsarme Kost zu empfehlen. Sie soll vor allem Milch, Eier, zartes Fleisch, gut aufschließbare Zerealien, Gemüse in püriierter Form sowie Fruchtsäfte und Kompotte enthalten.

3. Ulkuskrankheit

Bei frischem Ulcus ventriculi oder duodeni ist zunächst — zugleich mit dem Beginn der diätetischen Behandlung — eine längere (mindestens zwei- bis dreiwöchige) Bettruhe angezeigt. Milieuwechsel ist günstig! Die Verabreichung häufiger kleiner Mahlzeiten — unter Umständen auch während der Nacht — ist sehr wichtig. Der Patient soll etwas Milch, Zwieback oder dergleichen auch nachts neben dem Bett stehen haben. Später kann er, etwa auf Reisen, Milch in einer Thermosflasche bei sich führen.

Während der ersten Wochen soll eine *Zwei-* oder *Dreistundendiät* verabreicht werden, wobei der Patient alle 2 oder 3 Stunden eine kleine Mahlzeit erhält. In schweren Fällen ist die zweistündliche Verabreichung vorzuziehen.

1. Woche: Die Nahrung besteht im wesentlichen aus Milch, Zwieback oder gebähtem Brot, Butter und 2 bis 4 Eiern täglich. Diese werden entweder in Milch verquirlt oder als diätetisches Rührei[1], poschiertes[2] oder weiches Ei verabreicht.

---

[1] *Diätetisches Rührei.* Ein ganzes Ei wird mit einem Löffel Milch oder Obers gut versprudelt. In eine Porzellantasse oder -schale gibt man 1/2 dkg Butter, stellt diese in ein kochendes Wasserbad, gibt das versprudelte Ei dazu und läßt unter ständigem Rühren festwerden.

[2] *Poschiertes Ei.* In einer Kasserolle Wasser mit etwas Essig aufkochen, ein Ei vorsichtig hineinschlagen. Man zieht mittels eines Löffels das Eiweiß über den Dotter und läßt das Ei bei nicht allzu stark wallendem Wasser 3 bis 4 Minuten ziehen.

2. *Woche:* Statt je einer Portion Milch wird ein Teller Schleimsuppe oder Grießbrei gereicht. Auch aus Milch und Zucker bereitete Cremen und Fruchtsäfte können gegeben werden.

3. *Woche:* Es werden in zunehmendem Maße Milchmahlzeiten durch andere Speisen ersetzt: Dicke Suppen mit Einlagen (Teigwaren, Grieß, Reis usw.), Nockerl, Semmelknödel, passiertes Gemüse (Spinat, Kochsalat), Aufläufe (Reis-, Grieß-, Sagoauflauf), Puddinge, Biskuitmehlspeisen, Weichkäse, Apfelpüree.

Ab der 5. *Woche* wird je eine größere Mittag- und Abendmahlzeit verabreicht.

Ab der 6. *Woche* kann (in durchschnittlich verlaufenden Fällen) Fleisch gereicht werden (s. später).

Es wird im nachfolgenden ein weiteres Kostschema einer Aufbaukost bei Ulcus und Gastritis wiedergegeben. Dieses Schema bewährt sich an der I. Med. Univ.-Klinik Wien seit langer Zeit. Die Koststufe „Ulcus A" enthält hauptsächlich Milch, während bei „Ulcus B" verschiedene Milchspeisen, bei „Ulcus C" Gemüse, Obst und Kartoffeln in passierter Form zugelegt werden. Die Aufbaustufe „Ulcus D" enthält Fleischhaschee sowie Gemüse und Kartoffeln in unpassierter Form, die Aufbaustufe „Ulcus E" entspricht bereits einer strengen Magenschonkost, die lange Zeit hindurch gereicht werden kann. Der Übergang von einer niedrigen zu einer höheren Aufbaustufe hängt vom Zustand des Patienten ab.

In der Tab. 1 wird ein Kostplan mit Beispielen für die einzelnen Aufbaustufen wiedergegeben. Nach den einzelnen Tageskostplänen sind auch die errechneten Werte für den Gehalt an den Vitaminen B_1, B_2 und C angegeben. Der tägliche Bedarf an diesen Vitaminen (1 bis 2 mg bei Vitamin B_1, etwa 2 mg bei Vitamin B_2 und etwa 75 mg bei Vitamin C) wird vielfach nicht erreicht. Dies gilt insbesondere für die untersten Aufbaustufen.

Es ist wichtig, daß Ulkuskranke auch nach der Abheilung des frischen Ulkus eine entsprechende Diät durch lange Zeit hindurch (im allgemeinen durch Jahre) fortsetzen. Im nachstehenden seien deswegen die einzelnen Gruppen von Nahrungsmitteln hinsichtlich ihrer Brauchbarkeit bei der Ernährung Ulkuskranker besprochen:

Milch ist, wie schon erwähnt, als ideales diätetisches Nahrungsmittel anzusehen. Lactalbumin besitzt ein verhältnismäßig starkes Puffervermögen gegenüber Magensäure, das Fett der

Milch hemmt die überschüssige Magensaftsekretion und der Milchzucker wirkt der (bei blanden Diäten leicht auftretenden) Obstipation entgegen. Außerdem liefert Milch hochwertiges Eiweiß! Dasselbe gilt für Yoghurt, Rahm und Schlagsahne. Auch Mandelmilch kann mit Vorteil gegeben werden. Bei der (sehr seltenen) Milchallergie oder bei unüberwindlicher Abneigung gegen Milch müssen an Stelle von Milch Schleimsuppen gegeben werden. Auf das nach lange Zeit fortgesetzter Verabreichung von Milch und Alkalien sehr selten auftretende Milch-Alkalisyndrom wird auf

Tabelle 1. *Aufbaukost bei Ulkus und Gastritis*

Ulkus A:

7 Uhr	Milch Butterzwieback	250 g Milch 30 g Zwieback 10 g Butter
10 Uhr	Creme	200 g Milch 10 g Puddingpulver 10 g Zucker
12 Uhr	Schleimsuppe	30 g Haferflocken 10 g Butter
15 Uhr	Himbeergelee	50 g Himbeersirup
18 Uhr	Schleimsuppe	30 g Reis 10 g Butter
20 Uhr	Milch Butterzwieback	250 g Milch 30 g Zwieback 10 g Butter

38 g Eiweiß, 1370 Kalorien,
0,5 mg Vitamin B_1, 1,6 mg Vitamin B_2, 900 mg Ca, 10 mg Vitamin C

Ulkus B:

7 Uhr	Schwedischer Tee Biskuit	100 g Milch 20 g Zucker 25 g Biskuit
10 Uhr	Topfencreme	100 g Topfen 100 g Milch 20 g Zucker 30 g Himbeersaft
12 Uhr	Schleimsuppe Milchgrieß	30 g Reis 10 g Butter 400 g Milch 30 g Grieß 10 g Zucker

15 Uhr	Butterzwieback	30 g Zwieback
		10 g Butter
18 Uhr	Schleimsuppe	30 g Haferflocken
	Milchreis, passiert	10 g Butter
		400 g Milch
		30 g Reis
		10 g Zucker
20 Uhr	Biskuit	25 g Biskuit

73 g Eiweiß, 1960 Kalorien,
0,7 mg Vitamin B_1, 2 mg Vitamin B_2, 1360 mg Ca, 20 mg Vitamin C

Ulkus C:

7 Uhr	Milch	250 g Milch
	Biskuit	25 g Biskuit
9 Uhr	Topfenzwieback	30 g Zwieback
		10 g Butter
		30 g Topfen
12 Uhr	Schleimsuppe	30 g Reis
	Kartoffelbrei	10 g Butter
	Karotten, passiert	200 g Kartoffeln
	Bananenmus	50 g Milch
		10 g Butter
		200 g Karotten
		10 g Mehl
		50 g Schlagobers
		100 g Bananen
		10 g Zucker
15 Uhr	Biskuit	25 g Biskuit
18 Uhr	Milchreis	400 g Milch
	Kakao mit Zucker	30 g Reis
		20 g Zucker
		5 g Kakao
20 Uhr	Apfelmus	100 g Äpfel
		10 g Zucker

52 g Eiweiß, 1940 Kalorien,
1 mg Vitamin B_1, 1,5 mg Vitamin B_2, 1090 mg Ca, 90 mg Vitamin C

Ulkus D:

7 Uhr	Tee	20 g Zucker
	Semmeln	80 g Weißbrot
	Butter	20 g Butter
	Topfen	50 g Topfen
10 Uhr	Schinkenbrot	20 g Weißbrot
	(gehackter Schinken)	20 g Schinken
		5 g Butter

12 Uhr	Kümmelsuppe	20 g Mehl
	Butterschnitzel	5 g Butter
	Reis	100 g Kalbfleisch
	grüner Salat, gehackt	1/3 Ei
	Grießpudding	20 g Weißbrot
		25 g Milch
		10 g Butter
		50 g Reis
		50 g grüner Salat
		1/2 Ei
		150 g Milch
		50 g Grieß
		10 g Zucker
		25 g Himbeersaft
15 Uhr	Apfelmus	150 g Äpfel
		10 g Zucker
18 Uhr	Kartoffelbrei	200 g Kartoffeln
	Spinat	50 g Milch
		10 g Butter
		200 g Spinat
		10 g Mehl
		1 Dotter
20 Uhr	Biskuit	25 g Biskuit

80 g Eiweiß, 2140 Kalorien

1 mg Vitamin B_1, 1,4 mg Vitamin B_2, 650 mg Ca, 190 mg Vitamin C

Ulkus E:

7 Uhr	Milchkaffee	100 g Milch
	Weißbrot	20 g Zucker
	Butter	80 g Weißbrot
	Jam	20 g Butter
		50 g Jam
10 Uhr	Bananensalat	100 g Bananen
		10 g Zucker
12 Uhr	Brühe mit Nudeln	200 g Brühe
	Naturschnitzel	20 g Nudeln
	Reis	100 g Kalbfleisch
	Salat	50 g Reis
	Biskuitroulade	20 g Butter
		50 g Salat
		5 g Öl
		1 Roulade
15 Uhr	Creme	200 g Milch
		10 g Puddingpulver
		20 g Zucker

18 Uhr	Schinkenfleckerl	50 g Schinken
	Salat	80 g Fleckerl
		10 g Butter
		50 g Salat
		5 g Öl
20 Uhr	Apfelmus	150 g Äpfel
		20 g Zucker

70 mg Eiweiß, 2370 Kalorien,
1,1 mg Vitamin B_1, 1,1 mg Vitamin B_2, 495 mg Ca, 46 mg Vitamin C

S. 183 eingegangen. Milchreis ist sehr gut bekömmlich und kann schon verhältnismäßig früh verabreicht werden. Magermilchpulver stellt eine ideale Eiweißquelle dar. Nach einigen Wochen können milde Käsesorten (Topfen = Quark, Weichkäse, Rahmkäse) gegeben werden.

Von *Getränken* sind — außer in den ersten Wochen der Ulkuskur — Kakao, Pfefferminz- und andere heimische Teesorten sowie schwacher echter Tee gestattet. Obstsäfte (Orangensaft, stark verdünnter Zitronensaft usw.) werden im allgemeinen bald vertragen und stellen eine wichtige Vitaminquelle dar.

Auf die große Bedeutung der *Eier* in verschiedenen gut bekömmlichen Formen (in Milch verrührt, poschiert, diätetisches Rührei, weiches Ei, später diätetisches Spiegelei[1]) wurde schon hingewiesen (s. S. 30).

Von *Suppen* können Hafer-, Gersten- und Reisschleimsuppen schon frühzeitig gegeben werden. Später kann Gemüsebouillon, Kalbsknochensuppe, noch später unter Umständen eine fettarme, verdünnte Bouillon mit Einlagen (Reis, Teigwaren, Sago) gestattet werden. Suppen mit gröberem Inhalt sollen passiert werden. Eine Einbrenne (Mehlschwitze) soll nicht verwendet werden.

Die meisten *Zerealien* stellen wertvolle Bestandteile unserer Diätformen dar. Reis ist — in verschiedenen Formen, als Suppeneinlage, Milchreis, gedünsteter Reis (eventuell mit Butter serviert), Reisauflauf usw. — ein ideales diätetisches Nahrungsmittel. Ähnliches gilt für feine Mehle, Grieß, Mondamin, Maizena, Teigwaren usw. Weißbrot ist gestattet, jedoch nicht in frischem Zustande. Toasts sollen nur ganz leicht angeröstet werden.

---

[1] *Diätetisches Spiegelei.* Einen kleinen Teller mit Butter bestreichen, 1 Ei darauf schlagen und den Teller auf einen Topf mit kochendem Wasser geben und so lange darauf lassen, bis das Ei gestockt ist.

Von *Fetten* sind zunächst nur Butter bzw. Sahne (kleine Mengen!) zu empfehlen. Später können auch kleinere Mengen von Olivenöl verwendet werden.

Von den verschiedenen *Fleischarten* ist weißes (bindegewebsarmes) Fleisch am meisten zu empfehlen. Es muß mager sein und kann gekocht bzw. gedünstet serviert werden. Sehr zweckmäßig ist während der ersten Zeit die Anwendung in püriierter Form oder als Schabefleisch. Auch Hirn (fein gewiegt) und Leber (geschabt) können schon frühzeitig gegeben werden. Fleischaspik (-gelee) und Fleischpudding sind gut verträgliche diätetische Speisen. Gekochtes Kalb-, aber auch gekochtes zartes Rindfleisch, Geflügel und Fisch in gekochtem Zustand können in einer nächsten Stufe gegeben werden. Auch Fleischknödel (-klöße) sind, wenn von entsprechenden Fleischsorten und locker zubereitet, in dieser Stufe des Diätaufbaues gestattet. Es sollen nach Möglichkeit solche Gerichte serviert werden, die dem Patienten besonders zusagen. Allmählich kann im weiteren Verlauf des klinischen Fortschritts leicht angebratenes Kalbfleisch, Bries (Kalbsmilch) und magerer Schinken gegeben werden.

Das Fleisch soll sorgfältig entfettet und von Sehnen, Bändern und dergleichen befreit werden. Es soll nur Fleisch erstklassiger Qualität verwendet werden. Es darf nur schwach gesalzen werden. Auch etwas Zitronensaft kann verwendet werden. Schinken wird entsalzen, indem er in warme Milch oder warmes Wasser gelegt wird. Geflügel soll ohne Haut serviert werden.

Von *Mehlspeisen* können, wie oben ausgeführt, schon sehr früh Aufläufe verschiedener Art verwendet werden. Später sind Biskuitmehlspeisen zu empfehlen. Frische Germ- (Hefe-) sowie Sand- und Brandteigmehlspeisen sind wegen der blähenden Wirkung bzw. wegen des hohen Fettgehaltes ungeeignet. Auch sehr stark gezuckerte Mehlspeisen sollen nicht gereicht werden.

Gemüse kann in gedünstetem bzw. gekochtem (nicht eingebranntem) Zustand sowie anfangs in püriierter Form schon frühzeitig gegeben werden und ist wegen seines Reichtums an Vitaminen und Mineralien sehr erwünscht. Besonders geeignet sind Spinat, Karotten, Kochsalat sowie Spargelköpfe und -spitzen, Kartoffelbrei (von gut gekochten Kartoffeln!) und Kartoffeln selbst, entweder gut gekocht oder im Rohr gebraten, können einige Wochen nach Beginn einer Aufbaudiät in kleinen Mengen gegeben werden.

Obst ist wie Gemüse eine wichtige Vitamin- und Mineralstoffquelle (bei Vitamin-C-armer Kost wurde im Tierexperiment die Entstehung von Ulcera beobachtet) und wirkt im allgemeinen einer Stuhlverstopfung entgegen. Bananen können auch roh verzehrt werden. Äpfel, Birnen, Pfirsiche, Erdbeeren, Himbeeren und Johannisbeeren sind als Kompott geeignet. Auch Fruchtgelees stellen eine angenehme Bereicherung des Speisezettels dar.

Die Diät bei Ulcus ventriculi und Ulcus duodeni wurde gemeinsam besprochen, obwohl gewisse Unterschiede in der Verträglichkeit von Speisen bestehen. Boller gibt bei Magengeschwür mehr Butter, aber weniger Kohlehydrate als bei Zwölffingerdarmgeschwür. Bei diesem empfiehlt er eine Diät, die fettarm, eiweißreich und kohlehydratreich (jedoch zuckerarm) sein soll.

4. Ulkusblutung

Während der ersten 24 Stunden nach dem Auftreten einer Ulkusblutung soll keine Nahrung zugeführt werden. Es wird lediglich der Mund gespült. Der Patient kann kleine Eisstückchen im Munde zergehen lassen. Am nächsten Tag bekommt er löffelweise kalte Milch oder dünnen, gezuckerten Tee. Es wurde auch die Verabreichung von Fleischpreßsaft empfohlen. An den folgenden Tagen wird allmählich mit dem Aufbau einer strengen Magenschonkost begonnen, indem Schleimsuppen, weiche Eier, Fruchtsäfte, Puddinge und dergleichen zugelegt werden.

Es sei darauf hingewiesen, daß Meulengracht über sehr gute Erfolge bei der Behandlung auch der frischen Ulkusblutung mit einer kalorienreichen Kost berichtete, die anfangs in püriierter Form verabreicht wird. Er gab eine gemischte Kost, die lediglich Hülsenfrüchte, rohes Sauerkraut und ähnliche schwer bekömmliche Speisen ausschloß und konnte so gleich vom Beginn an täglich 2500 bis 3000 Kalorien zuführen. Außer gepökelten und geräucherten Sorten ließ er, auch bei frischer Blutung, Fleisch verabreichen. Allerdings erscheinen uns derartige schwerer bekömmliche Speisen zunächst nicht empfehlenswert.

5. Pylorusstenose

Bei dieser Erkrankung ist es oft schwierig, den Kalorien- und Eiweißbedarf zu decken bzw. den Patienten, falls eine Operation vorgesehen ist, präoperativ in einen guten Ernährungszustand zu bringen. Das häufige Erbrechen und die notwendigen Magenspülungen machen es außerdem in manchen Fällen schwierig, das Wasser- und Elektrolytgleichgewicht aufrechtzuerhalten. Man soll häufige kleine Mahlzeiten geben. Der Magen soll vor den Hauptmahlzeiten gespült werden. Häufig wird eine Pylorusstenose durch die Spülbehandlung wieder kompensiert. Dies erkennt man daran, daß der Magen bei der Spülung leer ist. In diesem Fall kann man die Diät erweitern. Wenn jedoch bei der Spülung noch Reste der vorangegangenen Hauptmahlzeit gefunden werden, muß eine schonendere Diät verordnet werden. Diese Speisen sollen vorwiegend dünnbreiig und möglichst kalorienreich sein. Eier, Reis, passierte Gemüse, Kartoffelbrei, Weißbrot oder Zwieback mit Butter usw. sind zu empfehlen. Größere Fettmengen sind zu vermeiden, da sie eine lange Verweildauer und Stase des Mageninhaltes verursachen können, die ihrerseits als Hypersekretionsreiz wirken. Auch die Patienten selbst geben oft an, daß sie Fette nicht gut vertragen und sich bei einer vorwiegend aus Kohlehydraten und Eiweiß zusammengesetzten Kost am wohlsten fühlen. Blähende Speisen müssen vermieden werden, da sonst unter Umständen auch im Magen Gärungen auftreten. Auch Säurelocker sind wegen ihrer unter Umständen krampfauslösenden Wirkung zu vermeiden. Sobald durch eine entsprechende Diät die häufig gleichzeitig vorhandene Gastritis gebessert ist, werden meistens auch die Spasmen geringer. Daher sind bei der Auswahl der Kost auch die im vorangehenden erwähnten Regeln zu beachten.

Grundsätze. *Dünnbreiige, blande Magenschonkost, kalorien-, eiweiß- und kohlehydratreich, fettarm.*

6. Zustand nach Magenresektion, Stumpfgastritis, Dumping-Syndrom

Partielle Gastrektomie führt zu einer starken Verminderung der Menge des von den Fundusdrüsen sezernierten Magensaftes. Die Säurekonzentration bleibt jedoch unverändert. Da eine stärkere Schleimproduktion einsetzt, kommt es durch das säurebindende Vermögen des Schleims zu einer weiteren Verminderung der Menge freier Salzsäure.

Wenn auch manche Patienten nach einer Magenresektion fast alle Speisen vertragen, haben doch viele Beschwerden, wenn sie nicht gewisse diätetische Richtlinien einhalten. Die Diät soll gut bekömmlich sein. Häufigere kleine Mahlzeiten sind zu empfehlen. Nach dem Essen sollen sich die Patienten nach Möglichkeit auf die linke Seite legen. Im Gegensatz zur Ulkuskost können mehr Extraktivstoffe und Gewürze genommen werden. So sind nicht nur Sellerie und Dille, sondern auch Kümmel und Zimt erlaubt. Die Suppe soll erst am Ende der Mahlzeit eingenommen werden. Die tägliche Flüssigkeitsmenge soll im ersten Jahr nach der Operation 1,5 Liter nicht übersteigen (Boller).

Das sogenannte *„Dumping-Syndrom"* tritt nicht selten nach Magenresektion auf. Die Angaben über seine Häufigkeit schwanken stark. Es treten unter Umständen schon während, meist aber kurz nach der Mahlzeit Druckgefühl im Oberbauch, Schweißausbruch, Herzklopfen, Durst und Schwächegefühl auf. Die Symptome haben Ähnlichkeiten mit hypoglykämischen Zuständen bei Diabetikern. Mitunter treten bald nach der Mahlzeit Durchfälle auf. Die Beschwerden werden besonders nach Zufuhr von Süßigkeiten und Milch beobachtet.

Ursächlich ist vor allem die rasche Füllung des Jejunum durch den Speisebrei von Bedeutung. Hiezu kommt die Erhöhung des osmotischen Druckes in diesem Darmabschnitt durch die Anwesenheit größerer Mengen von Glukose. Es wirken daher vor allem jene Kohlehydrate auslösend, die rasch zu Glukose abgebaut werden. Hiezu kommen noch humorale Faktoren und Veränderungen der Hämodynamik. Eine mitunter vorhandene zweite Phase, die durch eine im Anschluß an die rasche Resorption großer Kohlehydratmengen auftretende Hypoglykämie gekennzeichnet ist, wurde auch als „Spät-Dumping" bezeichnet.

Es sind folgende diätetische Richtlinien zu beachten: Kleine Mahlzeiten! Kalorienreiche (etwa 3000 Kalorien), eiweiß- und fettreiche Kost. Dadurch wird die Verweildauer der Speisen im Magen verlängert (Eiweiß und Fett sollen etwa 50 % der Gesamtkalorien liefern!). Während oder kurz nach den Mahlzeiten soll nichts getrunken werden.

Verboten bzw. stark einzuschränken sind: Zucker (Fruchtzucker wird allerdings von den meisten Patienten besser vertragen), Mehl- und Mehlprodukte, Reis, Maizena, Mondamin, blähende Gemüse, Karotten, sehr heiße oder eisgekühlte Getränke, Milch.

Zu bevorzugen sind: Fleisch, Fisch, Geflügel, Butter, Öl.

Erlaubt sind: Zellulosereiche Brotsorten, wie Graham- oder Knäckebrot (falls im Einzelfall gut vertragen), Spinat, Tomaten, Gurken, Blumenkohl, grüne Erbsen und Bohnen, Spargel, Obst, künstlicher Süßstoff.

Suppen (es sollen nur dicke Suppen gereicht werden) und Gemüse sollen ungebunden (ohne Einbrenne) zubereitet werden. Es ist zweckmäßig, den Patienten anzuraten, daß sie eine Bauchbinde tragen und nach den Mahlzeiten liegen.

7. Magenkarzinom

Bei inoperablem Magenkarzinom ist es unser Bestreben, dem Patienten eine eiweißreiche, schmackhafte und abwechslungsreiche Kost zu geben. Weiche Nahrungsmittel (Milch und Milchprodukte, Eier, zartes Fleisch, püriiertes Gemüse, Zwieback), in häufigeren Mahlzeiten serviert, sollen weitgehend nach den Wünschen des Patienten zusammengestellt werden. Appetitanregende Mittel, Tee, Kaffee, Wein usw. sind empfehlenswert. Von strengeren diätetischen Maßnahmen soll, wenn es irgendwie möglich ist, mit Rücksicht auf die Natur der Erkrankung abgesehen werden.

8. Allgemeine Gesichtspunkte bei Dünndarmerkrankungen Die „aufgeschlossene" Kost (Dünndarmschonkost)

Bei der Behandlung der mit Durchfällen einhergehenden Erkrankungen des Dünndarms ergeben sich oft schwierige diätetische Probleme, vor allem hinsichtlich der Zufuhr der notwendigen Kalorien. Während die Resorption durch die anatomischen Veränderungen der Schleimhaut sowie durch die raschere Darmpassage häufig vermindert ist, ist der Kalorienbedarf vielfach — etwa bei gleichzeitigem Fieber — erhöht. Es besteht so die Gefahr der Entwicklung eines Unterernährungszustandes mit seinen Rückwirkungen auf die Grundkrankheit und damit eines verhängnisvollen Circulus vitiosus, der sich im Kindesalter noch stärker auswirkt als bei Erwachsenen. Die Verabreichung einer unterkalorischen und eiweißarmen Kost durch längere Zeit hindurch soll auf alle Fälle vermieden werden. Orale oder parenterale Zufuhr von Glukose vermag nur einen Teil des Kaloriendefizits zu decken. Der Versuch, das Eiweißdefizit durch Zufuhr von Eiweißhydrolysaten zu decken, muß scheitern, da das so gewonnene Eiweiß, falls der Kalorienbedarf nicht gedeckt ist, sofort verbrannt wird und nicht als Baustein für Körpereiweiß verwendet werden kann. Es ist daher notwendig, die Krankenkost nicht nur so aufzubauen, daß sie den erkrankten Dünndarm nicht reizt, sondern auch nach Möglichkeit eine große Kalorienzahl zuzuführen.

Die Dünndarmschonkost soll gut „aufgeschlossen" sein und so den Dünndarm eines großen Teiles seiner „Arbeit" entheben. Zellulose wird erst im untersten Teil des Dünndarms bzw. teilweise auch im Dickdarm gespalten. Die Stärke soll daher möglichst frei von Zellulose sein, so daß sie schon im Magen und im ganzen Dünndarm fermentativer Spaltung zugänglich ist. Die Kost soll weich sein, 2500 bis 4000 Kalorien liefern und in Form von häufigen Mahlzeiten dargereicht werden. Die Fettmenge soll sehr beschränkt sein. Eine derartige Kost, die rasch und möglichst vollständig abgebaut bzw. resorbiert wird, nennen wir nach Lauda eine „aufgeschlossene" Kost.

Die geringste Verdauungsarbeit bereiten für den Dünndarm Monosaccharide (Dextrose, Lävulose), die unmittelbar resorbiert werden. Jedoch auch Disaccharide werden verhältnismäßig leicht zerlegt und resorbiert. Als sehr leicht verdaulich kann reine Stärke (weißes Mehl) angesehen werden, zumal wenn sie gelöst ist (Mehl- oder Schleimsuppen). Die Tab. 2 gibt eine Übersicht über die wichtigsten „aufgeschlossenen" Kohlehydrate.

Die Tabelle enthält drei Stufen „aufgeschlossener" Kohlehydrate. Die Einteilung ist im wesentlichen auf den Gehalt der betreffenden Speisen an sofort resorbierbaren Kohlehydraten einerseits bzw. an Zellulose andererseits gegründet. Die erste Stufe enthält im wesentlichen nur reinen Zucker bzw. reine Stärke. In die zweite Stufe sind nur zellulosefreie oder weitgehend zellulosearme Gerichte aufgenommen. Dadurch wird eine sehr gute Verdaulichkeit im Dünndarm gewährleistet. Zellulose kann Stärke, die in ihr eingeschlossen ist, sehr schwer verdaulich machen. Im Rohr gebratene Kartoffeln, bei denen durch die Hitze alle Zellulosehüllen gesprengt wurden, sind besser verdaulich als ein aus mangelhaft gekochten Kartoffeln zubereitetes Kartoffelpüree. Ältere Kartoffeln enthalten mehr Dextrine und sind dadurch besser aufschließbar. Zwieback kann deshalb als besonders gut „aufgeschlossenes" Kohlehydrat gelten, weil durch das zweimalige Backen ein großer Teil der Stärke in Dextrine umgewandelt wurde.

Tabelle 2. *Aufgeschlossene Kohlehydrate* (nach Lauda)

Stufe 1: Monosaccharide (Dextrose, Lävulose), Disaccharide (Rohrzucker)

Reine Stärke: Weißes Mehl, gereinigte Mehle (Tapioka, Maizena, Nestle, Kufeke-Kindermehle)

Gebähtes Weißbrot, Toast, Zwieback

Mehlsuppe, Schleimsuppe

Grieß, Reis, Sago

Fruchtsäfte

Gemüsesäfte

Apfelgelee

Roh geschabte Äpfel

Stufe 2: Sehr gut gekochte (alte) Kartoffeln

Kartoffeln im Rohr

Im Haarsieb passierte junge Gemüse

Zarte, junge Gemüse in geringer Menge, Spinatomelette, Spinatpudding

Einbrennsaucen (Dille, Paradeismark, Zwiebeln)

Stufe 3: Passierte Gemüse, Kartoffeln, Hülsenfrüchte

Was die Eiweißstoffe anbelangt, wären zunächst die Aminosäurepräparate als besonders leicht resorbierbar zu nennen (s. S. 59). In einer nächsten Stufe sind Milch- und Eiereiweiß als leicht verdaulich anzuführen. Es sind hier insbesondere Milch, Topfen, Yoghurt, Kefir, Kumyß, Käse (Gervais!), Eier (poschierte Eier, auch Trockenei) und Luftbrot anzuführen.

Fleisch ist nicht so gut verdaulich und muß daher um eine Stufe tiefer eingereiht werden. Hirn und Bries (Leber ist weniger gut verdaulich) stehen an vorderster Stelle. Fleisch muß, um leicht verdaulich zu sein, vor allem zart, d. h. bindegewebsarm und gut abgelegen sein. Außerdem soll es gut gekocht, durchgebraten, gedünstet oder gegrillt sein. Kochen im Drucktopf erleichtert die Lösung des Bindegewebes. Auch weitgehende mechanische Zerkleinerung (Fleischpudding, Haschee!) fördert die Verdaulichkeit.

Hühnerfleisch ist besonders bindegewebsarm. Weißes Fleisch enthält im allgemeinen weniger Bindegewebe als schwarzes, es muß daher auch weniger lang „abliegen". Beim Wild enthalten die Rückenstücke am wenigsten Bindegewebe. Schließlich seien noch, als besonders gut bekömmliche Gerichte, Aspik und Geleespeisen genannt.

Von den Fetten gelten Butter und Öl als am besten bekömmlich, während Schmalz, Sahne und Margarine im allgemeinen um eine Stufe tiefer gereiht werden. Die Bekömmlichkeit der einzelnen Fettarten kann allerdings individuell verschieden sein. Große Fettmengen sollen auf jeden Fall vermieden werden (Fett beschleunigt die Darmpassage!). Bei Dünndarmerkrankungen mit starker Fettresorptionsstörung ist unter Umständen eine drastische Einschränkung der Fettzufuhr erforderlich (s. S. 45).

Schwer bzw. unverdauliche Nahrungsmittel

Nahrungsmittel können entweder primär unverdaulich bzw. schwer verdaulich sein oder es durch fehlerhafte Zubereitung werden. Sie haben keinen Platz in einer Dünndarmschonkost.

Zur ersten Gruppe zählen: Derbes Bindegewebe, Knorpel, Sehnen („flachsiges Fleisch"), Speckschwarten, Hühner- und Gänsehaut, verholztes Gemüse (Kohlrüben!), Obstschalen und -gehäuse, Salatrippen usw.

Durch fehlerhafte Zubereitung kann Brot unverdaulich werden, wenn es verkohlt wird (Toast!). Dasselbe gilt für schwarz gebratenes oder mangelhaft zerkleinertes Fleisch und rohen Schinken. Mangelhafte Zerkleinerung (schlechtes Kauen, fehlendes Gebiß!) oder übergroße Mengen von Speisen beeinträchtigen die Verdaulichkeit wesentlich.

9. Akute Enteritis

Neben den verschiedenen Formen der Enteritis sei noch auf andere Dünndarmerkrankungen hingewiesen, für die — nach den jeweiligen Umständen abgewandelt — die hier besprochenen Grundregeln der Ernährung gelten. Solche Erkrankungen sind: Cholera, Botulismus, Tularämie, Dünndarmtuberkulose, Ankylostomiasis und andere Wurmkrankheiten, Dünndarmamyloidose, Divertikulose und unter Umständen schwere Funktionsstörungen auf arteriosklerotischer Basis.

Zur Einleitung der Behandlung einer akuten Enteritis ist es oft zweckmäßig, den Darm von allen Nahrungsresten zu befreien, indem man während 1 bis 2 Tagen mit „Leerer Kost" (Fasttagen) beginnt.

An diesen Tagen wird (neben eventuellen Infusionen mit Dextrose und Elektrolytlösungen) lediglich warmer russischer Tee mit Zitrone, Kräutertee (Pfefferminz, Fenchel), Heidelbeersaft oder Reiswasser (5 Eßlöffel Reis in 1 Liter Wasser kalt aufstellen, kochen, abseihen) gegeben. An den folgenden Tagen werden Schleimsuppe, Hafer- oder Gerstenschleim zugelegt und die Kost allmählich nach den im Abschnitt „aufgeschlossene Kost" (S. 40) gegebenen Regeln aufgebaut. Am Anfang können Tee mit Milch, Zwieback, gebähtes Weißbrot, Toast, poschierte Eier, Gemüsesäfte, Maizena- oder Tapioka-Suppen, Puddinge und Aufläufe, Reis, Sauermilch, Milchspeisen und geschabte Äpfel gegeben werden. Kleine Mengen Butter können auf Toast gereicht oder dem Reis beigemengt werden. Etwas später können Weichkäse, Aspik, Cremen (Zucker-Eier-Milchcreme, Karamelcreme), Biskuitomelette, Fruchtsäfte und Fruchtgelee zugelegt werden.

In einer weiteren Stufe können besonders gut verdauliche Fleischspeisen und zellulosearme Gemüse gereicht werden: Fleischpudding, Fleischhaschee, eingemachtes Hühner- oder Kalbfleisch, Hirn mit Ei, passierter Blumenkohl, Spinat, Spinatpudding, Spinatomelette, Spargelspitzen usw. Auch den Gemüsen können kleine Mengen Butter beigegeben werden.

Noch später sollen erst Kartoffeln und Kartoffelbrei, andere Fleischsorten (bindegewebsarm, gut abgelegen), Obst und Kompotte gegeben werden.

In manchen Fällen ist eine Apfel- oder Bananendiät angezeigt. Es werden im Tag 1 bis 2 kg geschabte Äpfel oder Bananen gegeben. Außer diesen Früchten darf nur ungezuckerter Tee zugeführt werden. Die Wirkung beruht teilweise darauf, daß die Pektine der Früchte im Darm quellen und Bakterien, Toxine usw. adsorbieren. Außerdem ist die Diät praktisch eiweißfrei, so daß den Bakterien weitgehend der Nährboden für das Wachstum entzogen wird. Diese Diätformen sollen aber, da sie dem Kalorien- und Eiweißbedarf des Körpers bei weitem nicht gerecht werden, nur vorübergehend (höchstens einige Tage lang) verordnet werden.

10. Chronische Enteritis

Bei chronischen enteritischen Beschwerden wechselt das Symptomenbild häufig. Zeitweise kommt es zu Durchfällen, im Anschluß daran wieder zu Perioden von Obstipation. Rumoren im Bauch und meteoristische Beschwerden werden oft angegeben. Gewisse Nahrungsmittel und Speisen lösen — neben Kälteeinwirkungen, Aufregungen und anderen Faktoren — Beschwerden aus. Die Kost soll zellulosearm sein. Kohlehydrate sollen nur in mäßigen Mengen gegeben werden. Auch größere Mengen von Eiweiß (Eier, Fleisch) verursachen oft Beschwerden. Frische Butter — nur in kleinen Mengen — wird meistens gut vertragen. Gemüse- und Fruchtsäfte wirken der Neigung zu Verstopfung entgegen. Es ist manchmal zweckmäßig, einige Tage hindurch eine fäulniswidrige Kost und im Anschluß daran durch einige Tage eine gärungswidrige Kost zu verabreichen (Wechselkost).

Bei *chronischer Ileitis* ist eine zellulosearme, eiweißreiche Kost angezeigt.

Bei *Carcinoidose des Dünndarms* bestehen meist Durchfälle. Die Diät muß nach den Regeln der Dünndarmschonkost aufgebaut werden. Die Krankheit ist durch das Auftreten von Rötungen (flushes) im Gesicht und am Thorax gekennzeichnet. Ursache hiefür ist das aus dem Tumor bzw. den Metastasen freiwerdende Serotonin. Flushes werden mitunter durch Genuß von Obers oder auch von Roquefort-Käse ausgelöst. Diese Nahrungsmittel sind daher zu vermeiden. Zur Verminderung der Serotoninproduktion wurde eine *tryptophanarme Diät* empfohlen. (Vermeidung bzw. starke Einschränkung von Weizenprodukten, Eiern, Milch und Milchprodukten sowie Fleisch. Siehe auch S. 146.) Ausreichende Erfahrungen über deren Wirksamkeit liegen nicht vor. Im Hinblick auf das weit verbreitete Vorkommen dieser Aminosäure in den Nahrungsmitteln erscheint es von vornherein fraglich, ob eine derart weitgehende Beschränkung der Kost zu rechtfertigen wäre. Fast tryptophanfrei sind Mais und Gelatine.

Grundsätze der Dünndarmschonkost. *Zellulosefrei bzw. -arm, fettarm, kalorienreich, eiweißreich (wenn vertragen). In akuten Fällen sorgfältiger Kostaufbau!*

11. Fettresorptionsstörungen (Sprue, Cöliakie, Resorptionsmangelsyndrom)

a) Sprue

Die Ätiologie dieser in Mitteleuropa seltenen Erkrankung ist noch nicht endgültig geklärt [49]. Sie führt u. a. zu einer Atrophie der Dünndarmschleimhaut. Es treten sehr voluminöse, fettreiche Stühle auf, die sowohl wässerig als auch breiig oder geformt sein können. Die Diät soll fettarm bzw. anfangs fettfrei sein. Vorwiegend ungesättigte Fette (z. B. Maisöl) scheinen besser verträglich zu sein als vorwiegend gesättigte. Auch die Kohlehydrate (besonders Stärke) sollen in nur beschränkter Menge gegeben werden, da sie – mit Ausnahme der in Erdbeeren und Bananen enthaltenen – meist auch mangelhaft resorbiert werden (flache Kurve bei oraler Zuckerbelastung!). Eiweiß stellt den wichtigsten Bestandteil der Kost, zum mindesten im Beginn der Behandlung, dar.

Milch, Yoghurt, auch Tee und Kaffee sind gestattet. (Im Beginn der Behandlung soll man hinsichtlich der Verabreichung von Milch wegen ihres Fettgehaltes vorsichtig sein.) Topfen, Weichkäse und Eier können in steigenden Mengen gereicht werden. Von Kohlehydraten sind Reis, Mehl, Haferflocken und Tapioka am geeignetsten. Mageres Fleisch kann in größeren Mengen gegeben werden. Es sind alle Fleischarten sowie Hirn, Leber, Bries, Fleischaspik und Fische gestattet. Auch zarte Gemüse sind erlaubt (Spinat, Tomaten, Artischocken, Spargel, Endivie, Kohlrüben, Lattich, Sellerie, Eierfrüchte).

Unter den Obstarten stehen Erdbeeren und Bananen an erster Stelle. Die Verwendung von Erdbeeren in Form einer „Erdbeerkur" ging von Indien und China aus. Die „Bananenkur" wurde zuerst in New Orleans angegeben (täglich etwa 10 bis 20 reife Bananen). Auch Äpfel, Birnen, Orangen, Melonen und Grapefruits sind gestattet. Schalen und Kerngehäuse müssen entfernt werden. Heidelbeer-(Johannisbeer-)Tee soll besonders günstig wirken.

Verboten sind alle mit viel Fett zubereiteten Speisen, wie z. B. Bratkartoffeln, Spiegeleier oder fette Mehlspeisen (die Bekömmlichkeit einzelner Fettarten ist individuell verschieden). Fette Fleisch-, Geflügel- und Fischsorten, Geräuchertes, Wurstwaren, mit Vollmilch oder Rahm zubereitete Speisen, Schwarzbrot, frisches Weißbrot, Teigwaren, Süßigkeiten, Schokolade, Nüsse und Alkohol sind gleichfalls verboten. Die Ausschaltung glutenhaltiger Speisen aus der Diät scheint bei den Fällen von tropischer Sprue bedeutungslos zu sein.

b) Cöliakie, „idiopathische Steatorrhoe" des Erwachsenen

Cöliakie kommt meist bei Kleinkindern vor. In einzelnen Fällen von „idiopathischer Steatorrhoe" des Erwachsenen scheint in der Kindheit ein Cöliakie vorhanden gewesen zu sein. Als ursächlicher Faktor wurde die Eiweißfraktion Gluten des Weizens bzw. das in ihr vorhandene Prolamin Gliadin erkannt. Die Erkrankungen gehen — ähnlich der tropischen Sprue — mit Durchfällen und Fettstühlen einher.

Es müssen alle gliadinhaltigen Kohlehydrate vermieden werden. Sie stammen in erster Linie von Weizen, in geringerem Maße auch von Roggen und Gerste. Auch Bier, Malz und Ovomaltine sind verboten. Es muß daran gedacht werden, daß Weizenmehl häufig auch zur Herstellung von Würsten, Konserven und Saucen verwendet wird. Es ist sehr wichtig, glutenfreies Brot zu verwenden, das aus Mais- oder Johannisbrotkernmehl hergestellt wird. Glukose und Lävulose (in Wasser gelöst) sowie Gelatinespeisen sind erlaubt. Eine sozusagen klassische Diätform für diese Erkrankungen ist die Bananenkur.

Mitunter kann, wenn die Kost glutenfrei ist, Fett in normalen Mengen gegeben werden. Auch die Verwendung von Corticoiden macht eine starke Fettbeschränkung oft unnötig. Es ist wichtig, daß die Diät auch nach Aufhören der Symptome noch durch längere Zeit fortgesetzt wird.

c) Resorptionsmangelsyndrom („Malabsorption-Syndrom“)

Fettresorptionsstörungen stärkeren oder geringeren Ausmaßes kommen bei zahlreichen anderen Zuständen vor. Magenresektion, verschiedene Darmerkrankungen, wie z. B. Darmfistel oder -divertikel („Syndrom der blinden Schlinge“), Blockierung von Lymph- und Blutwegen (Tuberkulose, Lymphogranulom und -sarkom, Whipplesche Erkrankung), insulinproduzierendes Inselzelladenom des Pankreas (Zollinger-Ellison-Syndrom) und andere Zustände bzw. Erkrankungen sind hier zu nennen.

In zahlreichen Fällen ist nicht nur die Fett-, sondern vor allem auch die Eiweißresorption gestört. Außerdem kann als Folge der Fettresorptionsstörung ein Vitamin- (besonders Vitamin A) und Kalziummangel auftreten. Die Kost muß daher im allgemeinen auch eiweiß-, kalzium- und vitaminreich sein. Sie soll darüber hinaus gut aufgeschlossen (s. S. 40 ff.) und eher fettarm sein.

Grundsätze der Diät bei Fettresorptionsstörungen: *Fettarm, eiweißreich, vitaminreich. Bei Cöliakie Vermeidung glutenhaltiger Nahrungsmittel (in solchen Fällen unter Umständen normale Fettmengen gestattet!).*

12. Typhus

Bei dieser Infektionskrankheit ist der Kalorienbedarf oft durch das hohe Fieber stark erhöht. Außerdem wird in vermehrtem Maße, zum Teil toxisch bedingt, Körpereiweiß zerstört. Daraus ergibt sich meist die Notwendigkeit einer kalorien- und eiweißreichen Ernährung. Durch eine kalorienreiche Diät (möglichst 3000 bis 4000 Kalorien täglich) wird nicht nur die Widerstandsfähigkeit erhöht, sondern es fühlen sich die Patienten auch besser. Die durchschnittliche Krankheitsdauer wird herabgesetzt. Durchfälle, Blutungen und Perforationen kommen seltener vor.

Während der Fieberperiode soll die Kost leicht verdaulich und vorwiegend flüssig-breiig sein. Milch- und Milchspeisen, Bouillon mit Einlagen, Reisspeisen, weiche Eier oder andere gut bekömmliche Eierspeisen (Rührei, Eierstich, poschierte Eier, diätetisches Spiegelei; es sollen täglich 4 bis 6 Eier gegeben werwerden!), Fleischhaschee, Fleischpudding, Spinat (passiert), Tomatenpüree, Marmelade, Jam, Obst und Gemüsesäfte, Birnen- und Pfirsichkompott stellen das Grundgerüst der Ernährung während der ersten Wochen dar. Zunächst kleinere Buttermengen können entsprechenden Speisen beigefügt werden. Es soll nach Möglichkeit jede Stunde oder alle zwei Stunden eine kleine Mahlzeit verabreicht werden. Auf sorgfältige Mund- und Zahnpflege (nach jeder Mahlzeit!), die auch zur Anregung des Speichelflusses (Verhinderung einer sekundär aufsteigenden Infektion der Parotis!) und des Appetits wichtig ist, soll besonders geachtet werden. Die Kunst einer Diätküche hat sich sowohl hinsichtlich der Auswahl, Abwechslung und Schmackhaftigkeit der Speisen als auch hinsichtlich des appetitanregenden Anrichtens der Mahlzeiten zu bewähren!

Relativ früh können auch zarter Fisch, Schinken, Kalbfleisch, größere Mengen von Butter und Öl sowie gut bekömmliche Obstsorten gegeben werden.

Gezuckerten Tee kann man zwischen den Mahlzeiten nach Belieben trinken lassen, da ausreichende Flüssigkeitszufuhr erwünscht ist. Falls Nebenerscheinungen, wie Übelkeit, Erbrechen oder Durchfälle auftreten, ist gewöhnlich die Fettmenge dafür verantwortlich. Sie muß in solchen Fällen herabgesetzt werden. Falls jedoch größere Fettmengen beschwerdefrei vertragen werden, ist es empfehlenswert, sie zu geben. Bei Auftreten von Blutungen soll zunächst jede perorale Nahrungszufuhr eingestellt werden. 12 bis 24 Stunden nach dem letzten Auftreten blutiger Stühle kann man wieder eine (sehr vorsichtige) Ernährung mit kleinen Mengen eisgekühlter Milch beginnen, an die sich ein weiterer Kostaufbau anschließt. Falls Darmblutungen durch mehrere Tage hindurch oder länger anhalten, muß wegen der Gefahr einer Unterernährung von einer zu strengen Nahrungsbeschränkung abgesehen und eine Kost verabreicht werden, wie sie weiter oben für die Fieberperiode beschrieben wurde.

Grundsätze. *Kalorienreiche, eiweiß-, kohlehydrat- und flüssigkeitsreiche Aufbaukost. Fette beschränkt bzw., wenn sie gut vertragen werden, gleichfalls reichlich.*

13. Dysenterie

Sowohl bei Bazillen- als auch bei Amöbenruhr soll der Kostaufbau ähnlich vor sich gehen, wie er im Abschnitt „Akute Enteritis“ (S. 43) geschildert wurde. Anfangs soll man die Patienten auf Tee- bzw. eventuell Apfeldiät setzen. Schleimsuppen (gesalzen!), Gemüse- und Obstsäfte, Zwieback, leichte Milchspeisen, aufgeschlossene Kohlehydrate und später zartes Fleisch oder Geflügel (haschiert!) stellen das Grundgerüst der Diät dar.

14. Colitis, Dickdarmschonkost

Die häufigste Dickdarmerkrankung, die wir diätetisch zu behandeln haben, ist die chronische Colitis. Ähnliche, vielfach weniger strenge Diätanweisungen haben wir bei anderen Colitisformen, bei leukämischen, urämischen oder amyloidotischen Geschwüren des Dickdarms sowie bei Dickdarmlues und -tuberkulose zu geben. Die Diät soll vor allem eine Reizung der veränderten Schleimhaut verhindern. Es ist wichtig, daß eine geformte Kotsäule (normaler Konsistenz) die Schleimhaut nicht oder nur wenig reizt, während flüssiger Darminhalt für sie einen starken Reiz bedeuten kann (Lauda). Der oft gute Erfolg einer Apfeldiät ist unter anderem auch auf diese Weise zu erklären.

Die Patienten sollen in akuten Fällen eine längere Bettruhe einhalten. Die Diät soll schlackenarm sein, sie soll die peristaltische und sekretorische Tätigkeit des Dickdarms beruhigen und nicht nur reich an Kalorien (sowie Vitaminen und Mineralstoffen), sondern auch an Eiweiß sein. Die letzte Forderung ergibt sich unter anderem auch daraus, daß durch Sekrete und Blutungen große Eiweißverluste auftreten können. Fette werden oft schlecht vertragen und sind daher ebenso wie Kohlehydrate eher zu beschränken.

In schweren Fällen soll zunächst — ebenso wie bei der Dünndarmschonkost — mit Tee, Reiswasser, Schleimsuppen usw. begonnen werden. Auch geschabte Äpfel (zweistündlich je 200 g geriebene, geschälte Äpfel ohne Zucker) sind sehr zu empfehlen. Etwas später können Hühnersuppe, Reissuppe, Reis (gedünstet), Grießspeisen, Zwieback, Hirn, Fleischaspik sowie Gemüse- und Fruchtsäfte (z. B. Tomaten- oder Orangensaft) gegeben werden. Bei Gemüsen ist große Vorsicht am Platz. Am ehesten werden nach Eintreten einer Besserung im akuten Stadium passierter Spinat, zarter grüner Salat, junge Spargel (-köpfe, -spitzen) und unter Umständen Karotten vertragen. Hinsichtlich aller Einzelheiten sei auf das Kapitel „Aufgeschlossene Kost“ (S. 40 ff.) verwiesen. Im übrigen genügt häufig eine nur sehr kurze Zeit in Anspruch nehmende mikroskopische Stuhluntersuchung, um zu erkennen, ob die dargereichte Diät genügend aufgeschlossen ist.

Falls der Dünndarm nicht in stärkerem Ausmaß beteiligt ist, können auch zartes mageres Fleisch, Geflügel oder magerer Fisch gegeben und die Fettmenge vorsichtig gesteigert werden. Die Zugabe von Butter oder Öl soll sehr vorsichtig begonnen werden. An Eiweißquellen stehen noch die Eier zur Verfügung, die im allgemeinen gut vertragen werden. Milch (auch Sauermilch) kann unter Umständen (eventuell auf dem Wege einer allergischen Reaktion) eine Verschlechterung des Zustandes herbeiführen und ist deshalb zunächst nur versuchsweise zu geben. Eine Molkenkur kann aber mitunter günstig wirken. Dasselbe gilt für die Verwendung von Yoghurt. Molkenkuren waren im 18. und 19. Jahrhundert sehr beliebt und wurden oft mit Kräuterkuren verbunden. Molke enthält sehr wenig Eiweiß und Fett, jedoch Milchzucker und reichlich Mineralstoffe. Topfen (Quark) und feine Käsesorten (Gervais, Camembert) werden meistens gut vertragen.

Kohlehydrate können in feiner, gut aufgeschlossener Form gegeben werden, sollen jedoch in ihrer Menge beschränkt bleiben. Suppen und Aufläufe von feinen Mehlen, Haferflocken, Mondamin usw., Puddinge, Zwieback, Reis, Teigwaren, im Rohr gebackene (mehlige) Kartoffeln, Biskuitmehlspeisen und Honig können im allgemeinen empfohlen werden. Bei der Verabreichung von Obst soll man sehr vorsichtig sein. Oft werden fast alle Obstsorten schlecht vertragen. In solchen Fällen sollen Fruchtsäfte gegeben werden. Geschabte oder gebackene Äpfel und Bananen werden am ehesten vertragen. Birnen, Pfirsiche, Kirschen, Aprikosen, Erdbeeren und Melonen können mit Vorsicht versucht werden.

Verboten sind insbesondere: Vollkorn- und Schwarzbrot, grobe, fette Fleisch-, Fisch- und Geflügelsorten, geräuchertes Fleisch, harte oder fette Wurstsorten, schwere Käsesorten, schwere fette Mehlspeisen, Nüsse, Oliven, Essiggurken und dergleichen (pickles), scharfe Gewürze, Essig, Kaffee, Mineralwässer. Von reizenden (sehr kalten, kohlensäurehaltigen und den meisten alkoholischen) Getränken ist abzuraten. Tee, Kakao und kleine Mengen Rotwein können unter Umständen gestattet werden.

Mitunter ist es bei Colitiden auch notwendig, Eliminationsdiäten zu verwenden und periodenweise verschiedene Nahrungsmittel, wie Milch, Mehl, Eier, Tomaten, Spinat oder Orangen, wegzulassen. Bei *Divertikulose* soll eine schlackenarme Kost, die insbesondere keine groben Gemüse- und Obstsorten (Schalen, Kerne) enthält, verabreicht werden. Es wird dadurch vielleicht die Gefahr des Auftretens einer Diverticulitis vermindert.

Grundsätze. *Schlackenarm, kalorien- und eiweißreich, Fett beschränkt, Kohlehydrate mäßig beschränkt.*

15. Gärungswidrige Kost, Gärungsdyspepsie

Bei den unter dem Begriff *Gärungsdyspepsie* zusammengefaßten Störungen der Darmfunktion handelt es sich im wesentlichen um eine Störung des Abbaus der Kohlehydrate. Es kommt, besonders im Colon ascendens und, falls die Gärungsflora oralwärts gewandert ist, auch in den unteren Abschnitten des Dünndarms zu abnormen Gärungsprozessen. Der gelbliche, schaumige und säuerlich riechende Stuhl zeigt bei der mikroskopischen Untersuchung größere Mengen von Granuloseflora und in manchen Fällen auch unverdaute Stärke (zum Teil in Kartoffelzellen).

Es ist zweckmäßig, zuerst einen Hungertag einzuschalten und die Patienten dann auf eine Teediät (mit Saccharin!) zu setzen. Die weitere Diät soll zunächst kohlehydratfrei und eiweißreich sein. Eier, Topfen, Käse, weißes Fleisch (keine Leber, keine Nieren!), Geflügel, Butter (in kleinen Mengen) und Gelatinespeisen

(Aspik!) stellen zunächst die Hauptnahrungsmittel dar. Erst nach wesentlicher Besserung des Zustandes und Normalisierung der Stühle sollen vorsichtig kleine Mengen feiner Kohlehydrate zugelegt werden: 10 g Traubenzucker in Tee, Maizena, Grieß usw. Fruchtsäfte können frühzeitig gegeben werden. Erst nach mehreren Wochen kann man vorsichtig versuchen, kleine Mengen Kartoffeln (sehr gut gekocht!), passierten Spinat oder Salate zu verabreichen. Einige Obstarten, wie Erdbeeren, Orangen und Ananas, werden in diesem Stadium meistens gut vertragen. Topfen (Quark) und Rahm können (wegen des geringeren Kohlehydratgehalts) früher als Milch gegeben werden.

Grundsätze. *Kohlehydratfreie Aufbaudiät, später gut aufgeschlossene Kohlehydrate in beschränkter Menge, eiweißreich, Fette beschränkt.*

16. Fäulniswidrige Kost, Fäulnisdyspepsie

Bei den unter dem Begriff *Fäulnisdyspepsie* zusammengefaßten Störungen der Verdauungstätigkeit des Darmes zersetzen im Übermaß vorhandene bzw. unter für sie besonders günstigen Bedingungen wirkende Fäulnisbakterien eiweißhaltige Nahrungsbestandteile, Schleim und Darmsekrete. Sehr häufig ist eine Achylia gastrica vorhanden. Fäulnisdyspeptische Zustände können nach Magenresektion auftreten. Die Darmpassage ist beschleunigt, die manchmal aashaft stinkenden Stühle enthalten mitunter schon makroskopisch sichtbare Fleischreste. Die mikroskopische Untersuchung zeigt das Vorhandensein zahlreichen Bindegewebes. Während bei Gärungsdyspepsie nach Entziehung der Kohlehydrate die Gärung in kurzer Zeit aufhört, trifft das Entsprechende für die Fäulnisdyspepsie nicht in demselben Maße zu. Auch nach völligem Entzug des Eiweißes in der Kost bleiben Fäulnisprozesse weiter bestehen, als deren Substrat die Magen- und Darmsekrete anzusehen sind. Es ergibt sich daraus, daß die Wirkung entsprechender diätetischer Maßnahmen bei fäulnisdyspeptischen Störungen im allgemeinen nicht so prompt eintritt wie bei Gärungsdyspepsie.

Nach 1 bis 2 Hungertagen wird Tee mit Saccharin oder Zucker, nach weiteren 1 bis 2 Tagen werden häufige kleine Mahlzeiten, bestehend aus feinen Kohlehydraten (Zwieback, Sago, Teigwaren, Reis, Mondamin), Yoghurt, Schleimsuppen, Bouillon, Gemüse-

und Fruchtsäfte usw. gegeben. Püriierte feine Gemüse (Spinat), kleine Mengen (lange gekochter!) Kartoffeln und Salate können bald gegeben werden. Puddinge, Soufflés, feine Mehlspeisen und Butter sind gestattet.

Nach Normalisierung der Stühle beginnt man vorsichtig (etwa mit einer Bouillon mit Ei), Eiweiß zuzulegen. Eidotter wird zunächst besser vertragen als Eiweiß! Zartes, gut gekochtes und haschiertes Fleisch kann allmählich zugefügt werden. Dasselbe gilt für Milch und Kakao. Äpfel, Birnen, Bananen, Trauben, Orangen, Pflaumen und auch Rhabarber werden (in kleineren Mengen) meistens gut vertragen.

Grundsätze. *Aufbaukost mit äußerster Begrenzung des Eiweißgehalts, später mäßige Eiweißmengen, normale Mengen von Fett und feinen Kohlehydraten.*

17. Meteorismus, Flatulenz

Unter physiologischen Bedingungen ist die Zusammensetzung der Darmgase von der Art der Kost nur in geringem Maße abhängig. Obwohl Meteorismus nur ein Symptom ist und auf jeden Fall eine exakte Analyse des gestörten Funktionszustandes des Magens und Darmes und eine sich darauf aufbauende spezifische Diagnose notwendig sind, sei wegen der Häufigkeit dieser Beschwerden doch kurz auf einige wichtige diätetische Regeln eingegangen: Häufig liegt die Ursache in zu reichlichen (und zu fetten) Mahlzeiten, unabhängig von ihrer Zusammensetzung. Gewisse Nahrungsmittel sind allerdings besonders dazu angetan, derartige Beschwerden zu verursachen, wie z. B. Hülsenfrüchte, Senföl enthaltende Gemüse (Kohl, Rettich, Radieschen, Lauch), Kraut, Hefemehlspeisen, frisches Brot (besonders Schwarzbrot!), Zwiebeln, Kartoffeln, Rüben, Süßigkeiten, Marmeladen, Nüsse, größere Eiweißmengen, Fett, stark fermentierte Käsesorten, starke Gewürze, Knoblauch, süße Getränke, kohlensäurehaltiges Wasser, Most, Bier, Bohnenkaffee, Obst (besonders Pflaumen und Birnen), unreifes Obst, Wassermelonen und Rosinen.

Es empfiehlt sich, neben der Vermeidung bzw. starken Einschränkung der bei dem betreffenden Patienten ätiologisch bedeutsamen Speisen, die Größe der Mahlzeiten überhaupt sowie insbesondere die Eiweiß- und Fettzufuhr zu begrenzen. Als Getränk ist besonders Tee zu empfehlen. Zum Süßen ist der (weniger vergärbare) Milchzucker heranzuziehen. Milch soll, wenn überhaupt, nur mit Tee vermischt (2 Drittel Tee) getrunken werden. Die Behebung eines Salzsäure- oder Fermentmangels ist besonders wichtig. Häufig ist an der Entstehung von Meteorismus auch Aerophagie beteiligt.

Grundsätze. *Kleinere Mahlzeiten, Vermeidung gewisser Speisen, Begrenzung der Eiweiß- und Fettmenge.*

18. Chronische Obstipation

Auf die Wichtigkeit allgemeiner Maßnahmen, wie Regelmäßigkeit der Stuhlentleerung, Gymnastik usw., sei hier nicht näher eingegangen. Die beiden Formen der atonischen und der spastischen Obstipation erfordern eine verschiedene diätetische Behandlung. Allerdings sind meist beide Komponenten beteiligt, wobei einmal die eine, einmal die andere überwiegt. Die Diätverordnung muß dem jeweiligen Überwiegen eines Faktors angepaßt werden. Aus praktischen Gründen wird die schematische Einteilung in eine atonische und eine spastische Form beibehalten.

a) Atonische Form

Die atonische Form ist häufiger anzutreffen und durch eine insuffiziente Peristaltik des Dickdarmes verursacht. Sie soll mit einer schlackenreichen Belastungskost behandelt werden. Die beste laxative Wirkung hat Zellulose und insbesondere Hemizellulose. Sie gewährleistet — durch gleichzeitige Wasseranziehung — eine entsprechende Konsistenz und ein ausreichendes Volumen des Dickdarminhaltes, wodurch die Peristaltik angeregt wird.

Besonders zu empfehlen sind: kalte Getränke, Mischungen aus Haferflocken oder Kleie mit Zucker und Milch (oder Rahm), Vollkornbrot, getrocknete Pflaumen oder Feigen (über Nacht in Wasser gelegt), gebratene Äpfel mit Schlagobers, Fruchtsalat, reichlich Obst, Nüsse, Oliven, reichlich Fett (es wird dadurch nicht nur das Gleitvermögen der Stuhlsäule vermehrt, sondern die Fettsäuren wirken auch durch direkten Reiz auf die Schleimhaut peristaltikanregend), Butter, Schlagobers, Speck, Öl (zu Salaten!), Mayonnaisen. In manchen Fällen werden allerdings größere Fettmengen nicht gut vertragen und es entstehen Durchfälle. Dann muß die Stuhlregelung hauptsächlich durch Obst erreicht werden. Anderseits trachten wir in bestimmten Fällen, in denen wegen schlechten Allgemeinzustandes größere Obstmengen nicht gegeben werden können, die diätetische Bekämpfung der Obstipation hauptsächlich durch Gabe von Fetten zu erreichen. Eine dritte Gruppe besonders wichtiger Nahrungsmittel stellen die Gemüse dar. Sie sollen reichlich, am besten mit Butter oder Öl angerichtet, verabreicht werden.

Hülsenfrüchte sollen nicht gegeben werden. Sauerkraut ist besonders empfehlenswert. Die in ihm enthaltenen Säuren wirken — ähnlich wie die Säuren des gleichfalls sehr nützlichen Mostes — direkt peristaltikanregend. Auch Honig unterstützt die Wirkung der Diät. Die Einschaltung einzelner Rohkosttage ist zu empfehlen. Dies gilt besonders für Fälle, in denen eine gleichzeitig bestehende Fettleibigkeit behandelt werden soll.

Zu vermeiden sind: dicke Suppen, Mehlspeisen und Teigwaren aus feinen Mehlen, Pasteten, größere Mengen gebratener Speisen, Schokolade, Kakao. Auch von häufigem Teegenuß ist eher abzuraten.

Grundsätze der Diät bei atonischer Obstipation. *Schlackenreiche Belastungskost. Viel Fett (wenn es vertragen wird), viel Obst und Gemüse. Eiweiß nur im Rahmen der notwendigen Tagesmenge (60 bis 80 g).*

b) Spastische Form

Dieser Form chronischer Obstipation liegt eine starke Neigung zu Spasmen zu Grunde. Die Diät muß schlackenarm sein, um keine Reize auf die Darmwand auszuüben, die Spasmen verursachen könnten. Milch hat wegen ihres Gehaltes an Milchzucker und Milchsäure eine milde Abführwirkung und ist zu empfehlen. Besonders günstig wirken mit Gersten- oder Zwetschkenkochwasser versetzte Milch oder 2tägiger Kefir. Fette (besonders Öle) können, wenn sie gut vertragen werden, in größerer Menge gegeben werden.

Empfohlene Speisen: Suppen (Bouillon, Gemüsesuppen usw.), Weißbrot, Reis, Haferflocken, Teigwaren, Butter, zartes Fleisch, Fisch, Geflügel, Speck, Eier, Weichkäse, Topfen, Kartoffeln, Gemüsesäfte, reife Tomaten, grüne Erbsen, Spinat, Pilze. Gewisse Früchte sind erlaubt und sollen in mäßigen Mengen täglich genossen werden. Sie sollen aber geschält und vom Kerngehäuse befreit werden: Äpfel, Birnen, Aprikosen, Pfirsiche, Orangen, Kirschen, Bananen. Mehlspeisen (außer wenn mit Nüssen oder Früchten zubereitet), Süßigkeiten (mit derselben Einschränkung wie bei Mehlspeisen), Puddinge, Zucker, Honig, Tee, Kaffee und Gewürze (außer Pfeffer) können in mäßigen Mengen verwendet werden.

Abzuraten ist von: Schwarzbrot, Vollkornbrot, gebratenem Fleisch und Fisch, Spiegeleiern, stark gewürzten Speisen, Bratkartoffeln, Nüssen, Marmeladen, Jam, Knoblauch, Oliven und Essiggurken.

Grundsätze der Diät bei spastischer Obstipation. *Schlackenarm. Feine Kohlehydrate, Eiweiß und Fette in normaler Menge. Gewisse Obstsorten in beschränkter Menge erwünscht.*

19. Gastroptose, Enteroptose

Bei diesen Zuständen soll die diätetische Behandlung vor allem eine Gewichtszunahme bewirken. Die Ernährung soll reich an Eiweiß und Kalorien sein. Die Diätbehandlung ist daher der der Magersucht sehr ähnlich. Die täglich zugeführten Nahrungsmengen sollen allmählich gesteigert werden. Die Zufuhr größerer Fettmengen (Schlagobers!) ist besonders empfehlenswert. Wegen der oft gleichzeitig bestehenden Neigung zu Obstipation sollen — gegebenenfalls neben leichten Laxantien wie Milchzucker — größere Mengen gesüßter Kompotte gegeben werden. Da bei Gastroptose meist auch eine Atonie des Magens vorhanden ist, sollen keine zu großen Mahlzeiten verabreicht werden. Mitunter ist das Tragen eines Bauchmieders von Vorteil.

III. Künstliche Ernährung

Die Methoden künstlicher Ernährung, die wir in besonderen Fällen anwenden, lassen sich in folgende Gruppen einteilen: 1. Sondenernährung; 2. Ernährung durch Magen- oder Darmfisteln; 3. rektale Ernährung; 4. parenterale Ernährung.

1. Sondenernährung

Die Sonden werden durch den Mund oder die Nase bis in den Magen, das Duodenum oder Jejunum eingeführt. Als Indikationen dafür kommen in Frage: Verletzungen, Operationen oder Lähmungen im Bereich der oberen Speisewege, Ösophagusstenose, Ösophaguskarzinom, gewisse Fälle von schlecht heilenden Magen-

und Zwölffingerdarmgeschwüren u. a. In manchen Fällen unüberwindlicher Ablehnung der Nahrung wirkt eine kurz dauernde Sondenernährung oft insofern günstig, als die Patienten manchmal am nächsten Tag wieder auf oralem Wege Nahrung zu sich nehmen. In Fällen ausgedehnter, schlecht heilender Verbrennungen, besonders bei Beteiligung des Mundes, in denen die Aufrechterhaltung eines guten Ernährungszustandes von besonders großer Bedeutung ist, ist die Anlegung einer Jejunalsonde angezeigt.

Die in der Nase liegende Sonde wird, besonders wenn die künstliche Ernährung längere Zeit durchgeführt werden soll, vom Patienten oft angenehmer empfunden. Nach jeder Fütterung soll die Sonde mit etwas Wasser durchgespült werden. Je tiefer die Sonde im Dünndarm liegt, desto eher besteht die Gefahr einer mangelhaften Nahrungsausnutzung. Es können nur gut bekömmliche und leicht verdauliche Nahrungsmittel gegeben werden: Milch, Eier, Rahm, Schlagobers, Dextrose. Auf die Beifügung von Obst- und Gemüsesäften und die eventuelle zusätzliche Verabreichung von Vitaminpräparaten (30 mg Thiamin, 30 mg Riboflavin, 250 mg Nikotinsäureamid täglich) durch die Sonde ist zu achten.

Um unangenehme Nebenerscheinungen, wie Aufblähung des Abdomens, Übelkeit, Erbrechen und Diarrhöen, zu verhindern, ist es wichtig, häufige, aber kleine Portionen (150 bis 200 ccm) zu verfüttern. Es soll nach Möglichkeit vermieden werden, daß größere Luftmengen, besonders zu Beginn der Fütterung, in den Magen-Darmtrakt gelangen. Eine entsprechende Vorschrift lautet: Zu jeder Portion 10 ccm 10%iger Salzsäure sowie 10 gtt Pepsin zufügen, die Mischung für eine Stunde bei 37 bis 38° C in den Brutschrank stellen. Unmittelbar vor der Verabreichung sollen noch 4 bis 6 Tabletten eines Pankreasfermentpräparates und 10 g Natrium bicarbonicum zugefügt werden.

Die einzelnen Portionen müssen körperwarm zugeführt werden. Eine einfach herzustellende Mischung für Jejunalsondenernährung gibt das folgende Rezept an:

1 Liter Milch
300 g Schlagobers
120 g Zucker
3 Eier
3 Eiweiß

zum Kochen bringen. Nach dem Abkühlen 100 g Orangensaft, 15 g Lebertran und drei Teelöffel Brauereihefe zufügen. Durch ein feines Sieb seihen. Auf Körpertemperatur bringen. Alle zwei Stunden 150 bis 200 ccm einführen (2500 Kalorien, 70 g Eiweiß).

Sollen höhere Kalorienzahlen erreicht werden, können Butter, Rahm oder Sirup beigesetzt werden. Wird ein größerer Eiweißgehalt gewünscht, läßt sich das durch Zufügung von Milchpulver oder Kaseinpräparaten erreichen. Die Verwendung elektrischer Mischgeräte erleichtert die Herstellung von Sondennahrungen wesentlich.

2. Ernährung durch Magen- oder Darmfisteln

Es besteht bei solchen Patienten, zumindest theoretisch, die Möglichkeit, daß sie die Speisen zuerst kauen und dann, da die Passage durch den Ösophagus meist unmöglich ist, in einen Trichter spucken, von dem ein Schlauch in die Fistel führt. Diese Methode kommt, da der Speisebrei mit Speichel vermengt werden kann, den physiologischen Verhältnissen näher als die Sondenernährung. Oft stößt sie jedoch auf große Widerstände von Seiten des Patienten, da der Vorgang unappetitlich und unästhetisch ist. Meist führt man daher durch die in der Fistel liegende Sonde eine gut bekömmliche, gemischte, in breiig-flüssige Form gebrachte Kost zu. Suppen müssen durchgeseiht werden, damit keine Knochenstückchen mit eingeführt werden.

3. Rektale Ernährung

Diese Methode hat kaum noch mehr als historische Bedeutung, da das Resorptionsvermögen des Dickdarms für Nahrungsstoffe sehr gering ist. Der Einlauf kommt meistens — von Fällen von Insuffizienz der Bauhinschen Klappe abgesehen — nicht höher als bis in die Ileocoecalgegend. Resorbiert werden Wasser, Natrium und etwas Traubenzucker. Eiweißkörper werden fast nicht, Aminosäuren jedoch in einem hohen Prozentsatz resorbiert.

Es gelingt höchstens, 1/4 bis 1/5 der notwendigen Kalorienmenge auf diesem Wege zuzuführen. Meist zieht man daher andere Methoden der künstlichen Ernährung vor. Eine Vorschrift für rektale Ernährung lautet: 55 g Traubenzucker, 30 g Aminosäuren, 7 g Kochsalz auf 1 Liter Wasser. Nach einem Reinigungseinlauf stündlich 300 ccm einfließen lassen.

4. Parenterale Ernährung

Auf dieses wichtige Kapitel soll im Rahmen des Buches nur der Vollständigkeit halber kurz eingegangen werden. Neben den Möglichkeiten subkutaner und intrasternaler bzw. sonstiger intraossaler Ernährung ist der intravenöse Weg bei weitem am wichtigsten. Glukose, Lävulose usw. können zwar als Kalorienspender verwendet werden, die Möglichkeiten einer ausreichenden Kalorienzufuhr sind jedoch sehr begrenzt. Bedeutet doch die Infusion eines Liters einer 10⁰/₀igen Glukoselösung nur die Zufuhr von 400 Kalorien! Eine größere Kalorienzufuhr könnte nur mit der Verabreichung großer Flüssigkeitsmengen erkauft werden. Es ist jedoch nur in Ausnahmefällen möglich, täglich mehr als etwa 4 l Flüssigkeit auf intravenösem Wege zuzuführen. In vielen Fällen wäre jedoch auch diese Menge mit Rücksicht auf die Belastung des Kreislaufs und des Herzens schädlich! Die Zufuhr wesentlich höher konzentrierter Zuckerlösungen ist wegen der Gefahr der Schädigung der Venenwand im allgemeinen nicht angezeigt.

In der letzten Zeit fand die intravenöse Zufuhr von Eiweißhydrolysaten bzw. Aminosäuregemischen weitere Verbreitung. Theoretisch kann auf diese Weise – sonst ausreichende Kalorienzufuhr vorausgesetzt – eine positive Stickstoffbilanz aufrechterhalten werden. Allerdings geht immer ein größerer Teil des Stickstoffes wieder durch den Harn verloren.

Eine für postoperative Ernährung geeignete Infusionsflüssigkeit zeigt z. B. folgende Zusammensetzung: 120 g Invertzucker, 60 g Aminosäuren, 50 g Alkohol auf 1 l Infusionsflüssigkeit. (Außerdem 120 m. äqu. (2,76 g) Natrium und 27 m. äqu. (0,1 g) Kalium pro Liter.) Die Lösung enthält pro Liter etwa 1000 Kalorien [112].

Die *intravenöse Fetternährung* [41, 122] gewann in zunehmendem Maße an Bedeutung. Die Schwierigkeiten der Herstellung gut lagerfähiger Lösungen von geringer Teilchengröße und homogener Verteilung sind weitgehend überwunden. Es bewährte sich zur Herstellung der Präparate insbesondere Sojabohnenöl. Indikationen zur intravenösen Fetternährung, die eine maximale Kalorienzufuhr pro Volumen gestattet, sind:

Schwere prä- und postoperative Stickstoffbilanzstörungen, schwere Verbrennungen, Urämie, Tumoren des Verdauungstraktes,

Colitis ulcerosa. Kontraindikationen sind: Schwere Leberzirrhose, essentielle Hyperlipämie sowie Lipoidnephrose.

Mitunter treten leichte Nebenerscheinungen (Kopfschmerzen, Übelkeit, Beklemmung) auf. Schwere Nebenerscheinungen (Fieber, Blutungen durch Thrombopenie, Erbrechen, Bauchschmerzen, Lebervergrößerung, Hyperlipämie) traten früher häufiger auf, sind aber bei richtiger Dosierung und Wahl des Präparates heute fast völlig vermeidbar. Es ist zu hoffen, daß die Methode noch weiter vervollkommnet wird.

IV. Lebererkrankungen

1. Allgemeines, Leberschonkost

Die Stoffwechselfunktionen der Leber stehen in besonders engem Zusamenhang mit der Art der Ernährung. Es seien deswegen nur schlaglichtartig einige kurze Bemerkungen über die Physiologie der Leber vorausgeschickt. Etwa die Hälfte des Glykogenbestandes des Körpers ist in der Leber aufgespeichert. Das Leberglykogen besitzt hinsichtlich der Umwandlung in Traubenzucker und der Raschheit der Mobilisierung eine größere Bedeutung als das Muskelglykogen. Aus dem Abbau von Leberglykogen wird Energie bereitgestellt. Es wird durch ihn auch der Blutzukkerspiegel aufrecht erhalten.

Die Leber spielt eine wesentliche Rolle beim Aufbau der Serumproteine. Es werden etwa 70 % in der Leber gebildet. In ihr findet auch die Bindung von Eiweiß an Triglyzeride sowie die Bildung von Phosphatiden statt. Es gehen auch zahlreiche wichtige Vorgänge des Fettstoffwechsels in der Leber vor sich. In ihr werden auch die Gallensäuren gebildet.

Es ist seit langer Zeit bekannt, daß eine reichliche Zufuhr von Kohlehydraten für die kranke Leber von Bedeutung ist. Kohlehydrate werden von ihr am leichtesten bewältigt. Die Rolle der Kohlehydrate in der Diätetik von Lebererkrankungen wurde früher besonders betont. Man nannte sie „Digitalis für die Leber“. Es sollen bei Lebererkrankungen im allgemeinen täglich 350 bis 500 g Kohlehydrate verabreicht werden.

In neuerer Zeit wurde auch die große Bedeutung einer ausreichenden Zufuhr hochwertiger Eiweißkörper (Magermilch, Topfen, Eier, später Fleisch) bei Lebererkrankungen erkannt. Eine tägliche Eiweißmenge von 100 (bis 120) g *(eiweißreiche Leberschonkost)* ist bei alkoholischer Leberzirrhose bzw. bei Vorhandensein einer Fettleber zu empfehlen, wenn nicht die Gefahr eines Coma hepaticum oder einer cerebralen Komplikation durch Ammoniakvergiftung vorliegt (s. S. 67). Die Zufuhr ausreichender Eiweiß- und Kohlehydratmengen schützt die Leber am besten gegen toxische und andere Schädigungen. Es sei besonders auf die Bedeutung der Enzyme hingewiesen. Auch sie sind Eiweißkörper und müssen von der Leber aufgebaut werden. Die biologische Wertigkeit des Nahrungseiweißes ist für die Zusammensetzung des Lebereiweißes und der Enzyme wichtig. Eiweiß wird nicht nur zum Ersatz des zugrunde gegangenen Lebergewebes, sondern auch zur Bildung der Gallensäuren benötigt.

Auch die Frage, wieviel Kalorien bei Lebererkrankungen zugeführt werden sollen, muß kurz erörtert werden. Während eine Überernährung während des Stadiums einer *akuten Hepatitis,* vor allem auch mit Rücksicht auf die meistens gleichzeitig bestehenden Störungen der Funktion von Magen und Dünndarm, nicht anzuraten ist, ist es wichtig, so viel Kalorien zuzuführen, daß das Körpergewicht erhalten bleibt. Dadurch wird verhindert, daß die zugeführten Eiweißkörper verbrannt werden und nicht für die oben angeführten Aufgaben zur Verfügung stehen. In der Rekonvaleszenz soll die Kalorienzufuhr gesteigert werden.

Es ergibt sich aus dem bisher Gesagten, daß der Großteil der Kalorien aus Kohlehydraten bestehen soll. Die Fettzufuhr soll im allgemeinen beschränkt werden. Während die Kost zu Beginn einer Hepatitis nur sehr wenig Fett enthalten soll, sind mit fortschreitender Genesung kleine Mengen Butter oder Öl (10, später 20, 40 und eventuell 60 g pro Tag) gestattet. Es ist eine Erfahrungstatsache, daß größere Fettmengen bei Hepatitis oft schlecht vertragen werden, wenn auch schlüssige Beweise für eine schädliche Wirkung nicht vorliegen. Die tierexperimentellen Ergebnisse widersprechen einander. Es steht fest, daß bei starker Fettbeschränkung die Schmackhaftigkeit der Speisen leidet. Starkes Erhitzen von Fetten (Acroleinbildung!) ist auf jeden Fall schädlich.

Die Eiweißzufuhr muß bei akuter Hepatitis zunächst stark beschränkt werden. Wir unterscheiden eine *strenge Leberschonkost* (mit etwa 30 g Eiweiß pro Tag) von einer *erweiterten Leberschonkost* (mit 50 bis 60 g Eiweiß pro Tag). Diese kann je nach ärztlicher Verordnung ohne oder (im Verlaufe des Kostaufbaus) mit Fleisch verabreicht werden. In bestimmten Fällen soll während der Behandlung einer akuten Hepatitis die täglich zuzuführende Eiweißmenge jeweils vom Arzte verordnet werden. Stets ist es zweckmäßig, Erhöhungen der Eiweißmenge der Kost nur allmählich durchzuführen.

Es ist besonders wichtig, daß alle Nahrungsmittel von erstklassiger Qualität sind. Bei der Verwendung von Konserven ist aus diesem Grunde und auch wegen der Möglichkeit des Vorhandenseins unerwünschter Zusätze große Vorsicht geboten.

Bei Leberparenchymerkrankungen können Vitamin-A-Mangelzustände auftreten. So wurden bei schweren Hepatitiden sowie insbesondere bei Zirrhosen Hemeralopien nachgewiesen. Es dürfte sich dabei um eine Störung der Umwandlung von β-Karotin in Vitamin A handeln. Bei Zirrhosen wurde eine deutliche Verminderung der Speicherung von Vitamin A in der Leber [114] festgestellt.

Die *Kohlehydrate* bestehen zunächst aus oral (und parenteral) gegebener Glukose und Lävulose, Schleimsuppen, Reis, Teigwaren, Zwieback, Weißbrot (es soll wegen der Gefahr des Auftretens von Blähungen nicht frisch sein), Toast, Kartoffelbrei, Aufläufen usw. Auch „saure Kohlehydratspeisen“, wie Reissalat, Makkaronisalat usw., werden mit Erfolg verwendet, da sie in die oft eintönige Diät Abwechslung bringen. Die Suppen, Breie und dergleichen sollen nur sehr wenig gesalzen werden, falls nicht wegen eines Aszites eine Indikation zu streng natriumarmer Kost vorliegt (s. S. 65). Gesüßte Fruchtsäfte, Marmeladen, Kompotte, Puddinge und Honig sind weitere wertvolle Kohlehydratträger.

Eiweiß: Während früher bei Ikterus sehr viel Milch gegeben wurde, ist dies heute wegen des beträchtlichen Fettgehaltes der Milch nicht mehr der Fall. Es können jedoch Magermilch und Magermilchpulver schon frühzeitig verabreicht werden. Milchmischgetränke sind wertvolle Eiweißträger, wenn sie viel Magermilch enthalten. Es können Obst- und Gemüsesäfte beigemengt werden. Topfen (Quark) stellt besonders wegen seines Methioningehaltes einen sehr wertvollen Eiweißträger dar und soll, sobald die erlaubte Tagesmenge von Eiweiß dies zuläßt, täglich verabreicht werden. Es können nach der appetitlosen Phase im Rahmen der erweiterten Leberschonkost täglich unter Umständen 100 bis

200 g Topfen (20 bis 40 g Eiweiß), vermengt mit Gewürzen, Gemüsen oder Schinken, gegeben werden. Magerer Käse, Weizen- und Sojamehl sowie mageres Fleisch, Fisch und Geflügelsorten stellen wichtige Eiweißquellen dar, die im weiteren Verlauf der diätetischen Behandlung des Rekonvaleszenzstadiums der Hepatitis verwendet werden können. Von Eiern ist besonders das Eiweiß wertvoll, da der höhere Fettgehalt des Eidotters dessen Verwendungsmöglichkeiten einschränkt. Hefe (Trockenhefe!) ist nicht nur ein Vitamin-, sondern auch ein wertvoller Eiweißträger. Die zuletzt erwähnten Eiweißträger sind vor allem für die Zusammenstellung der eiweißreichen Leberschonkost bei Leberzirrhose von Bedeutung.

Inwieweit die Zufuhr einzelner *Aminosäuren* eine therapeutische Bedeutung besitzt, ist trotz einer umfangreichen Literatur, die sich mit diesen Fragen beschäftigt, noch nicht entschieden. Es sei erwähnt, daß Leber größere Cholinmengen enthält und daß auch rote Rüben (rote Beete) zufolge ihres Betaingehaltes als Cholinträger angesehen werden können.

Die *Fett*zufuhr muß, wie schon oben ausgeführt, im allgemeinen stark eingeschränkt werden. In den frühen Stadien bzw. in schweren Fällen von Hepatitis setzen wir am Beginn der Behandlung den Speisen überhaupt kein Fett zu. Später können kleine Mengen erlaubt werden, so etwa 10 g Butter zum Frühstück und 20 bis 30 g Butter oder Öl während des Tages (zum Kochen).

Küchentechnische Bemerkungen. Milch und Fleisch müssen entfettet werden. Gemüse sollen möglichst ohne Fett zubereitet werden. Sobald kleine Buttermengen gestattet sind, werden diese dem Gemüse unmittelbar vor dem Anrichten beigefügt. Salate werden am besten mit Zitrone zubereitet. In Fett gebratene oder gebackene Speisen sind verboten. Fleisch muß gekocht oder gedünstet werden. Stärkeres Würzen ist wegen der meist gleichzeitig vorhandenen Magenfunktionsstörung nicht zu empfehlen. Blähende Speisen (s. S. 53) sind zu vermeiden bzw. nur in kleinen Mengen zu verabreichen. Die einzelnen Mahlzeiten sollen kein großes Volumen haben.

Verboten: Grobes Brot, Hülsenfrüchte, Bratkartoffeln, fetter Käse, fette Fleisch-, Fisch- und Gemüsesorten, Sardinen, grobe Gemüse (insbesondere Kohl), rohe Gemüse, Nüsse, fette Mehlspeisen, Schlagobers, mit Nüssen zubereitete Süßigkeiten, fettreiche Schokoladen, Pfeffer, Senf, Paprika, Curry, Alkohol.

2. Akute Hepatitis

Bei akuter Hepatitis liegt der Appetit anfangs häufig völlig darnieder. Es können in diesem Stadium peroral oft nur Tee mit Zucker oder Fruchtsäfte zugeführt werden. Glukose bzw. Lävulose, intravenös (und eventuell rektal) gegeben, sollen die Ernährung unterstützen. Beim langsamen Aufbau der Diät soll der Appetit des Patienten Wegweiser sein und das Tempo des Kostaufbaues bestimmen helfen. Bei der Verabreichung stark gezuckerter Speisen soll man bedenken, daß dadurch unter Umständen der Appetit beeinträchtigt werden kann. Nach einer Periode, in der hauptsächlich gut aufgeschlossene Kohlehydrate (Zwieback, Reis, Kartoffelpüree usw.) und Lävulose oder Dextrose peroral gegeben werden, kann man allmählich mit Zulagen von Eiweiß beginnen. Magermilch und Topfen (Quark) können, wenn der Patient darauf Appetit hat, schon frühzeitig in kleinen Mengen im Rahmen der erlaubten Eiweißzufuhr (s. oben) verabfolgt werden. Die Fettzufuhr soll im akuten Stadium sehr stark beschränkt sein. In den frühen Stadien bzw. in schweren Fällen von Hepatitis setzen wir am Beginn der Behandlung den Speisen kein oder höchstens bis zu 10 g Fett pro Tag (zum Kochen) zu (strenge Leberschonkost). Erst im Verlaufe der klinischen Besserung kann im Rahmen der erweiterten Leberschonkost die tägliche Gesamtfettmenge auf etwa 20 g erhöht werden. Nur in Einzelfällen wird die ärztliche Anordnung vielleicht eine noch höhere Fettmenge (bis 30 g) enthalten.

Der Kostaufbau hinsichtlich des Eiweißgehaltes (etwa 30 g pro Tag bei der strengen, etwa 50 bis 60 g bei der erweiterten Leberschonkost) wurde im vorangehenden Abschnitt besprochen. Die Zulage von Eiweiß soll stets nur allmählich erfolgen. Kleine Fleischmengen sollen bei akuter Hepatitis erst spät in die Kost eingebaut werden, sobald die Patienten weitgehend die Gelbfärbung verloren haben und selbst den Wunsch nach Fleisch äußern. Andernfalls kann durch zu frühe Darreichung von Fleisch eine Verschlechterung des Zustandes verursacht werden, die mit einer wieder stärkeren Gelbfärbung der Haut und der Skleren einhergehen kann.

Grundsätzlich soll auch bei akuter Hepatitis eine längerdauernde Unterernährung nach Möglichkeit vermieden werden, da die Erkrankung bei Mangelernährung schwerer verlaufen kann [31]. Eine mäßige Kochsalzbeschränkung (2 bis 3 g pro Tag) ist angezeigt. Nur bei Vorhandensein eines Aszites ist die Einhaltung einer streng kochsalzarmen Diät (höchstens 1 g Kochsalz pro Tag) erforderlich (s. S. 105 ff.).

3. Leberzirrhose

Bei alkoholischer Leberzirrhose konnten nach den Beobachtungen Pateks und Posts durch Verwendung eiweißreicher Kost die Heilungsergebnisse wesentlich verbessert werden. Die Autoren gaben täglich 150 g Eiweiß, 100 g Fett und 375 g Kohlehydrate. Vergleichende Untersuchungen ergaben, daß bei eiweißreicher Kost zwei Jahre nach dem Auftreten von Ascites noch 45 % der Patienten am Leben waren, während dies nur bei 21 % der Kontrollfälle der Fall war [106]. Bei Leberzirrhose ist reichliche Eiweißzufuhr außer aus den schon oben angeführten Gründen auch deshalb wichtig, weil ständig Eiweiß in die Aszitesflüssigkeit übergeht und auch die Bildung der Plasmaeiweißkörper mangelhaft ist. Die Verminderung des kolloidosmotischen Drucks des Blutes, die durch die Hypoproteinämie und die Umkehr des Globulin-Albumin-Quotienten zustande kommt, begünstigt die Entstehung des Aszites. Außerdem besteht, vor allem bei alkoholischer Zirrhose, oft schon durch lange Zeit eine Eiweißunterernährung. Es wird mitunter der größte Teil der Kalorien durch Alkohol gedeckt [108]. Oft ist die Ernährung auch in anderer Hinsicht wenig ausgeglichen. Wir geben bei alkoholischer Leberzirrhose im allgemeinen im Rahmen einer eiweißreichen Leberschonkost 100 bis 120 g Eiweiß pro Tag. Die diesbezüglichen Einzelheiten der Kostzusammensetzung wurden auf S. 62 ff. geschildert.

In neuerer Zeit wurde auch über Versuche berichtet, bei Leberzirrhose größere Fettmengen zu geben [40]. Ausreichende klinische Erfahrungen liegen darüber noch nicht vor. Es kann aber grundsätzlich festgehalten werden, daß bei kachektischen Zuständen unter Umständen auch Fett als Kalorienspender benützt werden kann.

Bei *dekompensierter Leberzirrhose* ist eine Flüssigkeitsbeschränkung auf 1 bis 1 1/2 Liter pro Tag erforderlich. Grundsätzlich müßte die tägliche Kochsalzmenge auf 1/2 bis 1 g vermindert werden. Allerdings tritt dann häufig Appetitmangel ein, der sich wieder ungünstig auf die Eiweißaufnahme auswirkt. Es ist daher oft zweckmäßig, Saliuretica zu verwenden und unter dieser Medikation täglich 2 bis 3 g Kochsalz zu gestatten. Es muß darauf hingewiesen werden, daß bei sehr starker Natrium(Kochsalz-)beschränkung und gleichzeitiger starker Diurese (oder Aszitespunktionen) unter Umständen ein *Natriummangelsyndrom* auftreten kann, das u. a. durch Apathie, Muskelschwäche, Waden- und Bauchkrämpfe sowie Oligurie gekennzeichnet ist [94]. Bei Aszites wurden zur Anregung der Diurese Reis- und Hafertage empfohlen, wobei, um den Kaliumreichtum der Kost zu erhöhen, Aprikosen, Pfirsiche, Pflaumen und Bananen zugesetzt werden sollen [73].

4. Verschlußikterus

Wenn ein Verschlußikterus durch eine Gallensteinerkrankung hervorgerufen wird, gelten zunächst die Regeln, wie sie auf S. 70 für die Diät nach einem akuten Gallenanfall angegeben werden. Im allgemeinen wird bald eine Operation durchgeführt. Wenn die Behandlung konservativ bleibt, muß zunächst eine strenge Leberschonkost gegeben werden. Bei längerer Dauer des Ikterus ist es zweckmäßig, die fettlöslichen Vitamine A, D und K parenteral zu verabreichen. Wenn der Ikterus unter konservativer Behandlung zurückgeht, kann die Kost allmählich aufgebaut werden, wie es auf S. 61 ff. dargestellt wurde (allmählicher Übergang zur erweiterten Leberschonkost). Wenn der Gallenverschluß maligner Natur ist, kann die Diät im Einzelfall oft liberaler gestaltet werden.

5. Steatose der Leber (Leberverfettung)

Eine Lebersteatose kann durch verschiedene Ernährungsschäden hervorgerufen werden, so z. B. durch Unterernährung, Kohlehydratmangel und insbesondere durch Eiweißmangel. Es sei vor allem auf die Mehlnährschäden bei Säuglingen und Kleinkindern sowie auf das Kwashiorkorsyndrom hingewiesen. Auch bei einem Mangel an Vitaminen (vor allem an Vitamin B_{12} und Vitamin E), Phosphatiden oder ungesättigten Fettsäuren, bei chronischem Alkoholismus sowie auch bei Kalorienüberangebot kann eine Fettleber entstehen. Im Tierexperiment tritt u. a. Leberverfettung nach Fütterung vorwiegend gesättigter Fette auf [7, 57].

Hinsichtlich der diätetischen Versorgung von Patienten mit Lebersteatose gelten die allgemeinen Grundsätze der Leberschonkost, wobei vor allem auf eine ausreichende Zufuhr von biologisch hochwertigem Eiweiß geachtet werden muß (eiweißreiche Leberschonkost).

6. Präcoma und Coma hepaticum, cerebrale Komplikationen bei Leberzirrhose

Es ist bei Hepatitis und Leberzirrhose wichtig, auf Zeichen eines Präcoma (Unruhe, Unstetigkeit, Tremor usw.) zu achten. Das *Coma hepaticum* wird in ein primäres und ein sekundäres unterschieden. Die primäre Form ist auf akute oder subakute Strukturveränderungen der Leber im Rahmen eines „hepatischen Schubs" zurückzuführen, die sekundäre Form weist keinen direkten Zusammenhang mit akuten Veränderungen der Struktur oder Funktion der Leber auf, sondern ist mehr auf auslösende bzw. prädisponierende Faktoren zurückzuführen. Als solche sind insbesondere Blutungen im Magendarmtrakt (Ösophagusvarizen!), interkurrente Infekte und diuretische Maßnahmen von Bedeutung. In manchen — allerdings eher selteneren — Fällen kann eine zu hohe orale Eiweißzufuhr bei Leberzirrhose ein sekundäres Coma hepaticum auslösen.

Durch das Vorhandensein eines Kollateralkreislaufs kann es zu einem mangelhaften Abbau des vor allem im Dick-, zum Teil aber auch im Dünndarm gebildeten Ammoniaks in der Leber kommen. Es spielt dabei auch die Leberzellschädigung eine Rolle. Durch eine cerebrale Intoxikation können neurologische Symptome, wie *episodischer Stupor* auftreten. Diese Komplikation tritt besonders nach portocavalen Shuntoperationen, nach schweren Ösophagusvarizenblutungen (vermehrte Stickstoffresorption!) sowie bei Zirrhosen mit besonders stark ausgebildeten Gefäßanastomosen auf. Auch in diesen Fällen muß das Eiweiß vorübergehend völlig aus der Diät weggelassen werden. Nach Verschwinden der cerebralen Symptome ist ein vorsichtiger Kostaufbau notwendig, wobei als Eiweißträger zunächst nur Milchprodukte (Topfen, Magerkäse) und erst wesentlich später Fleisch dienen sollen. In dieser Hinsicht gefährdete Patienten weisen häufig einen erhöhten Blutammoniakspiegel auf [115].

In Fällen von Lebercoma ist im allgemeinen eine Sonden- bzw. parenterale Ernährung notwendig. Es sollen nach Möglichkeit mindestens 1500 Kalorien pro Tag zugeführt werden. Die Sondennahrung muß außerdem streng natriumarm sein (nicht mehr als etwa 0,5 g Kochsalz pro Tag). Nach Rückgang der Erscheinungen des Coma ist ein sehr vorsichtiger Kostaufbau mit stufenweiser Gewährung von Eiweißzulagen notwendig. In manchen Fällen ist eine ständige Eiweißbeschränkung (etwa auf 40 bis 60 g im Sinne einer erweiterten Leberschonkost) erforderlich. Es muß in solchen Fällen die „Eiweißtoleranz" bestimmt werden. Sie entspricht der Menge Eiweiß, die zugeführt werden kann, ohne daß Zeichen eines Präcoma bzw. cerebraler Komplikationen auftreten.

7. „Posthepatitisches Syndrom"

Dieses mitunter anzutreffende Syndrom ist hinsichtlich seiner Pathogenese nicht wohl definiert. Es liegen ihm nicht nur funktionelle Störungen der Leber, des Magens, Dünndarms, der Gallenblase und des Pankreas, sondern in manchen Fällen sicherlich auch vegetativ-nervöse Faktoren zu Grunde. Es ist daher auch nicht möglich, einen bestimmten Diätplan aufzustellen. Je nach der im Vordergrund stehenden Beteiligung eines Organs muß die Diät ausgewählt werden. Es sei deshalb auch auf die Kapitel über Magenschonkost, Dünndarmerkrankungen, Gallenblasenerkrankungen und Pankreaserkrankungen verwiesen.

Es ist empfehlenswert, keine zu großen Nahrungsmengen auf einmal nehmen zu lassen. Besonders größere Mengen von Kohlehydraten, aber auch von Fleisch, werden oft schlecht vertragen. Neben Hülsenfrüchten sollen die Patienten auch nicht ganz reifes Obst meiden. Größere Fettmengen können schwere Störungen des Wohlbefindens herbeiführen.

Grundsätze der Diät bei Lebererkrankungen. *Reichlich Kohlehydrate, im allgemeinen starke Beschränkung der Fette. Kalorienzahl zunächst ausreichend zur Aufrechterhaltung des Körpergewichtes, in der Rekonvaleszenz bzw. bei Zirrhose reichliche Kalorienzufuhr. Vorsichtiger Kostaufbau bei akuter Hepatitis, Kochsalz- und Flüssigkeitsbeschränkung bei Aszites. Sehr geringe bis mäßige Eiweißmengen im Kostaufbau der Hepatitis. Vorübergehender Eiweißentzug bei Präcoma hepaticum oder Gefahr cerebraler Komplikationen bei Zirrhose. Vermeidung schädlicher Speisen sowie alkoholischer Getränke.*

V. Gallenblasenerkrankungen

Die Gallenblase konzentriert die Lebergalle auf das fünf- bis zehnfache und resorbiert aus ihr Wasser, Cholesterin und anorganische Salze. Sie befördert die Galle durch aktive Kontraktionen in den Ductus cysticus und choledochus. Diese Kontraktionen werden durch Vermittlung des Hormons Cholecystokinin ausgelöst, das nach der Einwirkung bestimmter Substanzen auf die Dünndarmschleimhaut in dieser entsteht. Derartige Stoffe sind insbesondere Eidotter, emulgierte Fette, wie Schlagobers und Olivenöl, Ölsäure, jedoch auch Magensaft und saure Früchte. Die rechtzeitige Öffnung des Oddischen Muskels ist unter normalen Umständen den Kontraktionen der Gallenblase koordiniert. Die Zusammensetzung der Galle kann sich bei Erkrankungen der Gallenblase verändern.

Die diätetische Behandlung von Gallenblasenerkrankungen hat zwei Hauptaufgaben zu erfüllen: Erstens soll sie im allgemeinen Kontraktionsreize auf die Gallenblase vermeiden helfen. Dies gilt für Erkrankungen, wie Cholecystitis und Cholelithiasis, bei denen krampfartige Kontraktionen der abführenden Gallenwege Ursache der „Gallenanfälle" sind. Dieser Zweck wird durch weitgehende Vermeidung von Nahrungsmitteln, die Spasmen auslösen könnten, erreicht. Da zu diesen Stoffen besonders die Fette gehören, muß der Kalorienbedarf durch reichere Kohlehydratzufuhr gedeckt werden. Eine Ausnahme stellen die nicht seltenen Fälle dar, bei denen die Kalorienzufuhr wegen gleichzeitiger Adipositas auf etwa 1500 Kalorien eingeschränkt werden muß. Eine fettarme Diät, bei der die tägliche Fettmenge 40 bis 60 g nicht übersteigen soll, ist auch bei Krampfzuständen des Sphincter Oddi indiziert.

Eine zweite Möglichkeit, Gallenblasenerkrankungen auf diätetischem Wege zu beeinflussen, besteht in der Ausnutzung der cholagogen Wirkung bestimmter Nahrungsmittel. Wenn eine Gallenstauung bzw. eine Hypotonie oder Ptose der Gallenblase im Vordergrund steht — und wenn größere Fettmengen vom Patienten vertragen werden —, kann eine *cholagoge Diät,* die etwa 60 bis 110 g Fett enthält, versucht werden. Während jede Nahrungszufuhr an sich schon gallentreibend wirken kann, sind Fette und Eier dazu besonders geeignet. Die verabreichten Mengen sollen nur ganz langsam gesteigert werden, um die Toleranz des Patienten für Fette festzustellen und nicht etwa einen Gallenanfall auszulösen. Eine derartige, eher fettreiche Kost ist, wenn sie vertragen wird, unter Umständen auch in jenen Fällen angezeigt, in denen wegen eines gleichzeitig bestehenden Unterernährungszustandes eine reichliche Kalorienzufuhr notwendig ist.

An cholagog wirkenden Substanzen können im Rahmen dieser Diät Milch, Eidotter, frischer Rahm (in mäßigen Mengen), Butter und Olivenöl gegeben werden. Mageres Fleisch und magerer Fisch können außerdem in mittleren Mengen gereicht werden. Am Morgen, zwischen den Mahlzeiten und am Abend soll reichlich Flüssigkeit, am besten dünner Tee (eventuell „Gallentee"), getrunken werden. Eine Kombination mit medikamentöser Anwendung von Gallensalzen und (bei Anazidität) Salzsäure ist zweckmäßig. Auf die früher häufiger durchgeführten Ölkuren, die gleichfalls gallentreibende Wirkung haben sollten, sei nur hingewiesen.

Die Eiweißzufuhr soll sich sowohl bei der im allgemeinen verwendeten fettarmen Gallenblasenschonkost als auch bei der in besonderen Einzelfällen angewendeten cholagogen Diät in normalen Grenzen halten und etwa 60 bis 80 g pro Tag betragen. Die Patienten sollen große Mahlzeiten vermeiden und nach Möglichkeit nach Einnahme der Hauptmahlzeiten ruhen (Wärmeanwendung auf den Bauch!).

Diät nach einem akuten Gallenanfall

Nach einem akuten Schmerzanfall, der durch eine Cholecystitis oder Cholelithiasis verursacht ist, muß die Diät, falls nicht sogleich ein chirurgischer Eingriff indiziert ist, sorgfältig aufgebaut werden. Während der ersten 24 bis 48 Stunden läßt man den Patienten am besten hungern bzw. gestattet am zweiten Tage gezuckerten Tee (mit Zitrone) oder Fruchtsaft in kleinen Mengen. Allmählich können Schleimsuppen, Gemüsebouillon, kleine Mengen Magermilch, Reis, Zwieback, Toast und Apfelbrei zugelegt werden. Im weiteren Verlauf kann man Kartoffelpüree, Teigwaren, Apfel- oder Birnenkompott und ähnliche fettarme, leicht bekömmliche Speisen gestatten. Schrittweise kann bei weiterer klinischer Besserung, z. B. durch Zulage kleiner Mengen gekochten weißen Fleisches, zu einer zunächst strengen Gallenblasenschonkost übergegangen werden.

Gallenblasenschonkost

Die folgende Zusammenstellung gibt eine Auswahl von Speisen, die im Rahmen einer Gallenblasenschonkost erlaubt sind. Die Diät soll fettarm sein, darf keine gebratenen oder gebackenen Speisen enthalten und soll außerdem auch wenig Schlacken hinterlassen, um den Darm nicht stärker zu belasten. Insbesondere sollen blähende Speisen vermieden werden. Auf ausreichenden Vitamingehalt der Nahrung ist zu achten. Es wird auch darauf hingewiesen, daß die Speisen, die Gallenanfälle auszulösen vermögen, individuell sehr verschieden sein können.

Erlaubt: Gemüsesuppen, Einbrennsuppen, Einmachsuppen, ein Ei pro Tag (in den Speisen verkocht), Magermilch, Vollmilch in beschränkten Mengen, Grieß, Reis, Mondamin, Weißbrot, Zwieback, Toast. Bei Neigung zu Verstopfung kann, falls es vertragen wird, Schwarz- bzw. Schrotbrot gegeben werden. Kartoffeln (gut gekocht), Kartoffelpüree, zarte Gemüse, z. B. Spargelspitzen, Rettich (es wird ihm eine besondere gallentreibende Wirkung zugeschrieben), reife Tomaten, grüne Erbsen, Schwarzwurz, rote Rüben (rote Beete), Salate (mit Zitronen zubereitet). Gekochtes oder gedünstetes weißes Fleisch (besonders Kalbfleisch), Huhn, Taube, magere Fische (Weißfisch, Forelle), magere feine Wurstsorten. Magere Käsesorten (Topfen, Magerkäse). Aufläufe, Puddinge, Biskuitmehlspeisen, Lebkuchen. Kompotte, Fruchtsalat, kleine Mengen von Äpfeln, Birnen, Orangen, Bananen, Pfirsichen, Melonen, Beeren, Feigen, Datteln. Marmeladen, Jam, Honig. Küchenkräuter (Petersilie, Kümmel, Schnittlauch, Majoran, Liebstöckel).

Getränke: Fruchtsäfte, Milchkaffee, Ovomaltine, heller Tee, Kräutertee (Gallentee!), Mineralwässer ohne Kohlensäurebeimengung (Karlsbader-, Emser-, Vichy-Wasser).

An *Fetten* sollen im allgemeinen nur frische Butter, frischer Rahm oder Olivenöl verwendet werden. Es sei aber darauf hingewiesen, daß manche Patienten auch andere Fette gut vertragen.

Es dürfen nur völlig einwandfreie Nahrungsmittel gebraucht werden. Deshalb ist bei der Verwendung von Konserven Vorsicht am Platze. Gleichzeitig bestehende Obstipation soll durch Bevorzugung entsprechender Speisen (Schrotbrot, Gemüse, Kompotte, Früchte, Jam usw.) bekämpft werden.

Verboten: Bouillon, Selchsuppe, Suppenextrakte, harte Eier, Spiegeleier, fette oder geräucherte Würste, fetter Schinken, Schweinefleisch und andere fette Fleischsorten, harte Fleischsorten, geräucherte Fleisch- und Wurstkonserven, gebratene, gebackene oder panierte Fleischspeisen, sauer eingemachtes Fleisch, Gans, Ente, Muscheln, Krebse. Schwer emulgierbare *Fette,* Kunstspeisefett, braune Butter, Gänse- und Entenfett, Kokosfett, Rindsfett und Hammelfett (sie werden am schlechtesten von allen Fettarten vertragen), Schmalz, Speck, Bratensaft, Pasteten, Bratkartoffeln, Pommes frites, chips, Kartoffelpuffer, Kartoffelnudeln, Kartoffelsalat, grobe Gemüsesorten (Kohl, Kraut, Karfiol, Kohlrüben, Zwiebel, grüner Pfeffer, Radieschen, Sauerkraut), getrocknete Hülsenfrüchte, Gurkensalat. Fette, geräucherte oder stark gewürzte Käsesorten. Fette Saucen, Mayonnaisen. Mandeln, Nüsse, Oliven. Steinobst (besonders Pflaumen). Weintrauben. Schokoladen, gefüllte Bonbons, Eis, Eiscreme. Fettreiche Mehlspeisen, Cremen, Hefemehlspeisen, Palatschinken, in Fett ausgebackene Mehlspeisen. Scharfe Gewürze (Pfeffer, Paprika, Senf). Kalte Getränke, starker Tee, starker Kaffee, saure und kohlensäurehaltige sowie alkoholische Getränke.

Küchentechnische Bemerkungen. Alle Speisen sollen frisch zubereitet werden. Die erlaubten Fette (Butter, Rahm, Öl) sollen nach Möglichkeit nicht erhitzt, sondern den Speisen erst unmittelbar vor dem Anrichten zugesetzt werden (Gemüse à l'anglaise!). Fleisch, Fisch usw. sollen gekocht oder gedünstet, eventuell auch gegrillt werden. Sie dürfen nicht gebraten oder in Fett gebacken werden. Die gestattete Menge an Eiern (im allgemeinen 1 Ei pro Tag, in den Speisen verteilt) soll möglichst gleichmäßig auf den Tag aufgeteilt werden.

Diät nach Gallenblasenoperationen

Nach Entfernung der Gallenblase hat die Diät in manchen Fällen auf Störungen der Fettverdauung Rücksicht zu nehmen. Dafür sind u. a. die beiden folgenden Gründe maßgebend: Der Sphincter Oddi steht in den meisten Fällen noch etwa 4 bis 6 Wochen nach der Cholecystektomie offen. Außerdem führt der Wegfall der Speicherwirkung und des Druckausgleichs der Gallenblase — von den Fällen mit Schrumpfblase abgesehen — nach der Operation zu einer Verminderung der Gallenproduktion.

Die Kost soll fettarm sein. Falls eine Obstipationsneigung besteht, ist sie nach den im entsprechenden Kapitel dargelegten Regeln zu bekämpfen. Reichliche Verwendung von Obst, Gemüsen und Fruchtsäften sowie von Rettichsaft und Mineralwässern (Karlsbader Wasser) ist in den meisten Fällen zu empfehlen. Der Gebrauch von Mineralwässern soll allerdings zeitlich begrenzt bleiben. Die Diät muß nach der individuellen Eigenart des postoperativen Zustandes verordnet werden.

Cholesterinarme Kost bei Gallensteinerkrankung

Aus theoretischen Gründen wurde die Anwendung einer cholesterinarmen Diät zur Vermeidung der Bildung von Gallensteinen gefordert. In Ländern mit hohem Verbrauch tierischer Fette (z. B. USA) ist die Gallensteinerkrankung häufiger als in anderen Ländern (z. B. Japan). Vergleichende Untersuchungen an Gruppen von Patienten mit verschiedenem Cholesterin- und Fettgehalt der Nahrung sprechen für die Möglichkeit einer Gallensteinprophylaxe durch fett- und cholesterinarme Kost. Die Frage ist aber noch nicht endgültig geklärt. Bei einer derartigen Diät müßten vor allem cholesterinreiche Speisen, wie Eidotter, Butter, Speck, Hirn, Leber, Bries, Gänse- und Entenfleisch, Austern, Fischrogen und dergleichen weggelassen werden. Hinsichtlich weiterer Einzelheiten sei auf die Besprechung der cholesterinarmen Kost (S. 115) hingewiesen. Gewichtsabnahme kann vielleicht eine weitere Steinbildung in ihrem Ausmaß verringern helfen, falls ein Übergewicht vorhanden ist.

Grundsätze der Gallenblasenschonkost. *Fettarm, keine gebratenen oder gebackenen Speisen, keine blähenden Speisen. Normaler Eiweißgehalt. Außer bei gleichzeitig bestehender Adipositas normaler Kaloriengehalt, der vorwiegend von Kohlehydraten geliefert wird. Schlackenarm. Bei Übergewicht Kalorienbeschränkung!*

VI. Störungen der äußeren Sekretion des Pankreas

Während der Ausfall der Pankreasamylase durch die Wirkung der Fermente des Speichels und des Dünndarmsaftes meistens im wesentlichen wettgemacht wird, ruft das Fehlen, bzw. eine starke Verminderung der Pankreaslipase und des eiweißspaltenden Steapsins oft stärkere Ausfallserscheinungen hervor. Die Störung der Fettverdauung macht sich durch den großen Reichtum des Stuhles an Neutralfetten („Butterstühle"), die Störung der Eiweißverdauung durch das Aufreten zahlreicher unverdauter Muskelfasern im Stuhl bemerkbar.

Bei *akuter Pankreatitis* sollen die Patienten zunächst vollständig hungern. Erst allmählich gibt man Tee mit Zucker, Fruchtsäfte und dergleichen und baut die Diät sehr langsam, etwa mit vorsichtigen Beigaben von Magermilch, Zwieback usw. beginnend, auf.

Bei *chronischer Pankreatitis,* Pankreaskarzinom oder Pankreassteinen ist es mitunter notwendig, die Fettzufuhr stark einzuschränken. Kohlehydratreiche Speisen (feine Mehle, Teigwaren, feine Gemüse, Obst, Marmelade) stehen im allgemeinen im Vordergrund. Rasch resorbierbare Kohlehydrate (Zucker) sollen beschränkt werden, da oft eine Neigung zu höheren Blutzuckerwerten besteht. Gleichzeitiges Vorhandensein von Hyperazidität, chronischer Obstipation oder Neigung zu Durchfällen (fäulnis- oder gärungsdyspeptische Erscheinungen) müssen zusätzlich diätetisch berücksichtigt werden. Abgesehen davon soll die Diät im wesentlichen nach den im Kapitel „Aufgeschlossene Kost" (S. 40) dargelegten Richtlinien zusammengestellt werden. Im weiteren Kostaufbau (nach Überwindung eines eventuellen Durchfallstadiums) können kleine Mengen von magerem Fleisch, Fisch oder Geflügel vorsichtig gegeben werden. Strenges Alkoholverbot ist in jedem Falle erforderlich. Bei zystischer Pankreasfibrose ist neben einer Fettbeschränkung eine eiweißreiche Kost angezeigt.

Nach totaler (subtotaler) *Pankreatektomie* gelten ähnliche diätetische Regeln. Es müssen täglich 5 bis 10 g Pankreasfermentpulver (oder entsprechende Fermentpräparate) gegeben werden. Die Toleranz gegenüber den einzelnen Hauptnahrungsmitteln muß, vor allem auch mit Hilfe der Stuhluntersuchung, festgestellt werden.

Grundsätze der Diät bei Störungen der äußeren Pankreassekretion. *Ausreichende Kalorienzufuhr! Fett stark beschränkt, Eiweiß und Kohlehydrate (gut aufgeschlossen) je nach dem klinischen Bild mäßig oder stärker beschränkt, strenges Alkoholverbot.*

VII. Diabetes mellitus

Die Diät des Diabetikers muß vor allem so beschaffen sein, daß die nötigen Mengen an Kalorien, Eiweiß, Fett, Mineralstoffen und Vitaminen zugeführt werden. Sie soll wesentlich dazu beitragen, daß der Blutzucker möglichst niedrig (und auf möglichst gleichmäßiger Höhe) gehalten wird. Häufigere Perioden von Hyperglykämie sind für das Pankreas schädlich. Es sollen hypoglykämische Zustände bei Insulinbehandlung nach Möglichkeit hintangehalten werden. Eine weitere Hauptaufgabe der Behandlung ist es, azidotische Zustände, so weit es möglich ist, zu vermeiden. Eine Beschränkung der Nahrungsmittel mit hohem Kohlehydratgehalt, wie Brot, Reis, Teigwaren, Kartoffeln usw. ist deswegen erforderlich, weil sie zu einer starken Erhöhung des Blutzuckerspiegels und zu Zuckerausscheidung im Harn führen. Die erlaubten bzw. verordneten Kohlehydratmengen sollen auf den Tag verteilt werden. Außerdem soll ein Teil der Kohlehydrate in Form von Obst verabreicht werden.

Für die Ernährung des Diabetikers gelten folgende Regeln:

1. Regelmäßige Mahlzeiten! Wenn einmal aus einem besonderen Grunde eine normale Mahlzeit nicht eingenommen werden kann, soll der Patient, insbesondere dann, wenn er Insulin erhält, die entsprechende Kohlehydratmenge in Form von gesüßtem Fruchtsaft, Zucker, Brot, Milch oder dergleichen zu sich nehmen. Bei Erbrechen oder Durchfällen ist besonders sorgfältige Überwachung notwendig, damit kein hypoglykämischer Zustand eintritt. Wenn dieser droht, muß man durch perorale oder intravenöse Kohlehydratzufuhr oder gegebenenfalls durch Einschränkung des Insulins eingreifen.

2. Bei besonderen körperlichen Anstrengungen mehr essen! Nur durch vermehrte Kohlehydratzufuhr kann der unter solchen Umständen erhöhte Bedarf gedeckt werden.

3. Der Patient soll nach Möglichkeit *im* Krankenhaus, aber *für* das Berufsleben eingestellt werden. Bei der diätetischen Einstellung ist zu berücksichtigen, daß der Kalorienbedarf außerhalb des Krankenhauses im allgemeinen höher ist.

4. Die Kost soll kalorisch ausreichend sein. Es ist jedoch besser, den Diabetiker, falls er zu Übergewicht neigt, eher etwas unterkalorisch zu ernähren. Eine gleichzeitig bestehende Fett-

leibigkeit soll nach Möglichkeit auf diätetischem Wege beseitigt werden.

5. Wenn der Kalorienbedarf ohne Verabreichung von Insulin oder oralen Antidiabeticis nicht gedeckt werden kann, muß eines dieser Mittel gegeben werden.

6. Eine ausschließlich diätetische Behandlung kommt nur für leichte und mittelschwere Fälle in Frage. Allerdings gelingt es öfter, bei Patienten, die vorher blutzuckersenkende Medikamente benötigten, durch geeignete diätetische Maßnahmen die Stoffwechsellage so zu bessern, daß sie in der Folge mit einer diätetischen Behandlung allein auskommen. In schweren Fällen kommt von Anfang an nur eine kombinierte diätetische und medikamentöse Behandlung in Frage. Durch die Entdeckung und Einführung des Insulins sowie später der oralen Antidiabetica wurde nicht nur die Prognose der Zuckerkrankheit in entscheidendem Maße verbessert, sondern auch die diätetische Behandlung wesentlich erleichtert. Es sei aus historischen Gründen erwähnt, daß früher vielfach eine kohlehydratarme, fettreiche Kost gegeben wurde (Petren). (Täglich 90 bis 200 g Fett, 15 bis 40 g Kohlehydrate, 10 bis 30 g Eiweiß, durchschnittlich 1600 Kalorien.) Die mit dieser Kost erreichten Erfolge waren vielleicht zum Teil auf den Unterernährungszustand zurückzuführen.

Die heute noch von manchen Seiten propagierte weitgehend „freie“ Diät, bei der sehr große Insulinmengen notwendig werden, ist eher abzulehnen. Es besteht bei einer derartigen Diät zweifellos eine größere Komagefahr. Neben dem ständigen Kalorienverlust durch die stärkere Glykosurie ist wohl auch die bei einer derartigen Diät meist bestehende bzw. häufiger auftretende Hyperglykämie stärkeren Ausmaßes mit ihren Rückwirkungen auf das Pankreas als Nachteil zu betrachten.

Die Kost des Diabetikers soll nach neueren Anschauungen verhältnismäßig kohlehydratreich sein und nach Möglichkeit täglich 150 bis 200 g Kohlehydrate enthalten. Die Kohlehydratmenge soll in keinem Fall weniger als 100 g betragen. Durch Verabreichung größerer Mengen von Kohlehydraten wird die *Kohlehydrattoleranz*, d. h. die Fähigkeit des Organismus, Kohlehydrate zu verwerten, gebessert. Es ist nicht notwendig, näher auszuführen, daß reichlicher Kohlehydratgehalt die Diät schmackhafter und angenehmer macht. Die von Noordenschen Haferkuren sowie die von manchen Autoren angegebenen Weizenmehl-, Kartoffel-, Reis- und Bananenkuren enthalten gleichfalls größere Kohlehydratmengen.

Eine verhältnismäßig kohlehydratreiche Diät verhindert auch das Auftreten hypoglykämischer Zustände. Sie darf jedoch keinesfalls zu einer „Verwilderung des Stoffwechsels" (Bertram) führen. Blutzuckerwerte von 160 bis 180 mg% und tägliche Harnzuckermengen von 10 bis 20 g sollen nicht überschritten werden.

Hinsichtlich der optimalen Fettmengen gehen die Meinungen gleichfalls noch auseinander. Größere Fettmengen sind jedoch unerwünscht. Eine Beschränkung der Fettzufuhr ist im allgemeinen empfehlenswert. Das für den Körper notwendige Fettminimum liegt bei 30 bis 40 g und darf nicht auf längere Zeit unterschritten werden. Die Vorteile einer Beschränkung der Fette bestehen darin, daß weniger Ausgangsmaterial für die Ketonkörperbildung zur Verfügung steht und daß die durch Fettzufuhr geförderte Abgabe des kontrainsulären Hormons des Hypophysenvorderlappens verringert wird. Außerdem wird die Kohlehydratassimilation verbessert. Durch vorübergehende starke Fettbeschränkung kann es sogar zu einer starken Senkung der Blut- und Harnzuckerwerte sowie zu einem Verschwinden der Azidose kommen [156]. Schließlich erscheint auch im Lichte der neueren Ergebnisse der Arterioskleroseforschung eine Beschränkung der Fettzufuhr bei dem zu Gefäßerkrankungen neigenden Diabetiker empfehlenswert. Man kann bei diabetischer Gangrän unter vorübergehender fettfreier Kost schlagartige Besserungen beobachten.

Hinsichtlich der Eiweißzufuhr sind keine Veränderungen der normalen Kostzusammensetzung erforderlich. Die Regel, daß täglich etwa 1 g Eiweiß pro kg Körpergewicht zugeführt werden soll, gilt auch für den Diabetiker. Eine Eiweißunterernährung würde zu Substanzverlust führen und wäre schädlich. Unter Umständen ist auch eine höhere Eiweißzufuhr notwendig, um den Kalorienbedarf zu decken oder um einen Eiweißmangel, der vor allem bei älteren Patienten mit komplizierenden Erkrankungen vorkommen kann (verringerte Serumeiweißwerte!), zu bekämpfen [103].

Toleranzprobe

Die Kohlehydrattoleranz wird durch allmähliche Zulage größerer Kohlehydratmengen zu einer Standardkost festgestellt. Sie soll aber erst dann bestimmt werden, wenn eine etwa vorhandene Azidose beseitigt ist. Die Standardkost hat z. B. folgende Zusammensetzung:

250 g mageres Fleisch oder Fisch (zum Teil gegrillt!)
1 Ei
50 g Käse
50 bis 100 g Fett (bei Fettleibigkeit weniger!)
Reichlich Gemüse (siehe später!)
2 Tassen Bohnenkaffee.

Dazu werden zunächst 200 g Weißbrot (= 125 g Kohlehydrate = 10 BE) gegeben[1]. Falls dabei kein Zucker ausgeschieden wird, werden täglich um 20 g Weißbrot mehr gegeben, bis eine Glukosurie auftritt. Ein Teil der Kohlehydrate kann auch in anderer Form (als Zuspeisen) verabreicht werden. Sie müssen aber während der Einstellungsperiode täglich in derselben Form verabreicht werden. Sobald eine Zuckerausscheidung eingetreten und damit die Grenze der Toleranz erreicht ist, verringern wir die Kohlehydratzufuhr um 12,5 bis 50 g (1 bis 4 BE) pro Tag und erreichen damit eine Bestandskost. Wenn eine ausreichende Kohlehydratmenge vom Organismus nicht toleriert wird, müssen Medikamente gegeben werden.

Auf Einzelheiten der medikamentösen Therapie soll nicht näher eingegangen werden. Insulin ist sowohl für die Ablagerung resorbierten Traubenzuckers in Form von Glykogen in der Leber als auch für die Abgabe von Traubenzucker aus der Leber verantwortlich. Es hemmt die Umwandlung von Eiweiß und Fett in Zucker (Glukoneogenie) und ist u. a. auch für die Verbrennung von Kohlehydraten in der Zelle wichtig. Beim Diabetiker bewirkt Mangel an Insulin eine unzureichende Verbrennung, woraus sich

---

[1] 1 Broteinheit (BE) entspricht 20 g Weißbrot oder 12,5 g Kohlehydraten. Es soll vor allem aus Gründen der Einheitlichkeit grundsätzlich angestrebt werden, die Kohlehydratmengen in Gramm anzugeben, wenn auch die noch in manchen Ländern übliche Verwendung des Begriffs „Broteinheiten" in der Praxis gewisse Vorteile bietet. Der Ausdruck „Weißbroteinheit" schließt gegenüber dem Begriff „Broteinheit" den weiteren Nachteil in sich, daß er den Patienten unter Umständen den Genuß von Weißbrot besonders empfehlenswert erscheinen läßt, während dieses tatsächlich vor allem wegen seines geringeren Gehaltes an Vitamin B_1 anderen Brotsorten gegenüber unterlegen ist.

der Anstieg des Blutzuckers ergibt. Die oralen Antidiabetica sind vor allem bei älteren und beleibten Patienten mit leichtem oder mittelschwerem Diabetes angezeigt. Sie sollen – ebenso wie Insulin – erst nach Erschöpfung aller diätetischen Möglichkeiten gegeben werden.

Es ist notwendig, daß der Patient bzw. die Person, die seine Mahlzeiten bereitet, weiß, wieviel Kohlehydrate die einzelnen Speisen enthalten. Die Tab. 3 gibt eine Übersicht.

Tabelle 3. *Kohlehydratgehalt von Nahrungsmitteln*

	g KH in 100 g	1 BE (in g)
Weizenmehl, feinstes	73,6	15
Kochreis	74,7	15
Stärkemehle (Weizen, Reis, Mais, Kartoffel, Sago, Tapioka)	81,0	15
Haferflocken	58,0	20
Haferkakao	46,4	25
Makkaroni, Nudeln	72,5	18
Weißbrot, fein	55,6	22
Panierbrösel	69,8	18
Roggenbrot	47,9	25
Pumpernickel	41,8	30
Knäckebrot	56,3	22
Weizenzwieback (feiner)	70,5	18
Haferzwieback	62,0	20
Kakao, gewöhnlicher	32,8	38
Kuhmilch	4,8	250
Dünner Rahm	4,8	250
Magermilch	4,8	250
Buttermilch	3,8	315
Saure Milch	3,4	350
Saurer Rahm, mittelfett	2,8	430
Yoghurt	3,5	345
Kondensmilch, ungezuckert	13,7	90
Trocken-Vollmilch	36,7	35
Trocken-Magermilch	49,8	25
Kartoffeln, roh	20,0	60
Kartoffeln, gekocht	20,5	60
Erbsen, trocken	45,8	28
Linsen, trocken	44,6	25
Weiße Bohnen, trocken	48,3	25
Erbsen, frisch	10,4	115
Erbsen, eingemacht	7,1	170

(Fortsetzung der Tabelle 3)

	g KH in 100 g	1 BE (in g)
Grüne Schnittbohnen, frisch	5,5	220
Grüne Schnittbohnen, eingemacht	2,2	545
Salatbohnen, eingemacht	9,0	135
Puff- (dicke) Bohnen, frisch	6,2	195
Schwarzwurz, geschält	12,4	100
Karotten, groß	8,7	140
Karotten, klein	6,9	175
Rote Rüben, frisch	7,0	170
Kohlrüben, weiß	6,3	190
Kohlrüben, jung	6,9	175
Sellerieknollen	9,9	120
Äpfel	8,9	150
Birnen	8,6	150
Quitten	7,2	165
Orangen	5,6	220
Zitronen	0,4	3000
Weintrauben	15,0	80
Erdbeeren	6,2	200
Heidelbeeren	5,3	225
Himbeeren	4,3	340
Brombeeren	5,7	220
Stachelbeeren, reif	7,9	150
Stachelbeeren, unreif	2,3	500
Johannisbeeren	6,4	190
Preiselbeeren	6,0	200
Feigen, frisch	15,5	80
Bananen (Fleisch)	16,2	75
Ananas	11,5	100
Zwetschken	7,8	155
Pflaumen	8,8	135
Mirabellen	9,4	125
Pfirsiche	8,1	145
Aprikosen	6,7	180
Sauerkirschen	8,0	150
Süßkirschen	9,4	125
Melonen	6,3	190
Wassermelonen	6,7	180
Trockenobst:		
Äpfel	56,5	20
Birnen	57,5	20
Aprikosen, entsteint	36,2	32
Zwetschken, ganz	48,3	25
Zwetschken, entsteint	57,7	20

(Fortsetzung der Tabelle 3)

	g KH in 100 g	1 BE (in g)
Datteln, ganz	57,7	20
Feigen	56,3	20
Erdnüsse, enthülst	13,2	90
Haselnüsse, enthülst	6,1	200
Mandeln, enthülst	11,2	105
Walnüsse, enthülst	11.0	105
Reine Obstsäfte:	Zucker %	
Himbeeren, rot	6.0	200
Äpfel	11,8	100
Erdbeeren	4,8	250
Heidelbeeren	5,3	225
Johannisbeeren	6,9	170
Biere:		
Schankbier (hell und dunkel)	4,3	280
Lagerbier	4,2	280
Exportbier	5,0	240
Bockbier	6,9	170
Ale	2,6	460
Porter	5,2	230
Zuckerhaltige Weine:		
Wermutwein	10,0	120
Malaga	18,3	65
Madeira	3,0	400
Schaumwein, süß	11,0	110
Schaumwein, mittelsüß	4,0	300
Schaumwein, herb	0,5	2400
Heidelbeerwein, gesüßt	8,0	150

Die Frage, ob im Haushalt des Patienten alles abgewogen werden soll, oder ob einfachere Meßmethoden, so z. B. die Angabe in Eßlöffeln genügen, läßt sich nicht allgemein entscheiden, sondern ist zum Teil vom Patienten abhängig. Manche Patienten ziehen die genauere Methode des Abwiegens vor. Vor einer übertriebenen Genauigkeit sei jedoch gewarnt, da die Angaben über den Kohlehydratgehalt der einzelnen Nahrungsmittel auch nur Durchschnittswerte darstellen und im übrigen die Tabellen verschiedener Autoren untereinander oft große Unterschiede aufweisen. Der Patient bzw. die Köchin lernt mit der Zeit die wichtigsten Nahrungsmittel hinsichtlich ihres Kohlehydratgehaltes soweit kennen, daß ein Abwiegen oft überflüssig wird.

Ungefähre Richtlinien hinsichtlich der Zerealien sind etwa folgende: 12,5 g (1 BE) Kohlehydrate entsprechen je einem Eßlöffel Mehl, Grieß, Reis, Sago oder Haferflocken.

25 g Kohlehydrate (2 BE) entsprechen:

26 g	Zucker
30 g	Mehl oder Zwieback
40 g	Weißbrot oder Hülsenfrüchten
50 g	Vollkornbrot
120 g	Kartoffeln
300 g	Äpfel, Birnen oder Kirschen
400 bis 500 g	Beeren
1/2	Liter Milch

Bei Diabetes mellitus wurden von verschiedenen Autoren Vitamin-B_1-Mangelzustände festgestellt. Besonders bei älteren Diabetikern soll subklinischer Vitaminmangel öfter vorkommen. Auch aus diesem Grund ist es zweckmäßig, auf ausreichende Zufuhr von frischem Gemüse zu achten.

Von den verschiedenen Brotsorten ist Vollkornbrot wegen seines hohen Gehaltes an Vitamin B_1 besonders zu empfehlen. Die besonders für Diabetiker bereiteten kohlehydratarmen Brotsorten sind verhältnismäßig teuer und oft nicht notwendig. Sie leisten jedoch unter Umständen als Grundlage sättigender und kalorienreicher Zwischenmahlzeiten (z. B. Luftbrot mit Butter und Sardinen) gute Dienste. Das sogenannte Luftbrot ist aus Kleber (dem Eiweiß des Mehlkörpers des Weizenkorns, das nach Auswaschen der Stärke als klebende Masse zurückbleibt) und Eischnee bereitet und muß hinsichtlich seines Kohlehydratgehaltes nicht berechnet werden. Vom Simonsbrot kann gegenüber gewöhnlichem Vollkornbrot die doppelte, vom Neubrot die vierfache und vom Sojawasserbrot die siebenfache Menge genossen werden. Aleuronatmehl enthält weniger Kohlehydrate als gewöhnliches Mehl. 50 g entsprechen 25 g Kohlehydraten (2 BE). Inulin, ein Polysaccharid der Zichorienwurzel, führt nach peroraler Verabreichung nur zu geringen Blutzuckeranstiegen. Es kann zusammen mit Sojamehl und Mehl (gleiche Teile) zur Herstellung zahlreicher Speisen (Nudeln, Nockerl, panierte Schnitzel, Einbrenne für Gemüse, Semmelknödel, Palatschinken, Keks, Gugelhupf) verwendet werden, wie wir zeigen konnten [147].

Künstliche Süßstoffe können in mäßiger Menge verwendet werden. Sie in großem Ausmaße zu verwenden, ist deswegen unzweckmäßig, weil sich der Patient dann zu sehr an süße Speisen gewöhnt. Saccharin darf erst nach dem Kochen zugesetzt werden, da es sonst bitter schmeckt. Sionon ist koch- und backfähig.

Kartoffeln stellen ein billiges Nahrungsmittel mit reichlich Vitamin C, Mineralstoffen und einem verhältnismäßig großen Eiweißgehalt dar. Allerdings ist das darin enthaltene Eiweiß nicht so hochwertig wie das der Milch oder des Fleisches.

Gemüse sollen reichlich gegeben werden. Sie haben in der Ernährung des Diabetikers deswegen eine überaus große Bedeutung, weil ihr Kohlehydratgehalt bei zahlreichen Sorten vernachlässigt werden kann und sie daher mehrmals am Tag als sättigendes Gericht verabreicht werden können. So kann z. B. ein Diabetiker, der sonst nicht satt wird, am Vormittag einen Teller Gemüse essen. Die Kohlehydrate des Gemüses werden besser verwertet als die des Obstes oder Brotes, da sie eine langsamere Blutzuckerbildung bewirken. Es soll täglich, wenn der Patient solche Mengen verträgt, $^1/_2$ bis 1 kg Gemüse gegeben werden. Es ist besser, wenn das Kochwasser der Gemüse weggegossen wird, da dadurch ein nicht unbeträchtlicher Teil der Kohlehydrate entfernt wird. Auch Rohkost ist, wenn sie gut vertragen wird, im Rahmen der Ernährung des Diabetikers zu empfehlen.

Im folgenden werden verschiedene Gemüse (sowie auch Salate und Pilze), nach ihrem ungefähren Kohlehydratgehalt in drei Gruppen eingeteilt, angeführt. Die Gemüse des ersten Teiles der Liste (Kohlehydratgehalt ungefähr 1 bis 3 %) können ohne Berechnung des Kohlehydratgehaltes gegeben werden.

Gemüse der zweiten Gruppe können unter Umständen in kleinen Mengen unberechnet gegeben werden. Der Kohlehydratgehalt der dritten Gruppe muß in jedem Falle berücksichtigt werden.

Kohlehydratgehalt ungefähr 1 bis 3 %: Spinat, Kraut, Spargel, Gurken, Chinakohl, Salate, Sauerkraut, Rhabarber, Pilze.

Kohlehydratgehalt ungefähr 3 bis 8 %: Kohl, Kohlrüben, Tomaten, grüner Pfeffer, Karfiol (Blumenkohl), Eierfrüchte, grüne Bohnen (Fisolen), Rettich, Kürbis, Sellerie, Kohlsprossen, Artischocken.

Kohlehydratgehalt ungefähr 10 %: Grüne Erbsen, Zwiebeln, Karotten, rote Rüben (rote Beete), weiße Rüben, Schwarzwurz.

Verboten sind wegen ihres hohen Kohlehydratgehaltes: Süßigkeiten aller Art, mit Zucker zubereitete Mehlspeisen, Pudding,

Schokolade, Marzipan, süße Marmeladen, Jam, mit Zucker zubereitete Obstkonserven, Kompotte, Honig, Sirup (Geschmackskorrigens in Arzneien!), Kaugummi. Wegen ihres Glykogenreichtums sollen auch Leber und Blutwurst vermieden werden.

Kohlehydratarme, vorwiegend aus Mandeln und Nüsse zubereitete Mehlspeisen sind erlaubt, doch sollen sie wegen ihres meist hohen Fettgehaltes nur fallweise gegeben werden. Soweit derartige Rezepte Haferflocken enthalten, müssen diese berechnet werden.

Obst ist in mäßigen Mengen in der Diät des Diabetikers sehr erwünscht. Es sollen täglich etwa 25 bis 50 g Kohlehydrate in dieser Form gegeben werden. Durch Verabreichung von Obstzwischenmahlzeiten kann man leichter ein gleichmäßiges Angebot von Kohlehydraten im Laufe des Tages erreichen. Birnen und besonders Äpfel sind wegen ihres höheren Fruktosegehalts dem Steinobst (Kirschen, Pflaumen, Marillen, Pfirsiche), das mehr Glukose enthält, vorzuziehen. Bei Verwendung von Depotinsulin ist es empfehlenswert, noch spät abends etwas Obst zu geben. Es wird dadurch die Gefahr einer nächtlichen Hypoglykämie vermindert. Grapefruits, Zitronen und Preiselbeeren müssen wegen ihres geringen Kohlehydratgehaltes nicht berechnet werden. Weintrauben, Bananen, Feigen, Datteln und süße Kirschen sollen wegen ihres hohen Kohlenhydratgehaltes am besten ganz gemieden werden. Obstsäfte, Marmeladen usw. sollen nur dann ohne Berechnung des Kohlehydratgehaltes verwendet werden, wenn sicher bekannt ist, daß sie ohne Zucker zubereitet wurden.

Milch- und Milchprodukte sind unter anderem auch wegen ihres Gehaltes an Kalzium und an hochwertigem Eiweiß empfehlenswert. Der Kohlehydratgehalt muß berücksichtigt werden. Ein Gemisch von 1 Teil Rahm und 3 Teilen Wasser ist sehr kohlehydratarm und braucht in kleinen Mengen nicht berechnet zu werden. 1 Liter dieser Mischung enthält 12 g KH (1 BE). Rahmspeisen (z. B. Spargelcremesuppe) sind, wenn nicht im Hinblick auf den Fettgehalt eine Kontraindikation besteht, zu empfehlen. Wenn keine Notwendigkeit zur Beschränkung der Eiweißzufuhr (diabetische Glomerulosklerose!) vorliegt, sind auch Eiergerichte (Eieromelette!) gut verwendbar.

Gewürze aller Art sind erlaubt. Bei Senf muß darauf geachtet werden, daß er nicht gezuckert ist. Kaffee, Tee und Kakao sind gestattet. Kleine Alkoholmengen können im allgemeinen erlaubt werden. Ein Gläschen Kognak muß nicht berechnet werden. $^1/_2$ l helles Bier oder $^1/_2$ l Naturwein entsprechen 25 g Kohlehydrate (2 BE). Sekt und Süßweine sind verboten.

Einstellungsdiäten

Zur schnelleren Erreichung einer günstigen Stoffwechsellage werden besondere Diäten verordnet, die während eines oder mehrerer Tage gegeben werden:

Gemüsetage werden im allgemeinen bei nicht allzu hohem Blutzuckerspiegel, aber starker Harnzuckerausscheidung angeordnet. Eine stärkere Azetonkörperausscheidung darf nicht vorhanden sein. Es werden pro Tag 1 bis $1^1/_2$ kg Gemüse verabreicht. Häufig werden die Gemüsetage durch gleichzeitige Verabreichung von 2 bis 3 Eiern, 250 g Milch, 50 g Fett und 100 g Kohlehydraten erweitert. Gemüsetage werden außerdem vielfach, etwa jeden fünften Tag, in die Bestandskost eingeschaltet oder am Beginn und am Ende jeder Haferkur- oder Mehlfrüchteperiode verordnet.

Die *SOD-(Salat-Obst-Dunstgemüse-)Tage* von Noordens enthalten außerdem noch Obst und werden unter den gleichen Indikationen angewendet.

Hafertage (von Noorden). Eine Haferdiät wirkt — so wie die im folgenden geschilderte Mehlfrüchtekur — antiketogen. Hafertage werden bei reichlicher Ausscheidung von Zucker und Azeton verordnet, um die Ketose rascher zum Verschwinden zu bringen. Der Mehlkörper des Hafers hat die Eigenschaft besonders langsamer Resorption. Es werden pro Tag 250 g Haferflocken (als Suppe, Brei, Gebäck usw.) verabreicht. Wenn mehrere Hafertage nacheinander verordnet werden, soll man täglich $^1/_4$ l Milch und 50 g Fett dazu geben. Auch Bouillon, Salate, Gurken, Tomaten, Tee und schwarzer Kaffee können — falls besonders verordnet — zur Erweiterung dieser Diät zugefügt werden. Täglich werden 4 bis 6 Einzelmahlzeiten verabreicht.

Mehlfrüchtekur (Falta). Es werden täglich 150 bis 200 g Kohlehydrate in Form von Teigwaren und anderen aus Mehlfrüchten bereiteten Speisen verabreicht. Dazu sollen 30 bis 50 g Fett gegeben werden. Unter Umständen kann die Diät durch Beigabe von 2 Eiern und 250 g Milch erweitert werden.

Hafer-Obsttage. Neben einer größeren Obstmenge (etwa $1^1/_2$ kg) wird dreimal täglich noch je ein Teller Haferschleim verabreicht.

Coma diabeticum

Während eines Koma ist eine Nahrungsaufnahme im allgemeinen nicht durchführbar. Im Präkoma oder im abklingenden Koma soll die Diät besonders leicht resorbierbar und gut bekömmlich sein, um die schon bestehende Neigung zum Erbrechen nicht noch zu verstärken. Vielfach können anfangs nur Fruchtsäfte, Gemüsesäfte, Breie und dergleichen gegeben werden. Auch bei dem sich anschließenden Kostaufbau soll auf die Bekömmlichkeit der Speisen besondere Rücksicht genommen werden. Fleisch und Fett sollen erst einige Tage nach Verschwinden der Azidose in zunächst sehr kleinen Mengen wieder in die Kost aufgenommen werden.

Diabetes bei Kindern und Jugendlichen

Bei Kindern soll die Diät verhältnismäßig mehr Kohlehydrate (5 bis 10 g pro Kilogramm Körpergewicht) enthalten. Gerade bei kindlichen und jugendlichen Diabetikern soll ein Freiwerden des Harnes von Zucker nicht erzwungen werden. Gleichmäßiger Blutzuckerspiegel und Fehlen von Azidose sind besonders wichtig. Die tägliche Eiweißmenge muß mit Rücksicht auf das Wachstum wesentlich höher als bei Erwachsenen sein und soll 2 bis 3 g pro Kilogramm Körpergewicht betragen. Täglich soll mindestens $^1/_2$ l Milch gegeben werden.

Diabetes und Adipositas

Wie schon einleitend bemerkt wurde, ist das Vorhandensein einer Fettleibigkeit bei gleichzeitigem Bestehen eines Diabetes als prognostisch weniger günstig anzusehen. Es soll alles unternommen werden, um ein normales Körpergewicht herbeizuführen. Während mit Rücksicht auf die diabetische Stoffwechsellage eine ausreichende Kohlehydratmenge verabreicht werden muß, soll man die Fettzufuhr bis auf etwa 40 g pro Tag verringern. Die Ernährung soll etwas unterkalorisch sein. Häufige Gewichtskontrollen sind erforderlich.

Diät bei Auftreten von Komplikationen

Bei Auftreten einer fieberhaften Erkrankung muß die Stoffwechsellage besonders sorgfältig überwacht werden. Häufig sind dann größere Insulinmengen erforderlich. Falls die übliche Diät nicht vertragen wird oder der Appetit sehr gering ist, müssen an ihrer Stelle Glukose intravenös, Zuckerwasser, Obstsäfte, Magermilchmischgetränke, Zwieback, Honig usw. als Kohlehydratträger verabreicht werden. Bei Auftreten einer feuchten Gangrän soll die Kost natriumarm gehalten werden. Falls Obstipation oder Durchfälle auftreten, soll nach den in den entsprechenden Kapiteln dargelegten Regeln verfahren werden, wobei die Kohlehydratmengen weiter genau berechnet werden müssen.

Diabetes und Hyperthyreose

Schilddrüsenüberfunktion ist für die diabetische Stoffwechsellage besonders ungünstig. Das Schilddrüsenhormon wirkt gegenüber dem Insulin antagonistisch. Es ist dabei die Speicherung des Glykogens in der Leber erschwert. Häufig ist es in solchen Fällen notwendig, die Kohlehydratmenge zu erhöhen (200 bis 250 g). Auch die Insulinmenge muß meistens vermehrt werden. Vor und nach einer Schilddrüsenoperation ist sorgfältige Überwachung des Diabetes, eventuell mit intravenöser Verabreichung von Glukose, erforderlich.

Diabetische Glomerulosklerose

Bei dieser Nierenkomplikation des Diabetes mellitus ist eine kalorisch knappe Kost mit Beschränkung des Fett-, Cholesterin- und Eiweißgehaltes zu empfehlen [44, 119]. Es kann dadurch vielleicht dem Fortschreiten degenerativer Gefäßschäden in Niere und Netzhaut entgegengewirkt werden.

Diabetes und Operationen

Bei richtiger Behandlung des Diabetes ist das Risiko von Operationen kaum erhöht. Es ist wichtig, die Leber präoperativ mit Kohlehydraten anzureichern. Daher sollen vor der Operation einige Tage lang größere Kohlehydrat-(und Insulin-)Mengen gegeben werden.

Nach manchen Operationen ist es notwendig, die erforderliche Kohlehydratmenge (mindestens 100 g pro Tag!), wenigstens zum Teil in Form einer intravenösen Infusion von Glukose zuzuführen. Falls eine perorale Ernährung möglich ist, muß eine entsprechende blande Kost mit Berücksichtigung der in ihr enthaltenen Kohlehydratmengen gegeben werden. Dasselbe gilt für die diätetische Versorgung von Diabetikern, bei denen gleichzeitig eine Magenerkrankung besteht, die eine besondere Diät notwendig macht.

Diätetische Versorgung schwangerer Diabetikerinnen

Entsprechend den höheren Anforderungen an den Stoffwechsel einer schwangeren Frau müssen sowohl die Kohlehydrat- als auch die Eiweißmengen in der Diät erhöht werden. Es sollen mindestens 200 g Kohlehydrate pro Tag und mindestens 2 g Eiweiß pro kg Körpergewicht gegeben werden. Auf ausreichende Vitaminzufuhr ist besonders zu achten. Es ist – wie allgemein in der Schwangerschaft – empfehlenswert, die Kochsalzzufuhr in den letzten 2 Monaten vor dem Geburtstermin einzuschränken, um der Ödemneigung entgegenzuwirken.

VIII. Fettleibigkeit und Fettsucht

Es steht außer Zweifel, daß die alimentär bedingte Fettleibigkeit klinisch von großer Bedeutung ist. Für die überragende Wichtigkeit der Diätetik in der Behandlung der Fettleibigkeit spricht die Tatsache, daß es sich fast immer um eine Bilanzstörung handelt und daß eine endokrin bedingte Fettsucht nur außerordentlich selten vorkommt. Über das häufigere Vorkommen von Hypertonie und Arteriosklerose bei Adipösen wird im Kapitel „Herz- und Kreislauferkrankungen" berichtet (S. 111 ff.). Gelenkserkrankungen (besonders Arthrosen) werden durch Übergewichtigkeit – wegen der stärkeren Belastung der Gelenke – ungünstig beeinflußt. Auch Diabetes mellitus wird bei übergewichtigen Personen häufiger festgestellt als bei Patienten mit normalem Gewicht [72]. Das Operationsrisiko ist bei Fettleibigen deutlich erhöht [98]. Besonders wichtig erscheinen in diesem Zusammenhang die Ergebnisse statistischer Auswertungen, die von Lebensversicherungsgesellschaften durchgeführt wurden. Danach ist die Lebenserwartung von Personen mit normalem Körpergewicht deutlich höher als die Fettleibiger. Die Sterblichkeit adipöser Männer ist gegenüber der von Männern mit normalem Gewicht um 50 %, die übergewichtiger Frauen um 47 % erhöht [3]. Besonders gefährdet sind Männer, deren Körpergewicht schon im 3. Lebensjahrzehnt deutlich erhöht ist. Die erhöhte Sterblichkeit Fettleibiger betrifft insbesondere Herz- und Kreislaufkranke [54].

Es sei auch an das eigenartige Pickwick-Syndrom erinnert, bei dem es im Rahmen einer starken Fettleibigkeit zu einer erheblichen Beeinträchtigung der Atmung und zu Überlastung der rechten Herzkammer (Cor pulmonale) kommen kann.

Es ist eine Sache des Übereinkommens, festzustellen, von welchem Körpergewicht ab man bei einem Patienten von Fettleibigkeit sprechen soll. Manche Autoren betrachten ein Übergewicht von 10 % als ausreichend, um das Vorliegen einer Fettleibigkeit zu diagnostizieren [70]. Es ist jedoch im allgemeinen nicht möglich, eine scharfe Grenze zu ziehen. Bei einem Übergewicht von 10 bis 15 % kann in vielen Fällen die Indikation zu einer Abmagerungsdiät gestellt werden.

Man darf bei der Beratung Fettleibiger gewisse psychologische Faktoren nicht außer acht lassen: Vor allem ist die Macht der Gewohnheit zu betonen. Gewiß ist in einem Teil der Fälle von sogenannter „familiärer Fettsucht", bei denen Übergewicht z. B. auch bei Eltern und Großeltern vorhanden war, die Gewohnheit, überreichliche Mahlzeiten zu verzehren, neben der konstitutionellen Ursache ein wichtiger Faktor. Auch der in manchen Familien geübte Brauch, sozusagen „immer nur vom Essen zu reden", wirkt in diesem Sinne begünstigend. Manche Patienten essen übermäßig, um sich damit über schwierige Situationen „hinwegzutrösten".

Bei Frauen finden wir des öfteren eine Gewohnheit, die, so verständlich sie ist, eine Gewichtsabnahme sehr erschwert: sie verzehren die übriggebliebenen Reste der Speisen und erreichen dadurch, da sie ja außerdem noch regelmäßige Mahlzeiten zu sich nehmen, eine zu hohe Kalorienzahl. Übertriebener Genuß von Süßigkeiten (Schokolade!), Schlagobers, Torten und dergleichen ist besonders bei Frauen häufig anzutreffen. Bei Kindern bzw. Jugendlichen ist mitunter eine übertriebene Neigung der Eltern, die Kinder zum Essen zu nötigen, für das Bestehen einer Fettleibigkeit verantwortlich. Eine häufige Ursache zu hoher Kalorienzufuhr ist — vor allem bei Berufstätigen — das kalte Abendessen (Butter, Wurst, Käse usw. sind kalorienreich!). Bei der Untersuchung Fettleibiger ist die Erhebung einer genauen Ernährungsanamnese von großer Bedeutung [140].

Eine alimentäre Fettleibigkeit kann nur bestehen bleiben, wenn die Kalorienzufuhr größer als der Kalorienverbrauch ist. Es muß daher aus therapeutischen Gründen eine negative Energiebilanz geschaffen werden. Der Patient muß dadurch gezwungen werden, sein eigenes Fett zu verbrennen. Da das Körperfett im Durchschnitt etwa 17 % Wasser enthält, entstehen bei der Verbrennung eines Kilogramms Fett etwa 7000 Kalorien. Das heißt, daß wir bei einem Patienten, dessen Gewicht wir pro Woche um 1 kg verringern wollen, ein tägliches Kaloriendefizit von 1000 Kalorien erreichen müssen.

Es ist nicht bei jedem Patienten notwendig, den Kaloriengehalt seiner Diät ständig zu kontrollieren. In vielen Fällen genügt es, dem Patienten zu sagen, was er zu vermeiden hat bzw. welche Nahrungsmittel er nur in sehr geringer Menge zu sich nehmen soll. Falls der Patient den guten Willen hat, sich an die vorgeschriebene Diät zu halten — und dies ist von Anfang an eine unabdingbare Voraussetzung —, kommen wir in vielen Fällen auf diese Art zum Ziele. Die Gewichtskontrolle allein genügt zur Überwachung der Abmagerung. In anderen Fällen — und manchmal wird dies auch vom Patienten gewünscht — ist es hingegen zweckmäßig, die Kalorienzufuhr genau zu überwachen und dem Patienten von Anfang an eine bestimmte Kalorienzahl vorzuschreiben, die er nicht überschreiten soll.

Der tägliche Kalorienbedarf kann nach der Körperoberfläche berechnet werden. Dazu kommt noch ein Zuschlag an Kalorien, der einerseits die spezifisch-dynamische Wirkung der Nahrungsmittel ausgleichen, anderseits den Energiebedarf, der für die Tätigkeit des Patienten notwendig ist, decken soll. Bei mäßiger körperlicher Arbeit beträgt dieser Zuschlag etwa 50 % des aus der Körperoberfläche errechneten Kalorienbedarfes. Während der tägliche Kalorienbedarf einer Näherin (bei achtstündiger Arbeit) etwa 2000 bis 2300 Kalorien ausmacht, sind die entsprechenden Zahlen für eine Hausfrau 2500 bis 3200, für einen Schneider 2600 bis 2800, einen Metallarbeiter 3500, einen landwirtschaftlichen Arbeiter 5500 bis 6000 usw. Es handelt sich dabei natürlich nur um Durchschnittszahlen unter der Annahme gleicher Körperoberfläche und gleichen Alters. Eine einfache und hinreichend genaue Bestimmung des „normalen“ Körpergewichtes ermöglicht die Tab. 4, die in Anlehnung an die Tabellen der amerikanischen Metropolitan Life Insurance Company zusammengestellt wurde. Es wird dabei eine Unterteilung in Personen mit kräftigem, mittlerem und zartem Körperbau getroffen. Um eine

Gewichtsabnahme zu erzielen, müssen wir die Kalorienzufuhr auf 50 bis 75 % des errechneten Bedarfes einschränken. Wenn z. B. die errechnete Erhaltungsdiät einen Kaloriengehalt von 2500 Kalorien hat, erlauben wir dem Patienten täglich die Zufuhr von

Tabelle 4. *Sollgewicht* (in kg)

Körperhöhe (cm)	Männer			Frauen		
	Körperbau			Körperbau		
	zart	mittel	kräftig	zart	mittel	kräftig
150				47—50	50—53	53—57
152				48—51	51—54	54—58
155				49—52	52—55	55—59
157	51—57	56—60	59—64	50—53	53—57	56—61
160	54—58	58—62	60—65	51—55	54—58	58—62
162	55—60	59—63	62—68	52—57	56—60	59—64
165	57—62	61—65	64—69	54—58	58—61	60—66
167	58—63	62—67	66—71	56—60	59—63	62—68
170	60—65	64—68	68—73	57—62	61—65	64—70
172	62—67	66—71	69—75	58—63	62—67	66—70
175	63—68	68—73	71—77	60—65	64—68	68—75
177	65—70	69—74	73—79	62—67	66—70	69—75
180	67—72	71—76	75—82	63—68	67—72	70—77
183	69—74	73—78	77—84			
185	71—77	75—81	79—86			
187	74—80	77—83	81—88			
190	76—82	80—86	83—92			

1300 bis 1900 Kalorien. Eine stärkere Einschränkung der Kalorienzufuhr ist im allgemeinen nicht zu empfehlen, da es dann zu Nervosität und anderen Beschwerden kommen kann. Bei Jugendlichen schränken wir die Kalorienzahl weniger stark ein als bei Erwachsenen. Während wir also unter Umständen eine erwachsene Patientin auf eine tägliche Kalorienzahl von 1000 Kalorien, einen Mann auf 1500 Kalorien setzen können, bleiben wir bei Mädchen innerhalb des Bereiches von 1500 bis 2500, bei Knaben von 1500 bis 3000 Kalorien. Entsprechend höhere Kaloriensätze (etwa so wie bei Mädchen) müssen auch Schwangeren oder Stillenden zugestanden werden, falls überhaupt zu dieser Zeit eine Abmagerungsdiät eingehalten werden soll. Bei älteren Patienten soll man die Abmagerung langsamer durchführen, nicht zuletzt auch deshalb, weil dann die Faltenbildung der Haut, über die sonst oft geklagt wird, geringer ist. Je jünger die Patienten sind und je höher das anfängliche Körpergewicht ist, desto drastischer soll mit der Verminderung des Gewichtes begonnen werden. Von dieser Regel geht man in einzelnen Fällen dann ab, wenn es zweckmäßig erscheint, den Patienten durch langsames Vorgehen an geringere Speisenmengen zu gewöhnen.

Nach einer Abnahme von 10 kg Körpergewicht soll man jeweils wieder eine neue Berechnung des Kalorienbedarfes anstellen. Es ist empfehlenswert, die erwünschte Gewichtsabnahme auf einer Tabelle in Form einer schrägen Linie einzutragen und bei Kontrolluntersuchungen die tatsächlichen Werte des Körpergewichtes damit zu vergleichen. Dadurch kann man mit einem Blick Erfolg oder Mißerfolg der Diät beurteilen.

Die Diät soll die erforderlichen Eiweißmengen (etwa 1 bis $1^1/_2$ g pro Tag und Kilogramm) und die notwendigen Mengen an Mineralien und Vitaminen enthalten. Dies bereitet auch im allgemeinen keine großen Schwierigkeiten, da die betreffenden Nährstoffe ja nicht besonders kalorienreich sind. Die Bedeutung einer sehr eiweißreichen Kost als Abmagerungsdiät, die eine starke spezifisch-dynamische Wirkung hervorrufen soll, ist nicht groß. Sie hat allerdings den Vorteil eines hohen Sättigungswertes. Die Zufuhr einer gewissen täglichen Kohlehydratmenge ist auch deswegen wünschenswert, weil dadurch die Entstehung einer stärkeren Azidose oder Lipämie, wie sie bei Verbrennung von Fett allein auftreten könnte, verhindert werden kann. Auch verhältnismäßig fettreiche (90 % Fett), jedoch in den Kalorien beschränkte Diätformen bieten keine Vorteile gegenüber Diäten anderer Zusammensetzung und gleichen Kaloriengehalts. Es wurden zur Behandlung der Fettleibigkeit auch verhältnismäßig kalorienreiche, aber kohlehydratarme Kostformen angegeben [113], die unserer Ansicht nach auch keine wesentlichen Vorteile aufweisen. Entscheidend ist bei jeder Kostform der Kaloriengehalt.

Auch wenn der Patient nicht dazu angehalten wird, seine Diät nach der Kalorientabelle (S. 205 ff.) zusammenzustellen, ist es doch in manchen Fällen zweckmäßig, ihm eine grobe Vorstellung über den Kaloriengehalt einiger wichtiger Nahrungsmittel zu vermitteln. Er soll z. B. wissen, daß 50 Kalorien einer dünnen Scheibe Brot, einem Apfel mittlerer Größe oder einem (gestrichenen!) Teelöffel Butter (Schmalz, Öl) entsprechen.

Eine Flüssigkeitsbeschränkung mäßigen Ausmaßes ist im allgemeinen zu empfehlen. Dies gilt natürlich nicht für Flüssigkeiten nennenswerten Kaloriengehaltes, wie Bier, Wein, süße Säfte und dergleichen, die stark eingeschränkt bzw. vermieden werden sollen. Wasser, Tee oder Kaffee (ohne Zucker) können in mäßigen Mengen erlaubt werden. Es ist eine Erfahrungstatsache, daß die Patienten, insbesondere zu Beginn einer diätetischen Abmagerungskur, rascher an Gewicht verlieren, wenn die Kochsalzzufuhr geringer ist.

Eine mäßige Beschränkung der Kochsalzzufuhr ist zweckmäßig. Wir pflegen daher den Patienten eine Beschränkung der Kochsalzzufuhr auf 2 bis 3 g pro Tag anzuraten (s. S. 105 ff.). Zusätzliches Salzen der fertigen Speisen soll in allen Fällen vermieden werden.

Die Patienten glauben mitunter, auf eine Kalorienbeschränkung verzichten zu können, wenn sie sich dafür etwas mehr körperlich betätigen. Diese Ansicht ist unrichtig. Körperliche Arbeit allein führt fast nie zu der gewünschten Gewichtsabnahme. Dasselbe gilt für physikalisch-medizinische Prozeduren. Nach einem 100-km-Marsch innerhalb von 20 Stunden verliert ein 70 kg schwerer Erwachsener nur etwa 500 g Fett. Ähnliches gilt für die Anwendung heißer Bäder. Andererseits steigt nach körperlicher Anstrengung regelmäßig der Appetit an, so daß der Kalorienverbrauch meist dadurch wieder aufgewogen wird. Es soll damit aber nicht gesagt werden, daß nicht gymnastische Übungen bzw. eine entsprechende Regelung der Lebensweise und dergleichen als zusätzliche Behandlungsmethode wertvoll sind. Sie scheinen insbesondere zu verhindern, daß bei kalorienarmer Kost an Stelle des erwünschten Abbaus von Fettgewebe Muskeleiweiß abgebaut wird und fördern andererseits den Ansatz von Muskeleiweiß.

Die Grundregeln der Diätetik bei Abmagerungskuren ergeben sich aus der Notwendigkeit, ein *Kaloriendefizit* zu erzielen. Es soll daher vor allem nur sehr wenig Fett verwendet werden. Zu Beginn der Mahlzeit kann klare Suppe gereicht werden, deren Kaloriengehalt vernachlässigt werden kann. Dicke oder fette Suppen sind verboten. Fleisch darf erst verwendet werden, nachdem alles sichtbare Fett entfernt wurde. Es kann dann gekocht, gedünstet oder gegrillt werden. Auf keinen Fall darf es in Fett gebacken werden. Salate sollen nur mit Zitrone, Essig und dergleichen, jedoch nicht mit Öl oder Speck angerichtet werden. Gewürze aller Art, wie Salz, Pfeffer, Paprika, Senf, Gewürzkräuter usw., sind in mäßigen Mengen erlaubt. Von Gemüsen sind besonders die folgenden wegen ihres geringen Kaloriengehaltes zu empfehlen: Kohl, Spargel, Sellerie, Endivie, Radieschen, Sauerkraut, Spinat. Auch Pilze können ohne Berücksichtigung ihres Kaloriengehaltes genossen werden. Bei der Zubereitung der Gemüse ist darauf zu achten, daß möglichst wenig Fett (und Mehl) verwendet wird. Brot, Teigwaren und Kartoffeln sind in sehr beschränkten Mengen erlaubt. Je aufgeschlossener ein Kohlehydrat ist, desto weniger zweckmäßig ist es (wegen der guten Ausnutzbarkeit) für eine Abmagerungskost. Zucker ist zu vermeiden. An seiner Stelle kann Saccharin oder Sucaryl, das keinen metallischen Geschmack hinterläßt, verwendet werden. Für Patienten mit natriumarmer Kost gibt es Sucaryl, das an Stelle von Natrium Kalzium enthält. Als Nachtisch wird Obst gereicht. Gewisse Früchte enthalten allerdings verhältnismäßig viel Kalorien, wie Bananen, Pflaumen, Aprikosen, süße Kirschen, Feigen und Datteln. Sie sollen, ebenso wie Melonen, nur in kleinen Mengen genossen werden. Die Melonen, von denen im allgemeinen größere Mengen verzehrt werden, müssen in diesem Zusammenhang erwähnt werden. Die Einschaltung einzelner Obst- oder Rohkosttage ist empfehlenswert. Auch Milchtage sind erlaubt, da 1500 ccm Milch nicht mehr als etwa 900 Kalorien enthalten. Vollmilch soll allerdings — an Tagen mit gemischter Kost — vermieden werden. Topfen ist erlaubt; er ist sehr eiweißreich und besitzt einen hohen Sättigungswert.

Verboten: Fettes Fleisch, Speck, Schinken, Butter, Schmalz, Margarine, Öl (abgesehen von sehr geringen, unbedingt zur Zubereitung der Speisen erforderlichen Fettmengen), Oliven, Rahm, Schlagobers, fetter Käse, Mayonnaise, Bratkartoffeln, Pommes frites, chips, Mehlspeisen (besonders fette, feine und süße Backwaren), Schokolade, Süßigkeiten aller Art, Eis, Honig, süße Marmeladen, dicke Suppen, Bier, Wein (von ganz geringen Mengen abgesehen). Auch Cocktails sind zu vermeiden, da ein Cocktail im Durchschnitt 150 Kalorien enthält!

Wir raten, während der Mahlzeiten keine Getränke einzunehmen, da dies den Appetit anregt. Falls die Patienten zwischen den Mahlzeiten Hunger spüren, können sie entweder eine Tasse ungezuckerten Tee oder Kaffee, etwas Obst (einen Apfel), Karotten oder einen Teller Gemüse nehmen.

Bisher wurden die Grundzüge einer Abmagerungsdiät besprochen. Sie kann nach verschiedenen Methoden durchgeführt werden. Es wird als erstes das Diätschema nach Antoine angegeben.

Tabelle 5. *Abmagerungskur nach Antoine*

Montag: Gemüsetag.

Frühstück: Kaffee, 5 g Zucker, 50 g Milch, 30 g Brot.
Mittag: 1 Teller Suppe, Gemüse, Spinat, Kohl, Rotkraut oder ähnliches.
Abend: 1 Portion Spargel, 1 Portion Gemüse, 20 g Brot, 20 g Käse.
Vor dem Schlafen: 1 Tasse Tee mit Zitrone.

Dienstag: Fleischtag.

Frühstück: Kaffee, 5 g Zucker, 50 g Milch, 30 g Brot.
Mittag: Bouillon mit 50 g gehacktem Suppenfleisch, 100 g Kalbsbraten (mager), Salat, 1 Apfel.
Abend: 100 g Schinken (mager) mit einigen Pfeffergurken.
100 g Huhn, Salat, 1 Apfel.

Mittwoch: Eiertag.

Frühstück: Kaffee, 5 g Zucker, 50 g Milch, 1 weiches Ei.
Mittag: 3 Spiegeleier, 1 Apfel oder Melone.
Abend: 2 harte Eier, 30 g Brot, Salat, 1 Apfel.

Donnerstag: Milchtag.

Frühstück: 1 Tasse Tee, 5 g Zucker, 50 g Milch, 30 g Brot.
Mittag: 500 g Milch, 1 Kartoffel, 20 g Brot, 20 g Käse.
Abend: 500 g Milch, 1 Kartoffel, 5 g Butter, 1 Apfel.
Vor dem Schlafen: 1 Tasse saurer Milch.

Freitag: Fischtag.

Frühstück: 1 Tasse Tee, 5 g Zucker, 50 g Milch, 30 g Brot.
Mittag: 1 Tasse Bouillon, 100 g gekochtes Fleisch, 20 g Brot, Salat, 1 Birne.
Abend: 1 Sardine, Tomatensauce, Forelle, 1 gekochte Kartoffel, 1 Apfel.
Vor dem Schlafen: 1 Tasse Tee mit Zitrone.

Samstag: Obsttag.

Frühstück: 1 Tasse Kaffee, 5 g Zucker, 50 g Milch, 30 g Brot.
Mittag: 300 g Obst (ohne Bananen und Nüsse), 20 g Brot, 20 g Käse.
Abend: Wie mittags, andere Früchte.

Sonntag: freier Tag.

Die eiweißarme Diät nach Antoine enthält im Durchschnitt pro Tag 43 g Eiweiß, 32 g Fett, 77 g Kohlehydrate und 811 Kalorien (Kapp [74]).

Bei der „Zweinährstoff-Wechseldiät" nach Boller und Pilgerstorfer wird drei Tage lang eine Eiweiß-Kohlehydrat-Kost und im Anschluß daran durch fünf Tage eine Eiweiß-Fett-Kost gereicht. Es kommt zu einem treppenweisen Gewichtsverlust. Die Patienten erreichen dabei stets ein Sättigungsgefühl [10]. Die Autoren nehmen an, daß es zu einer unökonomischen Verwertung der Nährstoffe, vor allem der Fette kommt. Dafür spricht das Auftreten einer Azetonurie während der Eiweiß-Fettperioden. Während der Eiweiß-Kohlehydratperioden wird nur ein Teil des in der vorangegangenen Eiweiß-Fettperiode erzielten Gewichtsverlustes aufgeholt. Es wird empfohlen, jeweils am Ende einer Eiweiß-Kohlehydratperiode 2 Tabletten eines Diureticums (z. B. Diamox) zu verordnen [13].

Ein beliebtes und oft erfolgreiches Diätschema für eine Abmagerungskur liegt der „Achtzehntagediät" oder „Hollywoodkur" zu Grunde.

Tabelle 6. *Achtzehntagediät („Hollywoodkur")*

Zum *Frühstück* wird schwarzer Kaffee und (nach der Originalvorschrift) eine halbe Grapefruit gereicht. An deren Stelle kann ein Apfel oder eine Orange gegeben werden.

1. Tag:	Mittag:	1/2 Grapefruit (oder 1/2 Apfel; das Entsprechende gilt für die weiteren Tage der Kur, wie oben angegeben), 1 Ei, Salat, 8 Scheiben Gurke, schwarzer Kaffee.
	Abend:	2 Eier, 1 Tomate, 1/2 Kopfsalat, 1/2 Grapefruit, Kaffee oder Tee.
2. Tag:	Mittag:	1 Orange, 1 Ei, 1 Stück Toast, Tee.
	Abend:	1 gebratenes Steak, 1/2 Kopfsalat, 1 Tomate, 1/2 Grapefruit, Tee oder Kaffee.
3. Tag:	Mittag:	1 Grapefruit, 1 Ei, Salat, 8 Scheiben Gurke, Tee oder Kaffee.
	Abend:	1 mageres Hammelkotelett (ohne Sauce), 1 Ei, 3 Radieschen, 2 Oliven, 1/2 Grapefruit, Salat, Tee oder Kaffee.
4. Tag:	Mittag:	Weißer Käse, 1 Tomate, 1/2 Grapefruit, Toast, Tee oder Kaffee.
	Abend:	1 gebratenes Steak, Brunnenkresse, 1/2 Grapefruit.
5. Tag:	Mittag:	1 Orange, 1 Hammelkotelett, Salat, Tee.
	Abend:	1/2 Grapefruit, Salat, 1 Tomate, 2 Eier, Tee.

6. Tag: Mittag: 1 Orange, Tee.
Abend: 1 Spiegelei, 1 Stück Toast, 1 Orange, Tee.

7. Tag: Mittag: 1/2 Grapefruit, Eier, Salat, 1 Tomate, Oliven, Kaffee.
Abend: 1 Kotelett, Salat, 6 Scheiben Gurke, 2 Oliven, 1 Tomate, 1/2 Grapefruit, Tee oder Kaffee.

8. Tag: Mittag: 1 Kotelett, Salat, 1 Grapefruit, Tee oder Kaffee.
Abend: 2 Eier, etwas Salat, 4 Stangen Spargel, 1/2 Grapefruit, Toast, Tee.

9. Tag: Mittag: 1 Ei, 1 Tomate, 1/2 Grapefruit, Tee.
Abend: Fruchtsalat.

10. Tag: Mittag: 1/2 Grapefruit, 1 Hammelkotelett, Salat, Tee.
Abend: dasselbe.

11. Tag: Mittag: 1/2 Grapefruit, 1 Hammelkotelett, etwas Toast, Tee.
Abend: 1 gebratenes Steak, Sellerie, Oliven, 1 Tomate, Tee.

12. Tag: Mittag: 1 Ei, Biskuit, 1 Grapefruit, Kaffee.
Abend: 1 gebratenes Kotelett, 1 Tomate, 1 Orange, 3 Oliven.

13. Tag: Mittag: 1 Ei, 1 Schnitte Toast, 1 Grapefruit.
Abend: 1 gebratenes Steak, Salat, Sellerie, Grapefruit, Kaffee.

14. Tag: Mittag: 1 Ei, Toast, Grapefruit, Kaffee.
Abend: 1 gebratenes Steak, Tomate, Grapefruit, Kaffee.

15. Tag: Mittag: 1 Ei, 1 Tomate, Grapefruit, 1 Scheibe Toast.
Abend: 1 Kotelett, Tomaten, 1 Scheibe Toast, Grapefruit.

16. Tag: Mittag: 1 Ei, 1 Tomate, 1 Grapefruit.
Abend: 1 gebratenes Steak, Spinat, 1 Orange.

17. Tag: Mittag: 1 Kotelett, Salat, Grapefruit.
Abend: 1 gebratenes Steak, Tomaten, Sellerie, Oliven.

18. Tag: Mittag: 1 Ei, 1/2 Grapefruit, Kaffee oder Tee, Tomaten.
Abend: gebratener Fisch, Spinat, 1/2 Grapefruit, Tee oder Kaffee.

Die Speisen sollen nicht gesalzen werden. Zum Tee und Kaffee soll man möglichst wenig Zucker verwenden. Zwischen den Mahlzeiten darf höchstens eine Tasse Tee oder Kaffee getrunken werden. Der durchschnittliche Kaloriengehalt beträgt pro Tag 450 Kalorien. Mit Rücksicht auf die außerordentlich starke Kalorienbeschränkung müssen die weiter unten angeführten Kontraindikationen sorgfältig berücksichtigt werden. Es bewährte sich uns, manchen Gerichten kleine Portionen Kartoffeln oder kalten Krautsalats beizufügen, da sich die Patienten sonst oft über Eintönigkeit der Kost beklagten.

Es wird im folgenden noch ein 6-Tage-Kostplan für eine 1200-Kaloriendiät wiedergegeben:

Tabelle 7. *1200-Kalorien-Abmagerungskost*

1. Tag

1. Frühstück:	Tee oder Kaffee, ungesüßt	40 g	Knäckebrot
	Knäckebrot, 1 Ei	1	Ei
	Obst	1	Orange
2. Frühstück:	1 Yoghurt	250 g	Yoghurt
Mittag:	Naturschnitzel	150 g	Kalbfleisch
	Gemüse, natur	5 g	Öl
	Kartoffeln	100 g	Kartoffeln
		300 g	Gemüse
Abend:	Tomaten, Radieschen	200 g	Tomaten
	Brot, Milch	100 g	Radieschen
		80 g	Brot
		250 g	Milch

2. Tag

1. Frühstück:	Tee oder Kaffee, ungesüßt	1	Semmel
	1 Semmel, 1 Streichkäse	40 g	Streichkäse
	Obst	1	Orange
2. Frühstück:	Obst	1	Apfel
Mittag:	Beefsteak	150 g	Rindfleisch
	russisches Kraut	5 g	Öl
	Kartoffeln	200 g	Kraut
		100 g	Kartoffeln
Abend:	Eisalat	2	Eier
	grüner Salat	5 g	Öl
	Brot	100 g	Salat
		80 g	Brot

3. Tag

1. Frühstück:	Tee oder Kaffee, ungesüßt	40 g	Schwarzbrot
	Schwarzbrot, Hartkäse	50 g	Hartkäse
	Obst	1	Grapefruit
2. Frühstück:	Käsesemmel	1	Semmel
		40 g	Streichkäse
Mittag:	gedünsteter Fisch	200 g	Fisch
	Petersilienkartoffeln	5 g	Öl
	gemischter Salat	100 g	Kartoffeln
		300 g	Gemüse
		5 g	Öl
Abend:	Obstsalat	500 g	Obst

4. Tag

1. Frühstück:	Tee oder Kaffee, ungesüßt	1 Semmel
	1 Semmel, Schinken	50 g Schinken
	Obst	1 Orange
2. Frühstück:	Obst	1 Grapefruit
Mittag:	Spiegeleier	3 Eier
	Kartoffeln	5 g Öl
	Spinat	300 g Spinat
		100 g Kartoffeln
Abend:	Müsli	25 g Haferflocken
	Brot	200 g Obst
		100 g Milch
		40 g Brot

5. Tag

1. Frühstück:	Tee oder Kaffee, ungesüßt	50 g Haferflocken
	Porridge	400 g Milch
	Obst	1 Apfel
2. Frühstück:	Milch	250 g Milch
Mittag:	gegrilltes Steak	150 g Rindfleisch
	Reis	5 g Öl
	grüner Salat	100 g Salat
	Obst	30 g Reis
		1 Banane
Abend:	Bratäpfel	400 g Äpfel
		10 g Butter

6. Tag

1. Frühstück:	Tee oder Kaffee, ungesüßt	40 g Simonsbrot
	Simonsbrot mit Eiaufstrich	1 Ei
	Obst	50 g Topfen
		1 Orange
2. Frühstück:	Fruchtyoghurt	250 g Fruchtyoghurt
Mittag:	faschiertes Steak	150 g faschiertes Fleisch
	gegrillte Tomaten	
	Gurkerl	5 g Öl
	Obst	300 g Tomaten
		200 g Gurkerl
		1 Grapefruit
Abend:	Topfenkartoffeln	200 g Kartoffeln
	grüner Salat	100 g Topfen
		5 g Öl
		200 g Salat

In jüngster Zeit wurde eine Methode angegeben, nach der die Patienten zunächst 48 Stunden lang völlig hungern müssen. Danach wird die Kost allmählich aufgebaut (6 Mahlzeiten pro Tag). Eine derartige Kost soll einen besonderen erzieherischen Wert besitzen, so daß Diätfehler auch späterhin weitgehend vermieden. werden [53]. Gute Erfolge können auch mit einer „Zickzack-Diät" erzielt werden, die pro Tag etwa 1200 Kalorien enthält, wobei abwechselnd an einem Tag gemischte Kost, vorwiegend Fleisch, Fett, Topfen oder Gemüse verabreicht wird [95].

Es ist sehr wichtig, die Patienten dazu zu bringen, daß sie eine Abmagerungsdiät, nachdem sie einmal zum Erfolg führte, in dem notwendigen Ausmaß auch weiterführen. Sie müssen sich daran gewöhnen, nicht mehr zu essen, als zur Sättigung notwendig ist. Wöchentlich soll das Gewicht kontrolliert werden. Bei Überschreitung des erwünschten Gewichtes um 1 bis 2 kg soll sofort wieder eine strengere Diät eingehalten werden. Als Erhaltungsdiät verordnet man eine Kost, die ein Defizit von 100 bis 200 Kalorien aufweist. Sollte ein Patient einmal ausnahmsweise (etwa gelegentlich einer Einladung) die erlaubte Kalorienzahl überschritten haben, muß er dafür am nächsten Tag um dieses weniger essen.

Es darf nicht außer acht gelassen werden, daß der Durchführung einer Abmagerungsdiät auch gewisse *Kontraindikationen* entgegenstehen. Wir erwähnten schon, daß während der Schwangerschaft eine Abmagerungsdiät nur in beschränktem Ausmaße eingehalten werden darf. Tuberkulose, Hyperinsulinismus und Addisonsche Erkrankung können als Gegenanzeigen angesehen werden. Auch bei Vorliegen einer Leberzirrhose, die im übrigen nur selten mit Adipositas einhergeht, wäre das Für und Wider einer strengeren Abmagerungskost sorgfältig abzuwägen. Während gewisser Stadien der Behandlung eines floriden Ulcus ventriculi oder duodeni ist die gleichzeitige Durchführung einer Abmagerungskur unmöglich. Auch bei Colitis ulcerosa ist darauf zu achten, ob nicht etwa eine durch diätetische Mittel erzielte Abmagerung mit einer Verschlechterung des Krankheitsbildes einhergeht. In diesem Falle müßte von der Fortsetzung einer derartigen Kost abgesehen werden. Bei Kindern und Jugendlichen sind der Strenge einer eventuell durchzuführenden kalorienarmen Kost gleichfalls durch das Wachstum des Körpers und das daraus entspringende größere Bedürfnis nach Kalorien und Eiweiß Grenzen gesetzt. Im übrigen kann man auch bei stärkerem Übergewicht im Alter von

8 bis 14 Jahren oft eine abwartende Haltung einnehmen, da häufig eine Periode starken Wachstums folgt, in deren Verlauf das Gewicht oft normal zu werden pflegt.

Grundsätze. *Starke Beschränkung der Zufuhr von Kalorien und Fett, mäßige Beschränkung der Kohlehydrat-, Salz- und Flüssigkeitszufuhr, ausreichend Eiweiß.*

IX. Unterernährung und Magersucht

Die diätetische Behandlung der Magersucht ist eine oft schwierige, jedoch zu guter Letzt dankbare Aufgabe. Kaum in einem anderen Indikationsgebiet der Diätetik geht es so sehr darum, wirkliche Koch*kunst* anzuwenden. Sobald man den oft vorhandenen Widerwillen der Patienten gegen die meisten Speisen überwunden hat, hat man schon halb gewonnen. In Fällen schwerer Magersucht ist es empfehlenswert, die Patienten für die ersten Wochen – falls dies aus äußeren Gründen möglich ist – in ein Krankenhaus aufzunehmen und für die erste Zeit Bettruhe zu verordnen. Der Patient muß während dieser Zeit mit einer gewissen Strenge angehalten werden, von den vorgesetzten Mahlzeiten nichts übrig zu lassen. Man soll keine großen Mengen von Nahrungsmitteln vorsetzen, sondern häufigere, kleine Mahlzeiten, die nach den besonderen Wünschen des Patienten zusammengestellt sind, „anbieten". Es muß im Einzelfall entschieden werden, ob es besser ist, den Speisezettel mit dem Patienten vorher genau zu besprechen, oder ob man diesen mit dem jeweiligen Menü, das allerdings unter Berücksichtigung seiner besonderen Wünsche zusammengestellt wird, überraschen soll. Häufig ist dieser Weg erfolgversprechender. Nach einigen Wochen, sobald die Gewichtszunahme in Gang gekommen ist, sollen die Patienten leichte körperliche Übungen ausführen (Spazierengehen, Schwimmen; ein idealer Sport ist in dieser Hinsicht Golf), damit als Erfolg der zusätzlichen Kalorienzufuhr nicht nur Fett, sondern auch Muskelgewebe gebildet wird.

Auch prä- oder postoperativ (besonders nach Operationen am Verdauungstrakt), bei Infektionskrankheiten, nach schweren Verbrennungen oder bei Anorexia mentalis ist eine kalorienreiche Kost erforderlich, deren Grundzüge im folgenden geschildert werden.

Es müssen *Kalorien in beträchtlichem Überschuß* zugeführt werden. Man kann im allgemeinen eine Kalorienmenge veranschlagen, die um 50 bis 75 % über den Bedarf hinausgeht. Im Durchschnitt kommt man mit 3500 bis 4000 Kalorien pro Tag aus. Um diese Menge trotz dem Widerstreben mancher Patienten „unterzubringen", bedarf es verschiedener Kunstgriffe. Eine dieser Möglichkeiten besteht darin, dem Patienten schon einige Zeit vor dem Aufstehen am Morgen eine kleine, kalorienreiche Mahlzeit (etwa Rahm oder Schlagobers) zu geben. Das Frühstück soll reichlich sein und — ähnlich dem englischen Breakfast — aus mehreren Gängen bestehen. Je nach den Wünschen des Patienten soll es zunächst Speck oder Schinken mit Ei, gebackenen Fisch und dergleichen und erst nachher Kaffee und Weißbrot mit Butter und Honig oder süßer Marmelade enthalten. Am Vormittag soll der Patient wieder eine kleine Mahlzeit — etwa zwei Schinkensemmeln — zu sich nehmen. Die Mittagmahlzeit kann mit einem Aperitif eingeleitet werden. Wenn Suppe gegeben wird, soll sie nur in geringer Menge (eine Tasse) gereicht werden. Dicke bzw. fettreiche Suppen mit Einlagen sind vorzuziehen. Es ist durchaus erlaubt, daß der Patient Bier oder ein wenig Wein (süß!) zu den Hauptmahlzeiten trinkt. Die Fleischportionen sollen reichlich bemessen sein, wobei Zubereitungsarten, bei denen größere Fettmengen verwendet werden (Backen, Panieren), vorzuziehen sind. Zum Nachtisch sollen — falls es dem Geschmack des Patienten entspricht — süße Mehlspeisen gereicht werden. Gerade hier kann und soll die Köchin ihre Kunst unter Beweis stellen und den Patienten durch die Vielfalt und Schmackhaftigkeit des Gebotenen täglich von neuem angenehm überraschen. Wenn Mehlspeisen — warm oder kalt — als Nachtisch nicht gewünscht werden, kann man auch mit süßen Puddingen eine Erhöhung des Kaloriengehaltes der Hauptmahlzeiten erreichen. Demselben Zweck kann die Darreichung von Butter und Käse zum Nachtisch dienen. Am Nachmittag soll der Patient Kaffee mit Schlagobers und Gebäck, Torte und dergleichen zu sich nehmen. Die Abendmahlzeit soll entweder ähnlich wie die Mittagmahlzeit zusammengesetzt sein, sie kann aber auch aus kalten Speisen bestehen. Gerade Wurst, Schinken, Käse (fette Käsesorten!), kalter Braten, Sardinen und dergleichen, mit Butter und Brot appetitlich angerichtet, geben willkommene Möglichkeiten zur Zufuhr größerer Kalorienmengen.

Es soll erwähnt werden, daß bei dieser Diät Obst und Gemüse nicht vergessen werden dürfen, um die Zufuhr der notwendigen Vitaminmengen zu gewährleisten. Die Mengen dieser Nahrungsmittel sollen jedoch begrenzt sein, damit sie nicht ein vorzeitiges Sättigungsgefühl bewirken.

Leider ist diese Diät verhältnismäßig teuer. Es ist jedoch auch bis zu einem gewissen Grade möglich, eine kalorienreiche Kost herzustellen, deren Preis sich in mäßigen Grenzen hält. Das Hauptgewicht ist auf die Zufuhr von Fetten zu legen (Butter, Schmalz, Öl), wobei diese entweder als Brotaufstrich oder verkocht bzw. zu Salaten und dergleichen verwendet werden sollen. Milch ist bei der Behandlung der Magersucht sehr wertvoll und auch preiswert. Sie enthält nicht nur eine bestimmte Anzahl von Kalorien und hochwertige Eiweißkörper, sondern kann auch von den meisten Patienten ohne Schwierigkeiten in größeren Mengen getrunken werden. Auch Eier sind wertvoll; ein besonders kalorienreiches Gericht ist Mayonnaise! Auf die vielfältigen Anwendungsmöglichkeiten der Kohlehydrate, die mindestens 50 % des Kaloriengehaltes der Nahrung decken sollen, wurde schon hingewiesen (alles gut zuckern!). Die tägliche Eiweißmenge, die durch Verabreichung von Fleisch, Käse, Milch und Eiern erreicht wird, soll nach Möglichkeit 80 bis 100 g betragen. Eiweißkörper tierischer Herkunft sollen wegen der besseren Verwertbarkeit vorgezogen werden.

Die Gabe von sonstigen appetitanregenden Mitteln, Tonicis usw. ist im allgemeinen nicht notwendig. Die Frage der Zweckmäßigkeit der Verabreichung kleiner Insulindosen ist nicht entschieden. Manche Autoren lehnen die Methode ab und betrachten die fallweisen Erfolge als reine Suggestivwirkungen [52]. Wir selbst verwenden Insulin in dieser Indikation nur sehr selten.

Im Rahmen dieses Kapitels soll ganz kurz auf die diätetische Behandlung jener schweren *Hungerzustände* hingewiesen werden, wie sie in vielen Ländern, besonders nach dem letzten Weltkrieg, bzw. in Lagern, beobachtet wurden, und wie sie heute noch besonders in Asien in großer Zahl vorkommen. Das Krankheitsbild wurde in der Nachkriegsliteratur als *„Dystrophie“* beschrieben. Es ist nicht möglich, diesen Patienten gleich normale Mahlzeiten vorzusetzen, weil im Anschluß daran mitunter tödlich verlaufende Durchfälle auftreten können. Es ist notwendig, erst allmählich (mit gesüßtem Tee usw.) beginnend, eine Diät aufzubauen, die in ihren Grundzügen einer Dünndarmschonkost ähnlich ist. Vor allem ist bei solchen Patienten, die häufig an Ödemen oder zum mindesten an Ödemneigung leiden, am Anfang eine starke Salzbeschränkung erforderlich.

Grundsätze. *Konzentrierte Nahrung mit reichlich Kalorien (Überschuß!), reichlich Kohlehydraten, reichlich Fett (wenn vertragen) und ausreichenden Eiweißmengen.*

X. Herz- und Kreislaufkrankheiten

1. Allgemeines

Diätetische Maßnahmen sind bei der Behandlung zahlreicher Kreislauferkrankungen wichtig. Es sei zunächst darauf hingewiesen, daß ein zu hohes Körpergewicht erhöhte Herzarbeit bedingt und daß daher Fettleibigkeit bei Herzschwäche behandelt werden soll. Da medikamentöse Methoden der Behandlung von Fettleibigkeit gerade bei Herzerkrankungen vielfach kontraindiziert sind, ist Diätetik besonders zu empfehlen. Größere abdominelle Fettmengen können die Zwerchfellbewegung und damit den venösen Rückstrom behindern. Auf die entscheidende Rolle des Natriums in der Genese bzw. Erhaltung von Ödemen und auf die Wichtigkeit diätetischer Faktoren bei der Behandlung der Hypertonie (Körpergewicht, Natriumzufuhr!) wird näher eingegangen werden. Dasselbe gilt für die gerade in den letzten Jahrzehnten in den Vordergrund des Interesses gerückte Frage der Bedeutung der Diät für die Entstehung der Arteriosklerose. Die Kost Herzkranker soll besonders gut bekömmlich und leicht verdaulich sein. Dies ist vor allem bei Stauungsgastritis und bei Behinderung der Resorption im Bereiche des Dünndarms (Pfortaderstauung) notwendig. Es kommt bei kardialer Stauung auch zu einer Verminderung der Produktion von Fermenten und Verdauungssäften. Meteorismus erzeugende Speisen müssen vermieden werden (s. S. 83). Mitunter ist es bei akuter kardialer Insuffizienz mit Stauungsleber und Stauungsgastritis notwendig, am Anfang eine flüssigbreiige (natriumarme) Diät zu verabreichen, da feste Speisen nicht gut vertragen werden.

Alle diese Gründe machen es notwendig, dem Herzkranken zu raten, nur *kleine Mahlzeiten* zu sich zu nehmen. Vor allem soll die Abendmahlzeit nicht zu voluminös sein. Das chinesische Sprichwort „Das Abendessen schenke deinen Feinden“ trifft für Herzkranke ganz besonders zu. Eine starke Füllung des Magens verursacht einen höheren Blutbedarf dieses Organs, der bei Herzinsuffizienz oder bei einem peripher bedingten Darniederliegen des Kreislaufs ins Gewicht fallen kann. Wenn eine Stauungsleber vorhanden ist, sollen die Speisen besonders gut bekömmlich und die einzelnen Mahlzeiten klein sein. In solchen Fällen muß man sich bemühen, konzentrierte, d. h. kalorien- und eiweißreiche Speisen zu verabreichen, um trotz Begrenzung der Speisenmengen den Bedürfnissen des Körpers gerecht werden zu können.

Kohlehydrate sollen wegen ihrer guten Assimilierbarkeit in reichlicher Menge zugeführt werden. Besonders geeignet sind Dextrose, Lävulose, feine Mehle, Honig usw. Die Fettmenge der Kost richtet sich bei Herz- und Kreislauferkrankungen nach dem Kalorienbedarf. Während ein Übergewicht nach Möglichkeit beseitigt werden soll, muß auch eine Unterernährung bekämpft werden. Die Eiweißzufuhr soll den Eiweißbedarf des Körpers dekken (etwa 1 g Eiweiß pro kg Körpergewicht). Bei Eiweißmangel, wie er bei längerdauernder Insuffizienz des rechten Ventrikels, vor allem als Folge der Resorptionsbehinderung, der durch die Stauung veränderten Leberfunktion und des Appetitmangels fast immer vorliegt, ist eine eiweißreiche Kost angezeigt. Dadurch wird auch die Ausschwemmung von Ödemen erleichtert.

2. Natriumarme Kost[1]

Das Natrium spielt eine außerordentlich wichtige Rolle bei der Entstehung bzw. Aufrechterhaltung kardialer Ödeme. In Kanada wurde bei Gesunden, die sehr stark natriumhaltiges (bis 420 mg%) Quellwasser tranken, das Auftreten von Ödemen beobachtet [42]. Die wichtigste Quelle des Natriums ist das mit der Nahrung zugeführte Kochsalz. Bei normaler Kost nehmen wir pro Tag etwa 10 bis 12 g Kochsalz zu uns. (Dies ist möglicherweise mehr als das Optimum.) Wenn den Speisen jedoch während und

[1] Eine natriumreiche Kost wurde für die Behandlung des orthostatischen Syndroms (Kollapsneigung) angegeben [39]. Bei essentieller Hypotonie wird seit langem eine eiweißreiche Kost empfohlen. Sichere Beweise ihrer Wirksamkeit liegen nicht vor.

nach ihrer Zubereitung kein Kochsalz zugesetzt wird, läßt sich die Menge des zugeführten Natriumchlorides auf 3 bis 5 g senken. Soll die Kochsalzzufuhr, wie es bei strenger kochsalzarmer Kost notwendig ist, weiter eingeschränkt werden, so müssen die Speisen besonders ausgewählt werden. Bestimmte kochsalzreiche Speisen müssen dann völlig vermieden werden. Auf diese Art gelingt es, die täglich zugeführte Kochsalzmenge auf etwa 1 g herabzudrücken.

Es ist bekannt, daß etwa 5 bis 6 l Ödemflüssigkeit im Körper zurückgehalten werden können, ohne daß sichtbare Ödeme auftreten. In derartigen Fällen kann die Zufuhr von 5 bis 6 g Kochsalz eine zusätzliche Retention von etwa einem Liter Wasser verursachen. Natriumarme Kost führt zu einer Steigerung der Aldosteronproduktion der Nebenniere (und damit der tubulären Natriumrückresorption in der Niere). Die Erhöhung der Aldosteronproduktion ist allerdings bei Ödempatienten geringer als bei Gesunden.

Es wurde gezeigt, daß Herzkranke im Zustand der kardialen Suffizienz durch tägliche Verabreichung von 10 bis 15 g Kochsalz in das Stadium der Insuffizienz übergeführt werden können [134]. Wenn sich der Patient in einem Krankenhaus befindet, läßt sich die Einhaltung einer kochsalzarmen Kost leicht durch fortlaufende oder stichprobenartige Harnkontrollen überwachen. Nach einer Periode der Einstellung entspricht die ausgeschiedene Menge ziemlich genau der zugeführten Menge von Kochsalz. Es ist wichtig, manche Patienten im Krankenhaus zur Einhaltung einer kochsalzarmen Kost zu erziehen. Es muß besonders darauf geachtet werden, daß die Angehörigen nicht kochsalzreiche Speisen ins Krankenhaus bringen. Wenn sich einzelne Patienten nach ihrer Entlassung aus dem Krankenhaus nicht streng an die vorgeschriebene Kost halten, sehen wir sie oft nach wenigen Wochen oder Monaten mit starken Atembeschwerden, Leberschwellung, Ödemen und anderen Zeichen kardialer Insuffizienz wiederkommen, deren Auftreten bei Einhaltung einer streng kochsalzarmen Kost hätte vermieden werden können.

Im allgemeinen fällt es den Patienten leichter, sich rasch auf eine streng kochsalzarme Kost umzustellen. Auch der Durst der Patienten wird durch die Salzeinschränkung verringert. In vielen Fällen ist es übrigens nicht notwendig, eine streng salzarme Kost zu verordnen. Manchen Patienten können wir raten, eine salzarme

Grundkost zu verwenden und kleine Salzmengen (2 bis 3 g pro Tag) zusätzlich zum Salzen zu verwenden. Man wird in derartigen Fällen durch vorsichtige Steigerung der erlaubten Salzmengen die „Kochsalztoleranz" festzustellen versuchen. Wir unterscheiden daher in der Praxis eine streng natriumarme Kost (0,5 bis 1 g Kochsalz pro Tag) sowie eine erweiterte natriumarme Kost mit etwa 3 g Kochsalz.

Verboten sind bei streng natriumarmer Kost folgende Speisen: Geräucherte Fleisch- und Fischsorten, Wurstwaren (es gibt jedoch besondere, ohne Salzzusatz zubereitete Wurstsorten), Speck, Niere und andere Innereien (außer Leber), Garnelen, Austern, salzhaltige Butter (Entsalzung durch Kneten in fließendem Wasser), gewöhnliches Brot (auch in kleineren Orten soll es angestrebt werden, daß ein Bäcker Brotsorten ohne Salzzusatz herstellt), Zwieback, die meisten Mehlspeisen, Milch (sie enthält im Liter 1,6 g Kochsalz!), (Yoghurt), Rahm und Schokolade (außer milchfreie Schokolade). Eiweiß (Eiklar) enthält verhältnismäßig viel Natrium. Von den verschiedenen Käsesorten sind im allgemeinen die fettesten am salzärmsten. Sauerkraut ist reich an Natrium. Auch gewisse Obst-, Gemüse- und Hülsenfrüchtesorten, die größere Kochsalzmengen enthalten, sollen vermieden bzw. eingeschränkt werden (Datteln, Spinat, Kohl, rote Rüben [rote Beete], Kohlrüben, Sellerie, Lattich, grüner Pfeffer, getrocknete Bohnen, Oliven). Auch Haferflocken sowie Senf enthalten verhältnismäßig große Kochsalzmengen. Es ist darauf zu achten, daß nicht etwa Speisen und Gewürze, denen bei der Konservierung Salz zugesetzt wurde (Fleisch- und Fischkonserven, Essiggurken, Mixed Pickles usw.) verwendet werden. Auch Speisesoda, Suppenwürfel und Mineralwasser sind verboten! Von den verschiedenen Käsesorten sind im allgemeinen die fettesten am salzärmsten. Es muß darauf geachtet werden, daß Patienten, die einer natriumarmen Kost bedürfen, nicht stärker natriumhaltige Mineralwässer trinken (Kurorte!).

Die Kochsalzarmut einer derartigen Kost bringt es leider mit sich, daß die Speisen weniger wohlschmeckend sind. Es ist eine besondere Aufgabe der Küche, mit Liebe und Kunst dennoch schmackhafte Mahlzeiten herzustellen. Natürlich können alle Gewürze, die keine nennenswerten Salzmengen enthalten, wie etwa Pfeffer und Paprika, verwendet werden. Auch salzfreier Senf oder salzfreie Hefe können mit Vorteil verwendet werden. Zwiebel, Knoblauch, Petersilie, Schnittlauch usw. dienen zur Geschmacksverbesserung. Nicht nur Suppen, sondern auch Gemüse, Salate, Fleisch und Geflügel können in ihrem Geschmack durch kluge Auswahl von Küchenkräutern wesentlich verbessert werden (Basilikum, Beifuß, Estragon, Kresse, Liebstöckel, Pimpernelle, Kerbel, Thymian, Salbei, Rosmarin usw.).

Wegen des besseren Geschmackes ist es empfehlenswert, Fleisch nicht zu kochen, sondern zu braten oder zu backen. Es soll eher in kleinen Stücken zubereitet werden. Auch der Zusatz von Pilzen, Wein usw. kann zur Geschmacksverbesserung empfohlen werden. Kartoffeln werden am besten gebraten oder in Form von Pommes frites oder chips gereicht. Auch im Rohr (in der Schale) gebackene Kartoffeln können entweder als solche gereicht oder geschält und zu Kartoffelbrei passiert werden. Zum Binden von Speisen soll Eidotter dem (kochsalzreicheren) Eiweiß vorgezogen werden. Zum Kochen soll besonders Öl verwendet werden. Statt Milch kann man salzarme Pennac- oder Alete-Pulvermilch oder eine Mischung von $^1/_3$ Rahm und $^2/_3$ Wasser verwenden. Dies hat — gegenüber Obst- oder Safttagen — den Vorteil, daß die Entstehung eines Eiweißmangels weniger wahrscheinlich ist. Gemüse soll mit möglichst wenig Wasser aufgegossen und gedünstet werden. Auf die Verwendung von Nahrungsmitteln erster Qualität ist besonderes Gewicht zu legen. Bei diesen besteht auch eine geringere Gefahr, daß sie durch Kochsalzzusatz in ihrem Geschmack „verbessert" werden müssen.

Die sogenannten *Kochsalzersatzpräparate* können nicht ohne Vorbehalt empfohlen werden. Viele sind nicht koch- bzw. backfähig, haben einen unangenehmen, scharfen Geschmack oder enthalten unter Umständen wesentlich höhere Natriummengen, als von den Firmen angegeben wird. Es ist erstrebenswert, die Patienten von vornherein dazu zu erziehen, ohne derartige Ersatzpräparate auszukommen. Wenn es die Patienten unbedingt wünschen, kann ihnen die Verwendung sicher natriumarmer Präparate [149] ohne Bedenken gestattet werden.

Während eine starke Kochsalzbeschränkung der Diät in vielen Fällen notwendig ist, kann man mit der *Flüssigkeitszufuhr* im allgemeinen eher großzügig sein. Nur in seltenen Fällen mit hochgradigen Ödemen, Ergüssen usw. ist eine strenge Beschränkung der Flüssigkeitszufuhr (auf etwa $^3/_4$ Liter pro Tag) notwendig. In allen übrigen Fällen können tägliche Flüssigkeitsmengen von 1 bis 2 Litern gestattet werden. Die Einhaltung einer streng kochsalzarmen Kost ist allerdings vielfach Voraussetzung! Die Verabreichung einer nicht zu geringen Flüssigkeitsmenge hat sogar vielleicht insoferne Vorteile, als sie einer Gewebsdehydratation und damit starkem Durstgefühl vorbeugt und die Salzausscheidung im Harn erleichtert. Bier ist sehr natriumarm und kann unter Umständen in mäßigen Mengen erlaubt werden. Es wurde in letzter Zeit über günstige Erfahrungen mit der Verabreichung von 2,5 bis 3 l Wasser (bei gleichzeitiger natriumarmer und kaliumreicher Kost) berichtet [126]. Eigene Erfahrungen darüber liegen nicht vor. Wir können die Methode nicht empfehlen. Von der früher empfohlenen Verabreichung noch größerer Flüssigkeitsmengen muß wegen der Gefahr der Kreislaufüberlastung auf jeden Fall abgeraten werden.

In einzelnen Fällen wurden auch *nachteilige Wirkungen* einer durch sehr lange Zeit hindurch eingehaltenen strengen Kochsalzbeschränkung beobachtet *(Natriummangelsyndrom)*. Neben unerklärlicher Gewichtszunahme, Zunahme der Ödeme, Durst, Schwäche und Appetitlosigkeit kam es zu Muskelkrämpfen, Oligurie und Blutdruckabfall. Man findet in solchen Fällen eine Hyponatriämie. Dieses Syndrom konnte allerdings nur dann beobachtet werden, wenn besondere Umstände (große Hitze, starke Diurese, starkes Erbrechen, schwere Durchfälle, Punktion großer Flüssigkeitsansammlungen im Brust- und Bauchraum, gleichzeitig mit Salzverlust einhergehende Nierenerkrankung) vorlagen. Eine gewisse Vorsicht ist bei langdauernder Anwendung streng salzarmer Kost und gleichzeitigem Bestehen einer Niereninsuffizienz am Platze, da es in solchen Fällen unter Umständen zu Wasserverarmung und extrarenal bedingter Reststickstofferhöhung kommen kann. Eine Beeinträchtigung der Nebennierenfunktion konnte auch nach lange Zeit hindurch angewandter natriumarmer Kost nicht festgestellt werden [30].

Sonstige Indikationen einer natriumarmen Kost sind: Hypertonie, akute und chronische Nephritis, Nephrose, Aszites bei Leberzirrhose, Fettleibigkeit, Corticoidtherapie und Ménièrescher Symptomenkomplex.

3. Andere diätetische Maßnahmen bei Herzinsuffizienz und bestimmten kardialen Erkrankungen

Auf die oft ausgezeichnete Wirkung der *Rohkost* bei kardialer Dekompensation wird in dem entsprechenden Kapitel näher eingegangen. Dasselbe gilt für das sogenannte „Saftfasten". Die Verwendung von Frucht- und Gemüsesäften ist wegen ihrer Armut an Natrium und ihres Reichtums an Kalium ganz allgemein zu empfehlen. Besonders kaliumreich sind Tomaten- und Orangensaft (Tomatensaft in Büchsen kann reichlich Natrium enthalten und ist dann verboten!). Eine kaliumreiche Kost ist bei Herzinsuffizienz in zahlreichen Fällen angezeigt. Es steigt dadurch auch die Verträglichkeit gegenüber Digitalis. Kaliumreiche Kost ist auch bei Verwendung von Saliureticis angezeigt (während Spirolactone eher Hyperkaliämie bewirken). Näheres über kaliumreiche Kost wird auf S. 174 ff. ausgeführt. Es können auch Reis-Obsttage verordnet werden, wobei zwei- bis dreimal am Tag je 200 g dicken Reisbrei zu der Obstdiät (Apfelbrei!) gegeben werden.

Jagić gab zur Behandlung kardial bedingter Flüssigkeitsretentionen Kartoffeltage an. Er empfahl pro Tag 1 kg Kartoffeln, die, ohne Salz zubereitet, entweder in der Schale gebraten oder gekocht werden. Die Kartoffeln werden in 4 bis 6 Portionen geteilt und warm serviert. Dazu wird 1 l Wasser oder die gleiche Menge einer Mischung von Wasser und Fruchtsaft gegeben.

Gleichfalls von Jagić wurden die *Apfelkompottage* angegeben. Sie werden in der gleichen Indikation verordnet. 1,5 kg Äpfel (im entkernten und geschälten Zustand gewogen) werden zu Kompott gekocht. Zucker kann nach Belieben beigefügt werden. Am Tag werden sechs Einzelportionen verabfolgt. Dazu kann während eines Tages 1 l Wasser oder Fruchtsaft getrunken werden.

Zur Unterstützung einer entwässernden Behandlung wird mitunter auch eine säuernde Kost angewendet, deren Grundzüge in dem entsprechenden Kapitel dargelegt werden (S. 191 ff.).

Trockenkost wurde bei kardialen Ödemen früher häufiger verwendet, als dies heute der Fall ist. Sie ist flüssigkeits-, salz- und gewürzarm und geht besonders mit einer Einschränkung des tierischen Eiweißes einher. Gegenüber der Rohkost zeichnet sie sich durch größere Schmackhaftigkeit und größeren Kalorienreichtum aus. Flüssigkeitsarme und dennoch erfrischende Speisen, wie Cremen, Fruchtgelees, Gelatinespeisen, Aspik (Ei in Aspik) usw.

werden bevorzugt. Salzfreies Brot, Kartoffeln, Gemüse und kleine Mengen Butter sind erlaubt. Trockenkost kann auch bei Bronchiektasien und Wabenlunge zur Einschränkung der Sekretion angezeigt sein. Die Einhaltung einer Trockenkost ist auch am Vortag (ab Mittag) vor der Durchführung eines Volhardschen Wasserversuches erforderlich.

Bei *gastrokardialem Symptomenkomplex* und bei Formen von *Angina pectoris,* bei denen man einen Zusammenhang zwischen der Einnahme von Mahlzeiten und dem Auftreten von Anfällen annimmt, soll man besonders darauf achten, daß nur kleine, fett- und gewürzarme Mahlzeiten genommen werden. Alle Speisen, die Meteorismus fördern, müssen vermieden werden (s. S. 53). Dasselbe gilt für frische, mit Hefe zubereitete Mehlspeisen. Langsames, ruhiges Essen und gutes Kauen ist wichtig.

Bei *akuter rheumatischer Karditis* ist eine Diät erforderlich, deren Bewältigung für den Patienten möglichst wenig Anstrengung bedeutet. Milch, weiche Eier, breiige Speisen, Fruchtsäfte und dergleichen sind besonders geeignet.

Bei *Herzmuskelinfarkt* sollen während der ersten Tage nur flüssige und breiige Speisen verabreicht werden, um den Kreislauf soweit als möglich zu schonen. Im akuten Stadium ist bei Darniederliegen des Kreislaufs eine sehr starke Beschränkung der Natriumzufuhr nicht angezeigt, da dadurch eine weitere Verminderung des Minutenvolumens eintreten könnte. In den folgenden Wochen soll die Kost allmählich aufgebaut werden. Meteorismus begünstigende Speisen müssen durch lange Zeit hindurch vermieden werden.

4. Essentielle Hypertonie

Bei essentiellem Hochdruck ist vor allem das Ausmaß der Zufuhr von Kalorien und von Natrium von ausschlaggebender Bedeutung. Wenn auch Berichte über Blutdrucksenkungen bzw. Besserungen des Allgemeinbefindens als Folge diätetischer Maßnahmen zunächst mit Kritik und Vorsicht aufgenommen werden müssen, da es im allgemeinen durch Milieuänderung, Bettruhe usw. allein schon zu einer Besserung des Zustandes kommt, liegen doch eindeutige Ergebnisse hinsichtlich der Wirksamkeit diätetischer Maßnahmen vor. Es konnte statistisch nachgewiesen werden, daß bei Personen mit höherem Körpergewicht die Blutdruckwerte im Durchschnitt höher liegen. Im Tierexperiment konnte durch eine kohlehydrat- und fettreiche Nahrung, die Kalorien im Überschuß zuführte, eine deutliche Erhöhung der Blutdruckwerte erzielt werden. Während bei kalorien- und fettarmer Kost deutliche Blutdrucksenkungen festgestellt werden konnten, scheint das Ausmaß der Eiweißernährung für die Entstehung bzw. Aufrechterhaltung eines Hochdruckes von geringerer Bedeutung zu sein, wenn auch im Tierexperiment Blutdruckanstiege bei eiweißreicher Kost beobachtet werden konnten [154]. Dies gilt nicht für jene Fälle von Hochdruck (beim Menschen sowie im Tierexperiment), die renal bedingt sind bzw. bei denen eine renale Komponente von wesentlicher Bedeutung vorliegt. Bei renaler Hypertonie ist eine Eiweißbeschränkung angezeigt.

Natriumreiche Kost bewirkt im Tierexperiment einen deutlichen Blutdruckanstieg [100]. Auch geomedizinische Untersuchungen scheinen dafür zu sprechen, daß der durchschnittliche Blutdruck bei Völkern mit hohem Kochsalzkonsum höher ist als bei anderen, wenngleich eine sichere Beurteilung derartiger Ergebnisse in Anbetracht der großen Zahl wirksamer Faktoren schwierig ist [29]. Eine Beschränkung der Kochsalzzufuhr auf minimale Werte ist bei jenen Fällen notwendig, bei denen als Folge einer kardialen Insuffizienz Ödeme bestehen. Salzarme Kost vermag in einem Teil der Fälle signifikante Blutdrucksenkungen hervorzubringen [75]. Auch subjektive Beschwerden, wie Kopfschmerzen und Schwindel, werden günstig beeinflußt. Anderseits gibt es Fälle, bei denen auch durch strengste Beschränkung der Salzzufuhr der Blutdruck nicht gesenkt wird. Eine Voraussage des Grades der Wirksamkeit einer salzarmen Kost ist im Einzelfall nicht möglich. Es scheint jedoch gerechtfertigt, für die meisten Fälle von Hypertonie eine mehr oder weniger strenge Einschränkung der Kochsalzzufuhr zu empfehlen. Wir sollen aber einschneidende (und für den Patienten unangenehme) Maßnahmen nur dann verlangen, wenn dazu entweder zwingende Gründe vorliegen oder wenn die Wirksamkeit dieser Maßnahmen nachgewiesen werden konnte. In zahlreichen Fällen wird es möglich sein, nachdem man die „Kochsalztoleranz“ feststellte, in die Verwendung kleinerer Kochsalzmengen (2 bis 5 g pro Tag) einzuwilligen. Wenn nur eine mäßige Kochsalzbeschränkung erforderlich ist, kann man dem Patienten raten, zwar die gewohnten Nahrungsmittel zu verwenden, sie jedoch ohne Salzzusatz zuzubereiten bzw. zubereiten zu lassen und den Speisen pro Tag 2 bis 3 g Kochsalz nach dem Anrichten zuzufügen.

Die *Kempnersche Reisdiät,* mit der sehr gute Ergebnisse erzielt werden konnten, ist natrium-, fett-, eiweiß- und kalorienarm. Für die Annahme einer spezifischen Wirksamkeit des Reises liegen keine Gründe vor. Die Diät, bei der täglich 250 bis 350 g Reis (in trockenem Zustand gewogen) zugeführt werden, enthält etwa 5 g Fett, 20 g Eiweiß und 150 mg Natrium. Zusatz von Zucker ist erlaubt. Die Verabreichung von Vitaminen, besonders der B-Gruppe, ist zu empfehlen. Die Diät darf nur in kurzen Perioden angewendet werden, da sonst ein Eiweißdefizit auftreten könnte.

Bei der *Reis-Obstdiät* können Fruchtsäfte, Honig, Marmeladen, Fruchtgelees und Früchte (außer Nüssen) zur Erweiterung der Diät verwendet werden. Gemüse und Salate sind (mit den bei der Besprechung der natriumarmen Kost genannten Ausnahmen) in mäßigen Mengen erlaubt (Zubereitung in Form von Rohkost!).

Auch während der Behandlung des Hochdruckes mit verschiedenen Medikamenten (Rauwolfiapräparate, Saliuretica, Ganglienblocker) ist eine mäßige Kochsalzbeschränkung zweckmäßig. Wie weiter oben (S. 109) ausgeführt wurde, wäre bei der Verwendung von Saliureticis die Anwendung einer streng natriumarmen Kost (0,5 bis 1 g Kochsalz pro Tag) durch längere Zeit kontraindiziert.

5. Arteriosklerose

Die Bedeutung der Arteriosklerose ist, besonders mit Rücksicht auf die durch Koronarsklerose, zerebrale Arteriosklerose und Arteriosklerose der Extremitätenarterien bedingten Krankheiten, außerordentlich groß. Trotz zahlreicher Arbeiten auf diesem Gebiet ist hinsichtlich der Genese und auch hinsichtlich der diätetischen Beeinflußbarkeit sehr vieles noch unbekannt. Im nachstehenden wird versucht, das, was derzeit sicher zu sein scheint, kurz darzustellen, um so eine Grundlage für die Besprechung der Diätetik zu gewinnen. Diese scheint auch eine prophylaktische Bedeutung zu besitzen.

Bei der Bewertung tierexperimenteller Ergebnisse muß man sich vor Augen halten, daß eine einfache Übertragung derartiger Befunde auf die menschliche Pathologie irreführend wäre. Außerdem sind die Ergebnisse je nach der verwendeten Tierart oft sehr verschieden. Versuchsergebnisse, die sich auf Atherosklerose beziehen, müssen durchaus nicht für die Pathogenese der Arteriosklerose gültig sein.

Es ist seit langem bekannt, daß bei schwerer Arteriosklerose — wie auch bei Diabetes, Nephrose oder Myxödem — die Serumcholesterinwerte oft erhöht sind. Besonders wichtig scheinen auch Veränderungen des Serumlipoidspiegels zu sein, die in den letzten Jahren, besonders unter Zuhilfenahme der Ultrazentrifuge, vielfach festgestellt wurden [92]. Es handelt sich hiebei vor allem um eine Zunahme der β-Lipoproteine.

Daß diätetische Faktoren von Bedeutung sind, zeigten besonders geomedizinische Untersuchungen. Es wurden z. B. die Befunde einer ärmeren Bevölkerungsgruppe Norditaliens mit vorwiegend fett- und kalorienarmer Ernährung mit denen wohlbemittelter Bevölkerungsgruppen, z. B. Nordamerikas oder Neapels, verglichen, deren Diät kalorien-, fett- und cholesterinreich ist. Sowohl hinsichtlich des Serumcholesterinspiegels als auch der Häufigkeit des Befalls mit Arteriosklerose konnten deutliche Unterschiede festgestellt werden [76]. In ähnlichem Sinne sprechen Erfahrungen, die während und nach dem zweiten Weltkrieg gemacht wurden: In Ländern, in denen der Konsum von Milch, Eiern und sonstigen, an tierischen Fetten reichen Nahrungsmitteln stark beschränkt war, fanden sich im allgemeinen niedrigere Serumcholesterinspiegel als in anderen Ländern. Es nahm auch die Häufigkeit der Koronarsklerose ab [93]. Wichtiger als die Cholesterinzufuhr ist die Zufuhr von Fetten.

Nach Untersuchungen an Menschen und Tieren führt die Zufuhr größerer Mengen von Fetten, die vorwiegend gesättigte Fettsäuren enthalten, zu einem Anstieg der Serumlipoide. Verabreichung vorwiegend ungesättigte Fettsäuren enthaltender Fette führt zu einer Senkung. Zu diesen, besonders an Linol- und Linolensäure reichen Fetten gehören die meisten pflanzlichen Öle, wie z. B. Mais-, Sonnenblumen- oder Leinöl. Die meisten tierischen Fette zählen zu der ersten Gruppe (Fette mit vorwiegend gesättigten Fettsäuren). Es gibt aber Ausnahmen: Walfisch- und zahlreiche Fischöle senken den Serumlipoidspiegel, während (das pflanzliche!) Kokosfett ihn erhöht. Es ist interessant, daß im Tierexperiment auch eine fettfreie Kost zu einem Anstieg des Serumcholesterins führen kann, was vielleicht auf das Fehlen ungesättigter Fettsäuren zurückzuführen ist. Je reicher eine Kost an gesättigten Fettsäuren ist, desto mehr ungesättigte Fettsäuren scheinen – sozusagen zum Ausgleich – notwendig zu sein.

Thrombosen sind für das Auftreten von Herzmuskelinfarkten sowie von Durchblutungsstörungen im Gehirn und in anderen Kreislaufgebieten von großer Bedeutung. Die nach einer fettreichen Mahlzeit auftretende Lipämie verursacht nicht nur eine stärkere Zusammenballung der roten Blutkörperchen („Sludge-Phänomen"), sondern auch Veränderungen der Gerinnbarkeit des Blutes, die Thrombosen begünstigen können. Ungesättigte Fettsäuren (insbesondere Linolsäure) scheinen die Gerinnungsvorgänge eher im günstigen, vorwiegend gesättigte eher im ungünstigen Sinne zu beinflussen. Ein sicherer Einfluß der Cholesterinzufuhr in der Nahrung auf die Arteriosklerose scheint derzeit nicht nachgewiesen zu sein. Cholesterin kann außerdem endogen sowohl aus Fetten als auch aus Kohlehydraten und Eiweiß gebildet werden. Schließlich bedeutete eine strenge Cholesterinbeschränkung der Kost, daß zahlreiche biologisch wichtige Stoffe, vor allem Eiweißkörper, aus der Ernährung ausgeschaltet werden. Bei einer *cholesterinarmen Kost* sollen folgende Speisen vermieden bzw. stark eingeschränkt werden: Eier, Rahm, Butter, fetter Käse, Leber, Niere, Bries, Hirn, Schinken, Schweinefleisch, Taube, Kaninchen, Lachs, Thunfisch, Garnelen und Erdnußbutter. Als Fett sollen pro Tag nur drei Teelöffel Margarine verwendet werden.

Bei Arteriosklerose (bzw. zu deren Verhütung) soll vor allem ein Übergewicht vermieden werden. Nach dem heutigen Stand unseres Wissens ist es gerechtfertigt, gefährdeten Patienten zu empfehlen, die Fettzufuhr so zu beschränken, daß die Fettkalorien nicht mehr als 25 bis 30 % der Gesamtkalorien ausmachen und einen Teil (etwa 50 bis 70 %) des Fettes in Form von Maisöl, Sonnenblumen- oder bestimmten anderen pflanzlichen Ölen zuzuführen. Auch bestimmte Diätmargarinen, deren Zusammensetzung genau bekannt ist und die reichlich ungesättigte Fettsäuren enthalten, sind geeignet. Die Nahrung soll im übrigen ausgeglichen sein und reichlich Obst sowie frisches Gemüse enthalten. Die Eiweißmengen sollen normal sein (60 bis 100 g pro Tag). 1 bis 2 Eier pro Tag können meist gestattet werden. Schettler warnt insbesondere vor – wenn auch nur gelegentlichen – Schlemmermahlzeiten [120].

Der heutige Stand unseres Wissens rechtfertigt es, solche Empfehlungen Arteriosklerotikern und gefährdeten Patienten zu geben. Die klinischen und experimentellen Ergebnisse sind aber noch nicht eindeutig genug, um im Sinne einer allgemeinen Arterioskleroseprophylaxe Ernährungsumstellungen mit weitreichenden Auswirkungen anzuraten. Es muß aber darauf hingewiesen werden, daß prophylaktisch-diätetische Maßnahmen umso wirksamer zu sein scheinen, je früher sie einsetzen. Es kommt hiefür auch schon das mittlere oder jüngere Lebensalter in Betracht. Eine praktisch-diätetische Auswertung bestimmter Ergebnisse, die einen arterioskleroseverhütenden Einfluß einzelner Aminosäuren, Sterine, Lipoide usw. möglich erscheinen lassen, ist derzeit noch verfrüht. Unter den Vitaminen scheinen das Vitamin C, möglicherweise auch Vitamin B_{12}, eine Bedeutung im Sinne der Arterioskleroseprophylaxe zu haben. Darüber hinaus sei darauf hingewiesen, daß zahlreiche andere Faktoren, wie Konstitution, Blutdruck, körperliche Betätigung, übermäßige Beanspruchung („Stress"), andere Erkrankungen, starkes Rauchen usw. eine Rolle bei der Arterioskleroseentstehung spielen können.

In der Tab. 8 wird ein 5-Tage-Speiseplan wiedergegeben, der eine Diät mit 2500 Kalorien enthält, wobei die Fettkalorien 30 % der Gesamtkalorien nicht übersteigen und etwa 70 % der Fette vorwiegend ungesättigter Natur sind. Darüber hinaus ist die Diät cholesterinarm.

Tabelle 8. *Diät mit 2500 Kalorien, cholesterinarm, 30 % Fett-Kalorien, davon 70 bis 75 % vorwiegend ungesättigte, 25 bis 30 % vorwiegend gesättigte Fette*

1. Tag

1. Frühstück:	Milchkaffee	100 g	Milch
	Semmeln	20 g	Zucker
	Jam, Butter	80 g	Weißbrot
	Obst	50 g	Marmelade
		10 g	Butter
		200 g	Bananen
2. Frühstück:	Fleischsalat	80 g	Kalbfleisch
	Brot	5 g	Öl
			Zwiebeln
		20 g	Brot

Mittag:	Nudelsuppe	200 g Brühe
	Naturschnitzel	20 g Suppennudeln
	Reis	100 g Kalbfleisch
	Salat	80 g Reis
	Karamelpudding	20 g Öl
		50 g grüner Salat
		200 g Milch
		20 g Puddingpulver
		30 g Zucker
Abend:	Pasta asciutta	80 g Spaghetti
	grüner Salat	100 g Rindfleisch
		20 g Öl
		25 g Tomatenmark
		25 g Zwiebeln
		50 g grüner Salat

2543 Kalorien, 728 Fettkalorien = 78 g Fett, davon 53 g Koch- und Streichfett, 25 g Nahrungsmittelfett, 72 % des Fettes vorwiegend ungesättigt, 28 % des Fettes vorwiegend gesättigt.

2. Tag

1. Frühstück:	Tee mit Zitrone	20 g Zucker
	Vollkornbrot	100 g Brot
	Topfenaufstrich	100 g Topfen
	Obst	Gewürze
		10 g Butter
		200 g Orangen
2. Frühstück:	Erdbeeryoghurt	250 g Yoghurt
		20 g Zucker
		50 g Erdbeeren
Mittag:	Hühnersuppe mit Reis	200 g Brühe
	Brathuhn	20 g Reis
	Kartoffelbrei	1/4 Huhn
	Tomatensalat	20 g Öl
	Bratapfel	200 g Kartoffeln
		50 g Milch
		150 g Tomaten
		10 g Öl
		150 g Äpfel
		20 g Zucker
		20 g Marmelade

Abend:	Kalbsaspik, garniert	100 g Kalbfleisch
	Magerkäse	50 g Sellerie
	Brot, Tee	50 g Kartoffeln
		50 g Karotten
		10 g Öl
		40 g Streichkäse
		80 g Butter
		20 g Zucker

2530 Kalorien, 754 Fettkalorien = 81 g Fett, davon 53 g Koch- und Streichfett, 28 g Nahrungsmittelfett, 76 % des Fettes vorwiegend ungesättigt, 24 % des Fettes vorwiegend gesättigt.

3. Tag

1. Frühstück	Porridge	300 g Milch
	Obst	50 g Haferflocken
		20 g Zucker
		10 g Butter
		200 g Weintrauben
2. Frühstück:	Weißbrot	40 g Weißbrot
	Magerkäse	40 g Magerkäse
Mittag:	Grießsuppe	20 g Grieß
	gekochtes Rindfleisch	10 g Öl
	Semmelkren	100 g Rindfleisch
	Pfirsichsoufflee	80 g Weißbrot
		10 g Öl, Kren, Gewürze
		100 g Pfirsich
		1/2 Eiklar
		20 g Zucker
		25 g Marmelade
		5 g Öl
Abend:	Topfennudeln	100 g Nudeln
	Kompott	100 g Topfen
		20 g Zucker
		20 g Öl
		200 g Zwetschkenkompott

2560 Kalorien, 748 Fettkalorien = 80,5 g Fett, davon 53 g Koch- und Streichfett, 27 g Nahrungsmittelfett, 74 % des Fettes vorwiegend ungesättigt, 26 % des Fettes vorwiegend gesättigt.

4. Tag

1. Frühstück:	Kaffee	100 g Milch
	Schwarzbrot	20 g Zucker
	Butter	100 g Brot
	Marmelade	10 g Butter
	Obst	50 g Jam
		100 g Bananen
2. Frühstück:	kaltes Huhn	1/4 Huhn
	Weißbrot	20 g Weißbrot
		5 g Butter
Mittag:	Tomatensuppe mit Reis	100 g Tomaten
	Forelle, blau	10 g Mehl
	Petersilienkartoffeln	20 g Reis
	grüner Salat	10 g Öl
	Schneenockerl	1 Forelle
		10 g Butter
		200 g Kartoffeln
		50 g grüner Salat
		10 g Öl
		1 Eiklar
		35 g Zucker
		200 g Milch
		10 g Puddingpulver
Abend:	Reisfleisch	80 g Reis
	Salat	100 g Kalbfleisch
		Zwiebeln
		50 g grüner Salat
		15 g Öl

2510 Kalorien, 725 Fettkalorien = 78 g Fett, davon 55 g Koch- und Streichfett, 23 g Nahrungsmittelfett, 70 % des Fettes vorwiegend ungesättigt, 30 % des Fettes vorwiegend gesättigt.

5. Tag

1. Frühstück:	Tee mit Milch	100 g Milch
	Weißbrot	20 g Zucker
	Butter	80 g Weißbrot
	Obst	10 g Butter
		200 g Äpfel
2. Frühstück:	Schwedenmilch	250 g Schwedenmilch
	Knäckebrot	20 g Knäckebrot
		10 g Butter

Mittag:	Kümmelsuppe	20 g	Mehl
	Lungenbraten	100 g	Rindfleisch
	Nudeln	10 g	Öl
	Gurkensalat	80 g	Nudeln
	Gugelhupf	200 g	Gurken
		5 g	Öl
		1	Stück Gugelhupf
Abend:	Grießschmarren	120 g	Grieß
	Röster	20 g	Öl
		300 g	Milch
		10 g	Rosinen
		20 g	Zucker
		200 g	Zwetschkenröster

2550 Kalorien, 774 Fettkalorien = 83 g Fett, davon 51 g Koch- und Streichfett, 32 g Nahrungsmittelfett, 70 % des Fettes vorwiegend ungesättigt, 30 % des Fettes vorwiegend gesättigt.

Grundsätze der Diät bei Herz- und Kreislauferkrankungen. *Vermeidung bzw. Beseitigung von Übergewicht, Kochsalzbeschränkung, in bestimmten Fällen Flüssigkeitsbeschränkung, Bevorzugung von Kohlehydraten. Rohkostperioden. Vermeidung von Meteorismus begünstigenden Speisen.*

Bei bestimmten akuten Erkrankungen flüssig-breiige Kost mit allmählichem Diätaufbau.

Bei Hypertonie gegebenenfalls Gewichtsverminderung, Kochsalzbeschränkung.

Bei Arteriosklerose ausgeglichene Diät mit Beschränkung der Fett- und Cholesterinzufuhr. Gegebenenfalls Gewichtsverminderung!

XI. Nierenerkrankungen

1. Allgemeines

Für Nierenerkrankungen wurden bestimmte Kostformen angegeben, doch fehlen, besonders für die chronischen Formen, noch zum Teil experimentelle und klinische Erprobungen in ausreichendem Maße. Im folgenden seien daher die grundsätzlichen Anforderungen an die Diät bei den einzelnen Erkrankungen, wie sie nach dem derzeitigen Stand unseres Wissens gegeben erscheinen, erörtert.

Zweck der Diätetik bei Nierenerkrankungen ist es zunächst, das erkrankte Organ zu schonen. Insbesondere bei der akuten Nephritis bedeutet die Ausscheidung von Flüssigkeiten, Eiweiß und Salz eine beträchtliche Belastung für die Niere. Die Diät soll auch — durch völliges Weglassen oder, in späteren Stadien, weitgehende Einschränkung des Kochsalzes — dazu beitragen, das Auftreten von Ödemen zu verhüten. Sie soll außerdem nach Möglichkeit die bei bestimmten Nierenerkrankungen auftretende Hypertension zu bekämpfen helfen (s. S. 124). Des weiteren ist es eine wichtige Aufgabe der Krankenernährung, das Auftreten einer Urämie verhüten zu helfen bzw. diese, wenn sie vorhanden ist, zu bekämpfen. Schließlich soll auch bei Nierenerkrankungen eine Unterernährung nach Möglichkeit vermieden werden.

Die Eiweißzufuhr soll bei akuter Nephritis stärker eingeschränkt bzw. am Anfang ganz vermieden werden. Bei chronischen Erkrankungen wäre es für den Organismus schädlich, den Eiweißgehalt der Nahrung durch längere Zeit hindurch stark zu beschränken, besonders auch mit Rücksicht auf die manchmal beträchtlichen Eiweißverluste, die durch die Albuminurie zustande kommen. Wahrscheinlich ist bei chronischen Fällen der Schaden, der durch die Belastung mit Eiweiß entstehen kann, geringer als der, den dauernder Eiweißmangel der Ernährung verursachen würde (allgemeine Schwäche, Anämie, Ödeme infolge der Hypoproteinämie). Von manchen wird angenommen, daß Milcheiweiß und pflanzliche Eiweißarten besser als das Eiweiß des Fleisches und der Eier vertragen werden. Ein sicherer Beweis dafür steht allerdings aus. Auch die Behauptung, daß dunkles Fleisch eher schaden könne als weißes Fleisch, ist unbewiesen.

Kohlehydrate sollen im allgemeinen in reichlicher Menge gegeben werden. Sie stellen nicht nur eine wertvolle Kalorienquelle dar, sondern werden auch, etwa bei Brechreiz, unter allen Grundnahrungsmitteln am leichtesten vertragen. Außerdem sind sie wichtig, weil sie dem Auftreten einer Azidose entgegenwirken bzw. diese nicht, wie es die Fette tun, fördern.

Die Salzzufuhr muß bei akuter Nephritis auf das äußerste eingeschränkt werden (s. S. 105 ff.), d. h. sie soll pro Tag höchstens

0,5 bis 1 g betragen. Auch bei chronischen Nierenerkrankungen mit Ödemen ist die Einhaltung einer streng natriumarmen Kost notwendig, da die erkrankte Niere Salz nur mangelhaft auszuscheiden vermag. Mit zunehmender Besserung können später unter Umständen tägliche Salzmengen von 2 bis 5 g erlaubt werden.

Die Meinungen darüber, ob die Kost bei Nierenerkrankungen eher alkalisierend oder ansäuernd wirken soll, sind geteilt. Während eine Ansäuerung wohl gleichzeitig eine gewisse Diurese hervorzurufen imstande ist, scheint sie andere Nierenfunktionen zu beeinträchtigen. Von der Mehrzahl der Autoren wird daher eher einer alkalisierenden Kost das Wort gesprochen.

2. Akute Nephritis (Strenge Nierenschonkost)

Früher ließ man nach der klassischen Vorschrift Volhards die Patienten während der ersten Tage der Erkrankung stets hungern und dursten. Diese Periode wurde bis zu 5 bis 8 Tagen ausgedehnt, wobei die Patienten höchstens kleine Eisstückchen im Mund zergehen lassen oder Zitronenscheiben im Mund halten durften. Falls nach dieser ersten Periode weiter Anurie, Ödeme oder Erbrechen bestehen blieben, wurde die Flüssigkeitszufuhr auch weiterhin stark beschränkt.

Es zeigte sich, daß es nicht notwendig, ja vielleicht auch nicht zweckmäßig ist, in allen Fällen und durch viele Tage hindurch hungern und dursten zu lassen. In schweren Fällen mit sehr starker Blutdrucksteigerung, starken Ödemen oder Neigung zu Eklampsie ist eine mehrtägige Hunger- und Durstperiode allerdings nach wie vor zu empfehlen. Sie kann aber bald durch die Darreichung kleiner Mengen von Obst oder Obstsaft (bis etwa 500 g pro Tag) gelockert werden. Im weiteren Verlauf können bis zum Einsetzen der Diurese Obst-, Kompott- oder Reis-Obsttage (500 bis 800 g Obst) eingeschaltet oder pro Tag 500 bis 800 g Fruchtsaft gegeben werden. Größere Obstmengen sind wegen des zu hohen Flüssigkeitsgehalts zunächst noch nicht angezeigt. Bei Säuglingen und Kleinkindern sind Hunger- und Dursttage auf jeden Fall kontraindiziert. An deren Stelle sind zunächst kleine Mengen von Obst oder Kompott, später auch von Rohkost angezeigt.

Die Ernährung soll zunächst völlig eiweißfrei sein. Die Angaben mehrerer Autoren, daß auch im akuten Stadium Eiweiß ohne Schaden zugeführt werden könne [77], sind noch nicht ausreichend überprüft. Eigene Erfahrungen hierüber liegen nicht vor. Es sollen nach dieser Zeit auf jeden Fall etwa 50 g Fleisch oder 1/4 l Milch pro Tag gegeben werden. Die Kost muß streng salzarm zubereitet werden (s. S. 105 ff.). Dies gilt über das akute Stadium hinaus für eine längere Zeitperiode.

Im zweiten Stadium des Kostaufbaus können kleine Eiweißmengen (etwa 20 bis 25 g pro Tag) gegeben werden, und zwar am besten in Form von Milch. (Salzarme Milch ist vorzuziehen.) Eine streng eiweißarme Kost soll nicht länger als etwa 10 Tage hindurch eingehalten werden, da sonst der endogene Eiweißabbau zu stark wird. Wir raten, mit der Verabreichung von Eiern und Fleisch noch einige Zeit zuzuwarten. In der nächsten Periode sind — der klinischen Besserung entsprechend — etwa 30 bis 40 g Eiweiß pro Tag erlaubt. Früher wurde in diesem Stadium vielfach eine Karellsche Milchkur durchgeführt, wobei pro Tag vier- bis fünfmal 200 g Milch verabreicht wurden. Dazu gab man kleine Mengen Zwieback, später pro Tag ein Ei oder eine kleine Portion Fleisch und außerdem Brot, Gemüse und Fruchtsäfte. Wenn man von der Tatsache absieht, daß 1 l Milch 1,6 g Kochsalz enthält, entspricht diese Diät ungefähr der in der modernen Diätetik üblichen Aufbaukost bei akuter Nephritis. Es kann darauf hingewiesen werden, daß 1 l Milch 33 g Eiweiß enthält. Es können in diesem Stadium auch schon kleine Mengen von Käse, Fleisch (50 g) oder 1 Ei pro Tag zugelegt werden. (Ein Ei enthält etwa 6 g, 30 g Käse enthalten etwa 10 g, 50 g Fleisch etwa 10 g Eiweiß.)

Grundsätze. *Streng salzarm, während der ersten Tage eiweißfrei oder sehr eiweißarm, dann allmählicher Aufbau; reichlich Kohlehydrate; Flüssigkeitsmenge anfangs stark beschränkt, allmähliche Vermehrung.*

3. Chronische Nephritis

a) Allgemeines

Bei scheinbar gutartig verlaufenden Formen chronischer Nephritis, bei denen zwar eine Albuminurie besteht, sonstige stärker ausgeprägte Symptome bzw. Befunde, wie höhergradige Blutdrucksteigerung, stärkere Reststickstoffsteigerung, Ödeme bzw. erhebliche Konzentrationsschwäche der Nieren aber fehlen, braucht die Diät gegenüber der normalen Kost nicht stark beschränkt zu werden. Man kann meist kleinere Kochsalzmengen (3 bis 5 g pro Tag) gestatten. Eine stärkere Eiweißeinschränkung durch längere Zeit hindurch wäre, wie eingangs ausgeführt wurde, schädlich und ist auch nicht notwendig. Normale Eiweißmengen (etwa 1 g pro kg Körpergewicht) sind gestattet. Fleisch und Eier können in kleineren Mengen gegeben werden. Fett kann in mäßiger Menge verwendet werden. Die Flüssigkeitsmenge richtet sich nach der jeweiligen Ausscheidung. Bei Bestehen einer Zwangspolyurie soll die Flüssigkeitsmenge — soweit der Zustand des Kreislaufs dies gestattet — bis zur Grenze der Ausscheidungsfähigkeit erhöht werden. Kohlehydrate, besonders in Form von Kompotten, Marmeladen (gut gezuckert!), Honig usw. sollen in reichem Maße gegeben werden. Die Kalorienzahl soll ausreichend sein, eine Überernährung wäre jedoch unzweckmäßig. Alkohol ist verboten. Tee und Kaffee können in kleineren Mengen erlaubt werden.

Grundsätze der Nierenschonkost. *Kleine Salzmengen erlaubt, Eiweiß normal oder leicht beschränkt, Fett in mäßigen Mengen, reichlich Kohlehydrate, Flüssigkeit begrenzt (außer bei Konzentrationsschwäche). Kalorien normal. (Keine Überernährung!)*

b) Chronische Nephritis mit Ödemen

In solchen Fällen ist eine streng natriumarme Kost erforderlich. Die Flüssigkeitsmenge muß stark beschränkt werden. Da meist eine Hypalbuminämie mit einer relativen Globulinvermehrung vorliegt, ist eine stärkere Eiweißbeschränkung nicht empfehlenswert. Durch fortlaufende Gaben mäßiger Eiweißmengen wird der Entwicklung einer sekundären Anämie und Anfälligkeit gegen Infekte eher vorgebeugt.

c) Chronische Nephritis mit starker Blutdruckerhöhung

Man kann neben kochsalzfreier Kost die Anwendung von Rohkost (1 bis 2 Rohkosttage pro Woche) bzw. eine Reis- oder Reis-Obstdiät versuchen (s. S. 113). Es wurde für solche Fälle empfohlen, pflanzliches Eiweiß dem tierischen vorzuziehen.

d) Urämie, akutes Nierenversagen

Die hier angegebenen diätetischen Grundsätze gelten auch dann, wenn eine Urämie oder ein akutes Nierenversagen nicht als Folge einer primären Nierenerkrankung auftreten, sondern durch andere Ursachen (urologische Erkrankungen, Vergiftungen usw.) bedingt sind. In den Fällen extrarenaler Urämie, wie sie z. B. nach schweren Blutungen oder nach Kreislaufschock auftreten, müssen die Patienten wegen der Schwere des Zustandes zunächst meistens intravenös ernährt werden. Bei urämischen Zustandsbildern nach schwerem Flüssigkeits- oder Salzverlust ist vor allem die Zufuhr von Flüssigkeit bzw. Kochsalz erforderlich.

Während und nach Anwendung der künstlichen Niere, insbesondere während der polyurischen Phase, ist eine strenge Bilanzierung des Flüssigkeits-, Elektrolyt- und Stickstoffhaushalts zu empfehlen. Die Werte für Ein- und Ausfuhr sollen laufend tabellarisch erfaßt werden, da nur dadurch ein Überblick gewährleistet ist. Die orale und parenterale Flüssigkeitszufuhr (Infusionen, Bluttransfusionen) muß ebenso berechnet werden wie perspiratio insensibilis (unter Berücksichtigung von Luftfeuchtigkeit und Umgebungstemperatur), Harn, Stuhl und Erbrochenes. Ständige Kalorienberechnung ist zu empfehlen. Die Tab. 9 enthält Durchschnittswerte für Natrium, Kalium, Chloride und Eiweiß in Magensaft, Schweiß und Stuhl.

Tabelle 9

	Na		K		Cl		Eiweiß
	mval/l	mg%	mval/l	mg%	mval/l	mg%	
Magensaft	59	136	9	36	89	316	**214 mg%**
Schweiß	58	134	10	39	45	161	**geringe Mengen**
Stuhl	35	81	72	282	73	259	**1,6 g pro 24 Std.**

Eines der schwierigsten diätetischen Probleme bei Patienten mit stark erhöhtem Reststickstoff besteht darin, die Kost so schmackhaft zu machen, daß sie von den vielfach gegen Brechreiz kämpfenden Patienten eingenommen wird. Die Diät muß mit Rücksicht auf die häufig vorhandene urämische Gastritis so zusammengestellt werden, daß sie leicht bekömmlich ist. Die Grundregeln sind im Kapitel über Magenschonkost (S. 26 ff.) dargestellt. Wenn keine Ödeme bestehen, ist eine mäßige Kochsalzbeschränkung angezeigt. Bei Salzverlusten durch verminderte tubuläre Rückresorption, z. B. bei chronischer Pyelonephritis, ist die Verabreichung einer streng natriumarmen Diät (0,5 bis 1 g Kochsalz pro Tag) auf jeden Fall kontraindiziert. In solchen Fällen müssen mindestens 2 bis 3 g gegeben werden.

Nach den üblichen Regeln wird eine blande, flüssigkeits- und kohlehydratreiche Kost gegeben (Schleimsuppen, Reis, Zwieback, Teigwaren, gezuckerte Fruchtsäfte, Kompotte usw.). Die Eiweißzufuhr muß je nach dem Grad der Niereninsuffizienz beschränkt werden. Die Höhe des Reststickstoffs kann als Anhaltspunkt dienen. In den meisten Fällen wird Milch gestattet (kleine Mengen). Bei geringer bis mäßiger Reststickstoffsteigerung können etwa 0,5 g Eiweiß pro kg Körpergewicht gegeben werden, bei ständiger und starker Reststickstofferhöhung kann eine vorübergehende Beschränkung auf 0,2 bis 0,3 g/kg erforderlich werden. Individualisierendes Vorgehen ist notwendig. Eine sehr strenge Eiweißbeschränkung (weniger als 0,5 g pro Tag) führt zu einer negativen Stickstoffbilanz und soll daher nur in Ausnahmefällen und nur solange, als unbedingt notwendig, durchgeführt werden. Wenn gleichzeitig eine Hyperkaliämie vorliegt, soll die Kost auch kaliumarm sein (s. S. 175). Die Fettmenge soll, wenn nicht besondere Diätformen angewendet werden, annähernd normal oder mäßig erhöht sein.

Leider gelingt es in vielen Fällen nicht, mit einer derartigen Diät einen urämischen Zustand längere Zeit hindurch zu beherrschen. Der endogene Eiweißabbau, d. h. der Abbau von Zelleiweiß ist meistens derart hoch, daß der Reststickstoff auch durch radikale Verminderung der Eiweißzufuhr wenig beeinflußt wird. Von diesen Tatsachen ausgehend, wurde von Borst eine neue Diätform angegeben.

Borst-Diät

Durch Zufuhr einer ausreichenden Kalorienzahl bei äußerster Eiweißbeschränkung gelingt es, nach unseren Erfahrungen, bei urämischen Patienten in etwa 50 % der Fälle den endogenen Eiweißabbau derart zu verringern, daß der Reststickstoff wesentlich gesenkt wird und das klinische Bild sich oft entscheidend bessert. Diese Besserung kann allerdings in manchen Fällen nur dadurch aufrechterhalten werden, daß man die Diät beibehält. Die zusätzliche Verabreichung von Vitaminen, vor allem von Vitamin B und C ist zu empfehlen.

Tabelle 10. *6-Tage-Speiseplan für Urämiediät*

Jeden Tag zu verwendende Lebensmittel:

100 g	Butter
100 g	Zucker
100 g	Kartoffeln
200 g	Schlagobers
50 g	Reis
25 g	Puddingpulver
10 g	Kakao
10 g	Mehl
1	Gebäck, natriumarm

und

100 g	Gemüse
200 g	Obst

17 g Eiweiß, 2290 Kalorien; 170 mg Na, 790 mg K

1. Tag

1. Frühstück:	Tee	500 g Tee
	Buttersemmel	30 g Zucker
		1 Semmel
		30 g Butter
Mittag:	eingemachte Karotten	100 g Karotten
	Butterkartoffeln	10 g Mehl
	Apfelgrütze	20 g Butter
		100 g Kartoffeln
		10 g Butter
		200 g Äpfel
		30 g Zucker
		25 g Puddingpulver
Jause:	Kaffee	200 g Kaffee
		10 g Zucker
Abend:	Milchspeise	200 g Schlagobers
	Kakao und Zucker	Wasser
		50 g Reis
		40 g Butter
		30 g Zucker
		10 g Kakao

18 g Eiweiß, 2440 Kalorien; 210 mg Na, 1350 mg K

2. Tag

1. Frühstück:	Tee	500 g Tee
	Buttersemmel	30 g Zucker
		1 Semmel

Mittag:	Pommes frites	100 g Kartoffeln
	Gemüseplatte	20 g Schmalz
	Apfelpudding	100 g Gemüse
		20 g Butter
		200 g Äpfel
		20 g Zucker
		25 g Puddingpulver
Jause:	Kaffee	200 g Kaffee
		20 g Zucker
Abend:	Schokoladereis	200 g Schlagobers
		10 g Kakao
		50 g Reis
		30 g Zucker
		30 g Butter

20 g Eiweiß, 2440 Kalorien; 200 mg Na, 1400 mg K

3. Tag

1. Frühstück:	Tee	500 g Tee
	Buttersemmel	30 g Zucker
		1 Semmel
		30 g Butter
Mittag:	Dillsauce	10 g Mehl
	Kartoffeln	20 g Butter
	Pfirsichfrappé	Dille
		100 g Kartoffeln
		20 g Butter
		100 g Schlagobers
		200 g Pfirsiche
		30 g Zucker
		25 g Puddingpulver
Jause:	Kaffee	200 g Kaffee
		20 g Zucker
Abend:	Risi-Pisi	50 g Reis
	Gemüsesalat	10 g Trockenerbsen
	Trinkschokolade	20 g Butter
		50 g Gemüse
		10 g Butter
		100 g Schlagobers
		10 g Kakao
		20 g Zucker

19 g Eiweiß, 2450 Kalorien; 210 mg Na, 1420 mg K

4. Tag

1. Frühstück:	Tee	500 g Tee
	Buttersemmel	30 g Zucker
		1 Semmel
		30 g Butter

Mittag:	Krautwickel	100 g Weißkraut
	Kartoffeln	50 g Reis
	Kakaocreme	30 g Butter
		100 g Kartoffeln
		10 g Butter
		150 g Schlagobers
		10 g Kakao
		25 g Puddingpulver
		10 g Butter
		20 g Zucker
Jause:	Kaffee	200 g Kaffee
		20 g Zucker
Abend:	Scheiterhaufen	1 Semmel
	Kompott	100 g Äpfel
		20 g Butter
		50 g Schlagobers
		20 g Zucker
		100 g Äpfel
		10 g Zucker

19 g Eiweiß, 2440 Kalorien; 180 mg Na, 1310 mg K

5. Tag

1. Frühstück:	Tee	500 g Tee
	Buttersemmel	30 g Zucker
		1 Semmel
		30 g Butter
Mittag:	Champignonsauce	100 g Champignons
	Petersilienkartoffeln	10 g Mehl
	Birnenkompott	20 g Butter
		100 g Kartoffeln
		20 g Butter
		100 g Birnen
		10 g Zucker
Jause:	Kaffee	200 g Kaffee
		20 g Zucker
Abend:	Reisschüsserl	50 g Reis
	Schokoladesauce	20 g Zucker
		20 g Butter
		100 g Obst
		200 g Schlagobers
		10 g Kakao
		25 g Puddingpulver
		10 g Butter
		20 g Zucker

22 g Eiweiß, 2440 Kalorien; 170 mg Na, 1290 mg K

6. Tag

1. Frühstück:	Kaffee	200 g Kaffee
	Buttersemmel	100 g Schlagobers
		30 g Zucker
		1 Semmel
		30 g Butter
Mittag:	Mischgemüse	100 g Gemüse
	Kartoffeln	100 g Kartoffeln
	Vanillepudding	20 g Butter
		10 g Mehl
		20 g Butter
		100 g Schlagobers
		25 g Puddingpulver
		20 g Zucker
Jause:	Kaffee	200 g Kaffee
		20 g Zucker
Abend:	Apfelreis	200 g Äpfel
		50 g Reis
		30 g Butter
		30 g Zucker

18 g Eiweiß, 2440 Kalorien; 210 mg Na, 1350 mg K

Eine weitere Kostvorschrift (24 g Eiweiß, 2500 Kalorien) ist:

50 g Sahne
50 g Butter
50 g Reis
50 g Karamel
50 g Marmelade
30 g Olivenöl
70 g Weißbrot
100 g Zucker
150 g Kartoffeln
250 g grünes Gemüse
600 g frisches Obst

Auch diese Diät wird nur in einem Teil der Fälle gut vertragen.

Um eine Kalorienzahl von 2500 pro Tag zu erreichen, ist es notwendig, große Kohlehydrat- und Fettmengen zu geben. Gerade diese verursachen leider oft Schwierigkeiten bei der Einnahme der Speisen, da sie von den Patienten schlecht vertragen werden. Es wird ein Speiseplan für eine derartige Diät (Tab. 10) wiedergegeben.

Die erforderlichen Kohlehydratmengen können in Form von Zucker, Reis, Mehl, Kartoffeln, Gemüse und Obst gegeben werden.

Um den Kaliumgehalt der Kost niedrig zu halten, sollen pro Tag nicht mehr als 100 g Gemüse und 200 g Obst verabreicht werden. Verhältnismäßig kaliumarme und daher für diesen Zweck besonders geeignete Gemüse- und Obstsorten sind: Blumenkohl (Karfiol), Kohlrüben, Karotten, Kürbis, gekochte Tomaten, Kirschen. Auch gezuckerter Ananassaft ist gut geeignet.

Wie schon erwähnt, ist es meistens schwierig, die erforderliche Fettmenge (100 g Butter, 200 g Obers) in den Speisen „unterzubringen". Kolff verwendete gefrorene Butterpillen, die innen Zucker enthielten. Er empfahl auch eine aus Butter, Zucker sowie etwas Mehl und Kaffee-Extrakt bestehende Emulsion. Die orale (oder intravenöse) Verwendung von Fettemulsionen ist unter Umständen angezeigt (s. S. 56 ff.).

Es gelang, auch experimentell die Wirksamkeit einer derartigen Diät zu zeigen. Kolff [79] gab Freiwilligen durch 27 Tage hindurch eine Kost, die aus 200 g Zucker und 200 g Butter pro Tag bestand. Die tägliche Kalorienzufuhr betrug etwa 2500 Kalorien. Die 24stündige Harnstoffausscheidung sank schon am 10. Tag auf 5, am 20. Tag auf 2,5 g. (Die Tagesmenge bei normaler Kost beträgt etwa 25 g.)

Mitunter ist bei Urämie bzw. akutem Nierenversagen eine Sondenernährung notwendig. Es werden hiefür 2 Rezepte angegeben.

Rezept 1 [25]: Etwa 1200 Kalorien

400 g Glukose
100 g Olivenöl
75 g Akaziensaft oder Gummi arabicum
1000 g Wasser

Diese Mischung kann entweder intraduodenal oder (nach Zusatz einiger Tropfen Tinctura Opii) als Tropfklysma verabreicht werden.

Rezept 2 [118]: 36 g Eiweiß, 115 g Fett, 225 g Kohlehydrate (2120 Kalorien)

125 g Aletosalpulver
150 g Traubenzucker
90 g Butter
30 g Mondamin
1000 g Wasser
1 Eidotter

Bei akutem Nierenversagen ist es, wie oben ausgeführt, auch meistens notwendig, pro Tag einige Gramm Kochsalz zu geben. Mitunter tritt erst nach Zulage von 2 bis 4 g Kochsalz zu einer vorher streng natriumarmen Kost (Sondenernährung) eine Normalisierung des Reststickstoffs ein [118].

Bei *Anurie* ist es notwendig, eine tägliche Flüssigkeitsmenge zu geben, die sich aus dem der perspiratio insensibilis entsprechenden Flüssigkeitsverlust (1000 ccm), der eventuellen Harnmenge und der in Durchfallsstuhl oder Erbrochenem enthaltenen Flüssigkeitsmenge ergibt. Desgleichen ist es erforderlich, die in Durchfallsstuhl und Erbrochenem enthaltenen Kochsalzmengen zu ersetzen.

Grundsätze der Diät bei Urämie. *Starke Eiweißbeschränkung. Bei Ödemen strenge, sonst mäßige Kochsalzbeschränkung. Reichlich Kohlehydrate. Eventuell reichlich Fett zur Erreichung einer ausreichenden Kalorienzufuhr zwecks Eindämmung des endogenen Eiweißabbaus.*

4. Nephrosklerose mit Niereninsuffizienz

Sind bei einer Nephrosklerose Zeichen von Niereninsuffizienz aufgetreten, so ist es Hauptzweck unserer diätetischen Bemühungen, dieser entgegenzuwirken. Das Eiweiß soll weitgehend eingeschränkt werden (täglich 30 bis 50 g je nach der Höhe des Reststickstoffes), die Kost muß streng salzarm sein. Es soll reichlich Flüssigkeit gegeben werden, um die Ausscheidung der Schlackenstoffe zu ermöglichen. Von einzelnen Autoren wird Alkalisierung der Kost und besondere Rücksichtnahme auf reichen Vitamingehalt (insbesondere Vitamin B) empfohlen. In der Tab. 11 wird ein Kostplan mit einer täglichen Eiweißzufuhr von 40 g angegeben.

Tabelle 11. *5-Tage-Speiseplan mit 40 g Eiweiß pro Tag*

1. Tag

1. Frühstück:	Kaffee Knäckebrot Butter Jam	Kaffee 20 g Zucker 80 g Knäckebrot 30 g Butter 50 g Jam

2. Frühstück:	Obst	200 g Pfirsiche
Mittag:	Grießsuppe	20 g Grieß
	Krautrouladen	10 g Butter
	Pommes frites	100 g Kraut
	Orangengelee	20 g Reis
		50 g Kalbfleisch
		25 g Tomatenmark
		10 g Butter
		150 g Kartoffeln
		20 g Schmalz
		100 g Orangen
		10 g Zucker
		100 g Kompottsaft
		Gelatine
Abend:	gebackene Apfelspalten	200 g Äpfel
	Kompott	1/2 Ei
		50 g Mehl
		100 g Milch
		30 g Schmalz
		10 g Zucker
		100 g Äpfel
		10 g Zucker

42 g Eiweiß, 2450 Kalorien; 2750 mg K

2. Tag

1. Frühstück:	Tee mit Zitrone	Tee
	Grahambrot	20 g Zucker
	Butter	80 g Grahambrot
	Jam	30 g Butter
		50 g Jam
2. Frühstück:	Obst	200 g Mandarinen
Mittag:	Einmachsuppe	20 g Mehl
	Blaukraut	10 g Butter
	Kümmelkartoffeln	200 g Kraut
	Palatschinken	10 g Schmalz
		10 g Mehl
		200 g Kartoffeln
		10 g Butter
		1/2 Ei
		50 g Mehl
		100 g Milch
		20 g Schmalz
		50 g Marmelade
		5 g Zucker

Abend:	Risi-Pisi	80 g Reis
	Salat	50 g Erbsen
		50 g Karotten
		10 g Butter
		50 g Salat
		10 g Öl

42 g Eiweiß, 2500 Kalorien; 2750 mg K

3. Tag

1. Frühstück:	Kakao	5 g Kakao
	Simonsbrot	50 g Schlagobers
	Butter	20 g Zucker
	Jam	80 g Simonsbrot
		30 g Butter
		50 g Jam
2. Frühstück:	Obst	200 g Grapefruit
		10 g Zucker
Mittag:	Kümmelsuppe	20 g Mehl
	gebackene Champignons	10 g Butter
	Petersilienkartoffeln	100 g Champignons
	Bratapfel	10 g Mehl
		20 g Brösel
		1/2 Ei
		20 g Schmalz
		200 g Kartoffeln
		10 g Butter
		100 g Äpfel
		10 g Zucker
		25 g Marmelade
Abend:	Mohnnudeln	100 g Kartoffeln
	Zwetschkenröster	20 g Mehl
		1/2 Dotter
		10 g Mohn
		20 g Zucker
		20 g Butter
		150 g Zwetschken
		10 g Zucker

42 g Eiweiß, 2450 Kalorien; 2850 mg K

4. Tag

1. Frühstück:	Kaffee mit Schlagobers	Kaffee
	Semmeln	20 g Zucker
	Butter	25 g Schlagobers
	Honig	80 g Weißbrot
		20 g Butter
		50 g Honig

2. Frühstück:	Obst	200 g Weintrauben
Mittag:	Kartoffelsuppe	100 g Kartoffeln
	Pasta asciutta	10 g Mehl
	Spaghetti	10 g Butter
	Kompott	50 g Tomatenmark
		10 g Speck
		80 g Spaghetti
		20 g Hartkäse
		150 g Kirschen
		20 g Zucker
Abend:	Apfelstrudel	30 g Mehl
	Creme	300 g Äpfel
		20 g Brösel
		10 g Öl
		10 g Rosinen
		20 g Zucker
		150 g Milch
		10 g Puddingpulver
		10 g Zucker

40 g Eiweiß, 2400 Kalorien; 2550 mg K

5. *Tag*

1. Frühstück:	Tee mit Zitrone	Tee
	Grahambrot	20 g Zucker
	Butter	80 g Grahambrot
	Jam	20 g Butter
		50 g Marmelade
2. Frühstück:	Obst	200 g Äpfel
Mittag:	Nudelsuppe	200 g Brühe
	Tiroler Gröstel	20 g Suppennudeln
	Gurkerl	200 g Kartoffeln
	Spanische Windbäckerei	Zwiebel
		70 g Rindfleisch
		20 g Schmalz
		100 g Essiggurkerl
		1 Eiklar
		50 g Zucker
Abend:	gefüllte Tomaten, garniert	100 g Tomaten
	Pommes chips	100 g Gemüse
		1/4 Ei
		40 g Öl
		50 g Spargel
		50 g Kopfsalat
		100 g Kartoffeln
		20 g Schmalz

40 g Eiweiß, 2450 Kalorien; 3000 mg K

5. Nephrose

Es muß, besonders wegen der Ödeme, die Kochsalz- und Flüssigkeitszufuhr stark beschränkt werden. Im allgemeinen ist eine streng natriumarme Kost notwendig. Die Flüssigkeitsmenge soll die am Vortag ausgeschiedene Harnmenge nicht wesentlich übersteigen. Die Diät soll reichlich Kohlehydrate enthalten. Eine Beschränkung der Fette ist (mit Rücksicht auf den hohen Lipoidgehalt des Serums) zu empfehlen. Eine Eiweißbeschränkung ist nicht angezeigt. Es soll so viel Eiweiß gegeben werden, daß der Körper im Stickstoffgleichgewicht bleibt und die großen Eiweißverluste, die durch die Albuminurie entstehen und unter Umständen durch eine Therapie mit Corticosteroiden verstärkt werden, ersetzt werden können. Wenn es feststeht, daß es sich um eine reine Nephrose (und nicht etwa um eine nephrotische Verlaufsform einer chronischen Nephritis) handelt, kann man vorsichtig versuchen, die Eiweißzufuhr weiter zu erhöhen. Falls größere Mengen gut vertragen werden, kann man den Eiweißgehalt der Diät bis zu Tagesmengen von 80 bis 150 g steigern. Es wird empfohlen, vorzugsweise Milcheiweiß zu geben. Die Verabreichung von anabol wirkenden Medikamenten fördert die Eiweißsynthese und vermindert den endogenen Eiweißabbau.

Grundsätze. *Streng natriumarm, starke Flüssigkeitsbeschränkung, Fett beschränkt, Eiweiß normal oder unter Umständen reichlich.*

6. Nierentuberkulose

Eine stärkere Beschränkung des Kochsalzgehaltes der Kost ist nicht erforderlich. Größere Salzmengen sollen jedoch vermieden werden. Die Kalorienzahl soll reichlich bemessen sein. Auch der Eiweißgehalt soll den Tagesbedarf (1g pro kg) eher übersteigen, so daß durch eine qualitativ und quantitativ ausreichende Ernährung von diätetischer Seite alle Voraussetzungen für eine Heilung geschaffen werden.

7. Schwangerschaftsspättoxikose, Nephropathia gravidarum, Eklampsie

Die Schwangerschaftsspättoxikose kann in Form eines *Hydrops gravidarum* auftreten, wobei lediglich Ödeme beobachtet werden. In solchen Fällen ist nur eine Beschränkung der Flüssigkeits- und Kochsalzzufuhr notwendig.

Eine weitere Form der Schwangerschaftsspättoxikose stellt die *Nephropathia gravidarum dar*. Diese geht mit einer Albuminurie einher. Wenn gleichzeitig eine Blutdrucksteigerung (Schwangerschaftshypertonie) vorhanden ist, entspricht der Zustand einer Präeklampsie.

Im akuten Stadium, insbesondere bei Blutdruckerhöhung, ist es notwendig, eine streng natriumarme Kost mit starker Beschränkung der Eiweiß- und mäßiger Einschränkung der Flüssigkeitszufuhr zu verabreichen. Während der ersten Tage ist die Gabe von Fruchtsäften, Obst, Kompott oder Rohkost empfehlenswert. Die Rohkost kann später durch Zulagen von 100 g Sahne oder Müsli (200 g Milch, 15 g Zwieback, 1 Eßlöffel Haferflocken, 2 Eßlöffel Zucker, 1 Apfel) erweitert werden. Bei Besserung des Zustandes wird die Kost unter allmählicher Zulage von hochwertigem Eiweiß (Milch, Fleisch) aufgebaut. Sie soll gut verträglich sein. Die einzelnen Mahlzeiten sollen ein kleines Volumen aufweisen.

Bei *Eklampsie,* die mit tonisch-klonischen Krämpfen sowie mit tiefer Bewußtlosigkeit einhergehen kann, ist im allgemeinen eine Sonden- oder parenterale Ernährung, die eiweißfrei und äußerst kochsalzarm sein muß, erforderlich. Nach einer Präeklampsie bzw. Eklampsie ist ein allmählicher Kostaufbau mit stufenweisen Zulagen kleiner Eiweiß- und Kochsalzmengen notwendig.

XII. Erkrankungen des Nierenbeckens und der ableitenden Harnwege

1. Pyelitis, Cystitis

Bei Infektionen der Harnwege kann die Diätetik die sonstige Therapie unterstützen. Wegen der möglichen Wechselwirkungen zwischen dyspeptischen Störungen des Darmes bzw. chronischer Obstipation einerseits und einer Pyelitis andererseits, soll die Diät gegebenenfalls auf derartige Darmstörungen Rücksicht nehmen. Sie soll auch keine Stoffe enthalten, die, durch die Nieren ausgeschieden, eine Reizung der Schleimhäute des Harntraktes verursachen könnten. Als solche Stoffe gelten vor allem verschiedene Gewürze und Alkoholica. Des weiteren soll die Kost, falls ansäuernde (Ammoniumchlorid) oder alkalisierende Mittel (Natrium bicarbonicum) gegeben bzw. wenn Medikamente verwendet werden, die vorzugsweise bei saurem (Hexamethylentetramin, Mandelsäure) oder alkalischem Harn (Sulfonamide) wirken, mit der angestrebten Harnreaktion übereinstimmen. Bei Infektionen der Harnwege, insbesondere bei Behandlung mit Sulfonamiden, ist reichliche Flüssigkeitszufuhr empfehlenswert.

In Form der „Schaukeldiät" steht uns eine diätetische Behandlungsmethode zur Verfügung, um Harnwegsinfektionen zu bekämpfen. Diese Diät beruht auf der Tatsache, daß das Bacterium coli durch plötzliche Veränderungen der Harnreaktion in seinem Wachstum behindert werden kann, während es sich an eine längere Zeit bestehende Reaktion verhältnismäßig gut anzupassen vermag. Im Bedarfsfall ist eine Unterstützung der Diät durch säuernde (Mandelsäure bzw. -salze, Ammoniumsalze, Phosphorsäure) oder alkalisierende Medikamente (Natrium bicarbonicum) empfehlenswert. Einzelheiten mögen im entsprechenden Kapitel S. 190 ff.) nachgelesen werden. Im allgemeinen soll in drei- bis viertägigen Zwischenräumen abgewechselt werden. Es ist zweckmäßig, mit der alkalisierenden Kostform zu beginnen, da dadurch meistens rasch eine Linderung etwa bestehender Blasentenesmen erreicht werden kann.

Verboten sind bei Harnweginfektionen im allgemeinen folgende Stoffe: Größere Kochsalzmengen, Essig, Pfeffer, Paprika, Senf und andere starke Gewürze, alkoholische Getränke.

2. Nierensteinerkrankung

a) Allgemeines

Während früher die strenge Einhaltung einer entsprechenden Diät bei der Nierensteinerkrankung für sehr wichtig gehalten wurde, brachten neuere Erkenntnisse über die Ätiologie der Nephrolithiasis teilweise eine Änderung der Anschauungen. Der Wert diätetischer Maßnahmen wird heute vielfach angezweifelt.

Folgende Tatsachen schränken den Wert diätetischer Behandlung ein: Die Steinbildung ist in vielen Fällen nicht von der Konzentration der betreffenden Substanzen im Harn, sondern vom Vorhandensein bestimmter Löslichkeitsfaktoren, unter denen besonders Schutzkolloide wichtig sind, abhängig. Ein weiterer wichtiger Faktor ist die Harnreaktion. Diese ist zwar auch diätetisch beeinflußbar, in manchen Fällen kann sie aber — in für den

Patienten angenehmerer Art — medikamentös verändert werden. In anderen Fällen (z. B. bei Oxalatsteinen) ist die endogene Bildung der für die Konkrementbildung verantwortlichen Substanzen ebenso wichtig oder vielleicht wichtiger als ihre exogene Zufuhr. Eine Beinflussung der endogenen Entstehung solcher Stoffe durch diätetische Maßnahmen ist schwer oder nicht möglich. Schließlich ist mitunter auch oft ein familiärer Faktor vorhanden.

Andere Tatsachen sprechen nach wie vor dafür, daß, zum mindesten bei bestimmten Steinerkrankungen, diätetische Maßnahmen wertvoll sind. Auch manche experimentelle Ergebnisse können in diesem Sinne gedeutet werden. Es liegen auch klinische Beobachtungen vor, die einen günstigen Einfluß diätetischer Maßnahmen möglich erscheinen lassen. Es sei auch darauf hingewiesen, daß in Zeiten einer Mangelernährung Nierensteinerkrankungen seltener vorkommen [136]. Es wurden auch Zusammenhänge zwischen Vitamin-A-Mangel und Nierensteinerkrankungen angenommen. Die größte Bedeutung scheint die Diätetik in der Prophylaxe nach operativer Entfernung von Harnkonkrementen zu besitzen.

Es erscheint daher gerechtfertigt, bis auf weiteres die Diätetik der Steinerkrankungen in der bisher üblichen Weise darzustellen, wobei man sich aber der durch neuere Erkenntnisse herbeigeführten Einschränkungen bewußt sein soll. Dies mag uns z. B. im Einzelfall veranlassen, die Kost derartiger Patienten weniger streng zu gestalten, als dies bisher vielfach üblich war. Es erscheint zweifelhaft, ob es gerechtfertigt ist, bei familiärer Veranlagung zur Steinbildung nur aus prophylaktischen Gründen eine besondere Diät zu empfehlen.

Eine Maßnahme bleibt jedoch weiterhin sehr bedeutungsvoll: die Zufuhr großer Flüssigkeitsmengen. Diesen Ratschlag sollen wir nach wie vor allen Patienten erteilen. Soweit bei der Besprechung der einzelnen Steinarten nicht besondere Flüssigkeiten als erlaubt angeführt werden, ist reichliche Wasserzufuhr das einfachste und zweckmäßigste.

b) Oxalatsteine

Die täglich ausgeschiedene Oxalsäuremenge beträgt 20 bis 30 mg. Unter pathologischen Umständen kann sie mehr als 1 g betragen. Eine Vermehrung des Oxalsäuregehaltes des Blutes wurde bei überwiegender Kohlehydraternährung, z. B. in Kriegszeiten, beobachtet. Wenn Kohlehydrate in sehr großer Menge zugeführt werden, wird aus ihnen in vermehrtem Maße Oxalsäure gebildet. Deswegen wurde der Ausdruck „Kohlehydratgicht“ geprägt.

Die Oxalsäureausscheidung im Harn ist von vielen Faktoren abhängig. Die Menge der mit der Nahrung zugeführten, Oxalsäure enthaltenden Substanzen (Oxalatträger) und derjenigen Stoffe, aus denen im Organismus Oxalsäure gebildet werden kann (Oxalatbildner), stellt nur einen dieser Faktoren dar. Das Ausmaß der Resorption ist u. a. vom Salzsäuregehalt des Magensaftes und vom Kalziumgehalt der Nahrung abhängig. Salzsäuremangel und reichliches Vorhandensein schwer löslicher Kalziumoxalate im Darm hemmen die Resorption. Gärungsprozesse im Darm sollen die Oxalsäurebildung begünstigen. Die endogene Bildung von Oxalsäure, besonders aus Glykogen, bei der der Leber eine entscheidende Rolle zufällt, und das Ausmaß der Zerstörung von im intermediären Stoffwechsel gebildeter Oxalsäure stellen Faktoren dar, deren diätetische Beeinflussung, zum mindesten nach dem derzeitigen Stand unseres Wissens, unmöglich ist. Die Ausscheidung im Harn bzw. eine eventuelle Konkrementbildung hängt schließlich wahrscheinlich in hohem Grade vom Vorhandensein von Schutzkolloiden oder ähnlich wirkenden Stoffen ab. Alkalisches Milieu scheint die Konkrementbildung zu begünstigen. Trotz dieser Tatsachen ist eine Kost, die die Zufuhr oxalsäurehaltiger oder für die Oxalsäurebildung verantwortlicher Substanzen einschränkt, zu empfehlen.

Erlaubt *(ohne Einschränkung):* Milch, Käse, Fette aller Art, Eier, Hülsenfrüchte, Spargel, Rüben, Zwiebeln, Pilze, Melonen, Äpfel, Birnen, Trauben, Aprikosen, Kirschen, Limonade. Alkalische Mineralwässer (Wildunger, Fachinger) sind empfehlenswert.

In eingeschränktem Maße gestattet: Zucker, Reis, Teigwaren, Brot (ohne Rinde), Fleisch, Geflügel, Fisch, Kartoffeln, Karotten, Tomaten, grüne Bohnen, Gurken, grüner Salat, Gewürze (Pfeffer soll ganz vermieden werden!), Kaffee. Verdünnter Wein und dünnes Bier können in kleinen Mengen gestattet werden.

Verboten: Brotrinde, Spinat, Rhabarber, Sauerampfer, Sellerie, Endivie, Erdbeeren, Pflaumen, Grapefruit, Pfeffer, Kakao, Schokolade, Tee, konzentrierte alkoholische Getränke.

Es ist empfehlenswert, aus der Liste der erlaubten Nahrungsmittel diejenigen, die eine Säuerung des Harnes bewirken (Eier, Fette, Hülsenfrüchte, s. S. 191 ff.), in größerer Menge zu geben und unter Umständen eine saure Harnreaktion auf medikamentösem Wege zu erhalten. Sollten Gärungen im Dickdarm auftreten, muß die Kost nach den im entsprechenden Kapitel (s. S. 53) dargelegten Richtlinien modifiziert werden. Insbesondere müßten Hülsenfrüchte, Zwiebeln usw. weggelassen werden. Reichliche Flüssigkeitszufuhr ist wichtig.

Grundsätze. *Reichlich Flüssigkeit, Vermeidung bzw. Einschränkung stark oxalsäurehaltiger bzw. -bildender Substanzen, Vermeidung von Gärungen im Magendarmtrakt, eventuell säuernde Kost.*

c) Phosphatsteine

Echte Phosphaturie kommt bei verschiedenen Zuständen, wie bei fieberhaften Erkrankungen, nach starken körperlichen Anstrengungen, besonders aber bei nervösen Individuen vor. Sie wurde auch bei fleischreicher Kost beobachtet [33]. Die Konkremente bestehen meistens aus Kalziumphosphat und werden besonders bei bestimmten Erkrankungen angetroffen; so bei Hyperparathyreoidismus, bei lang dauernder Alkalitherapie wegen eines Ulcus ventriculi oder duodeni und bei langer Immobilisierung, die mit einer beträchtlichen Ausschwemmung von Kalzium aus dem Skelett einhergehen kann. Die Ausfällung von Kalziumphosphatsteinen findet im alkalischen Harn statt. Deswegen wurde seit langem eine säuernde Diät empfohlen, deren Wirksamkeit allerdings in letzter Zeit angezweifelt wird.

Es sei im nachfolgenden die bisher übliche, sozusagen klassische Diät bei dieser Erkrankung geschildert. Sie soll folgende Aufgaben erfüllen: Ansäuerung des Harnes, Bekämpfung einer eventuell vorhandenen Pyelitis, Vermeidung einer Magensaftsekretionsanregung und Einschränkung der Kalziumzufuhr. Die Magensaftsekretion stärker anregende Stoffe, wie Extraktivstoffe, Gewürze, Kaffee, kohlensäurehaltige Getränke und Alkoholica, sollen vermieden werden, weil starke Magensaftproduktion die Alkalisierung des Harnes fördert. Die Kalziumzufuhr soll — nach der Ansicht vieler Autoren — deshalb niedrig gehalten werden, weil Kalzium ein wesentlicher Bestandteil der meisten Phosphatsteine ist.

Die Kost soll im allgemeinen nach den im Kapitel „Säuernde Diät“ (S. 191) dargelegten Richtlinien zusammengestellt werden. Sie enthält reichlich Zerealien, Mehlspeisen, Fette und Fleisch. Milch und Gemüse sollen nicht nur wegen ihrer alkalisierenden Wirkung, sondern auch wegen ihres Reichtums an Kalzium stark eingeschränkt werden. Scharfe Gewürze, Röstprodukte (gebratene Speisen!), starker Kaffee und kohlensäurehaltige Getränke sind verboten.

d) Harnsäuresteine

Auch bei der Entstehung von Harnsäurekonkrementen sind neben der Harnsäurekonzentration im Harn andere Faktoren, wie das Vorhandensein von Schutzkolloiden und die Harnreaktion, von großer Bedeutung. Die Diät soll purinarm (s. Kapitel „Gicht“, S. 143) und vorwiegend laktovegetabilisch sein. Reichliche Flüssigkeitszufuhr ist wichtig. Da die Urate in alkalischem Milieu gelöst bleiben, ist eine alkalisierende Diät zu empfehlen.

e) Cystinurie

Der Stoffwechselanomalie, die mit Konkrementbildung (Cystinsteine) einhergehen kann, liegt ein mangelhafter Abbau des Cystins zugrunde. Nach neueren Forschungen ist die Cystinausscheidung im Harn von der zugeführten Cystinmenge unabhängig [52]. Es werden die Aminosäuren Cystin, Lysin und Arginin in besonders hoher, Ornithin in geringerer Menge ausgeschieden. Im Gegensatz zur Alkaptonurie ist eine besondere Beschränkung der Milchzufuhr nicht erforderlich. Reichliche Flüssigkeitszufuhr sowie eine alkalisierende Kost sind anzuraten.

f) Alkaptonurie

Die Stoffwechselanomalie ist durch das Auftreten von Homogentisinsäure im Harn gekennzeichnet. Während es sich im allgemeinen um eine harmlose Veränderung handelt, wurde in einzelnen Fällen Harnkonkrementbildung beobachtet. Manchmal entsteht eine Ochronose, die zu arthrotischen Veränderungen führen kann. Die Homogentisinsäure entsteht hauptsächlich aus den Aminosäuren Tyrosin und Phenylalanin. Ihre Bildung ist zum Teil von der exogenen Eiweißzufuhr abhängig, zum anderen Teil auf den Abbau von Körpereiweiß zurückzuführen. Normalerweise wird sie, bevor sie in die Blutbahn übertritt, in der Leber zerstört.

Es ist empfehlenswert, daß Erwachsene, die an dieser Stoffwechselanomalie leiden, die Eiweißzufuhr auf 40 bis 50 g pro Tag beschränken. Wegen des besonders hohen Tyrosingehaltes von Kasein sollen Milch und Milchprodukte in nicht zu reichlicher Menge gegeben werden.

XIII. Gicht. Purinarme Kost

Auch hinsichtlich der Behandlung der Gicht wurden in der letzten Zeit grundsätzliche Einwände gegen die bisher in der Diätetik geltenden Anschauungen erhoben. Sie ergaben sich vor allem aus der Erkenntnis, daß zum mindesten in manchen Fällen eine allergische Komponente (z. B. Allergie gegen bestimmte Weinsorten) von Bedeutung ist. Es wurde angenommen, daß dem Purinstoffwechsel nur eine sekundäre Bedeutung zukomme, während die primäre Krankheitsursache allergischer Art wäre. Ein weiterer wichtiger Einwand gegen die alte Ansicht, daß man die Ablagerung von Harnsäure durch weitgehende Einschränkung ihrer Zufuhr verhüten könne, ergab sich aus der Erkenntnis, daß die endogene Harnsäurebildung sehr große Bedeutung besitzt. Auch bei purinfreier Kost wird aus einfachen Kohlenstoff- und Stickstoffverbindungen Harnsäure gebildet! Manche Autoren sind der Ansicht, daß zwischen der Harnsäurekonzentration im Blut und deren Ablagerung bzw. der Auslösung von Gichtanfällen kein sicherer Zusammenhang bestehe.

Demgegenüber muß allerdings festgestellt werden, daß sichere klinische Beobachtungen vorliegen, wonach purinreiche oder auch fettreiche Kost einen Anfall auslösen kann [90]. Dieser kann auch nach einer überreichlichen Mahlzeit auftreten. Während des zweiten Weltkrieges und der Nachkriegsjahre nahm die Häufigkeit der Gicht in manchen Ländern ab, was auf den geringeren Fleischkonsum zurückgeführt wurde. Das verhältnismäßig häufige Vorkommen der Erkrankung in England und Nordamerika wird mit dem höheren Fleischverbrauch in diesen Gebieten in Zusammenhang gebracht. Es ist ziemlich allgemein anerkannt, daß Überernährung ein ungünstiger Faktor für die weitere Entwicklung dieser Krankheit ist.

Es erscheint gerechtfertigt, bei Gicht nach wie vor eine *Einschränkung der Purinzufuhr* zu empfehlen. Wenn diese auch im akuten Anfall sehr streng sein soll, können wir im Intervall zwischen zwei Anfällen meist von einer strengen Diät, wie sie früher durchgeführt wurde, absehen. Alkohol, besonders dunkles Bier und bestimmte Weinsorten (z. B. Champagner, Porto, Burgunder), soll im allgemeinen verboten werden. Alkalische Mineralwässer werden empfohlen. Die Kost soll reichlich Kohlehydrate enthalten (diese sollen die Purinausscheidung fördern). Bei Übergewicht ist Kalorienbeschränkung erforderlich. Fette sollen eher eingeschränkt werden. Reichliche Fettzufuhr kann, wie oben erwähnt, mitunter Anfälle auslösen, außerdem soll sie die tubuläre Resorption von Purinen fördern und damit deren Ausscheidung beeinträchtigen.

Die Eiweißzufuhr soll eingeschränkt werden. Das Eiweiß der Nahrung soll hauptsächlich aus Milch, Milchprodukten und Eiern stammen. Eine Alkalisierung des Harnes wird empfohlen. In diesem Sinne wirken auch Trauben- und Zitronenkuren.

Die Anwendung moderner Uricosurica macht, wenn eine ausreichende Nierenfunktion erhalten blieb, eine streng purinarme Kost oft überflüssig. Es ist aber trotzdem zu empfehlen, die Zufuhr sehr nukleinsäurereicher Nahrungsmittel, wie von Innereien, Lunge, Würsten, Sardinen (und Kaviar) stark einzuschränken bzw. zu vermeiden.

Im akuten Anfall ist äußerste Beschränkung der Purinzufuhr zu empfehlen. Die Diät soll nicht mehr als 1400 bis 1800 Kalorien und etwa 60 g Eiweiß enthalten. Im Intervall können in den meisten Fällen tägliche Harnsäuremengen von etwa 100 mg erlaubt werden (der Harnsäuregehalt einer normalen Kost beträgt pro Tag 500 bis 1000 mg). Falls eine Nahrungsmittelallergie in einzelnen Fällen als auslösender Faktor in Betracht gezogen werden sollte, ist nach den auf S. 159 ff. gegebenen Richtlinien vorzugehen.

Purinarme Kost

Erlaubt (Puringehalt 0 bis 30 mg %): Milch, Käse, Eier, Öle, Margarine, feine Mehle, Teigwaren, Weißbrot, Blutwurst, alle Gemüse außer Spinat, alle Früchte, Fruchtsäfte, Zucker, Süßigkeiten, Honig.

Einzuschränken (Puringehalt 30 bis 150 mg%): Bouillon, Vollkornbrot, Spinat, Hülsenfrüchte, Butter (hoher Fett- und Kaloriengehalt!), Fleisch, Innereien, Leber (Kalbsleber ist verboten), Geflügel, Fische (Hering ist verboten), Pilze (Steinpilze sind verboten), Kaffee, Tee, Kakao, Schokolade. (Die methylierten Xanthinderivate können nach neueren Untersuchungen nicht in Harnsäure umgewandelt werden.)

Verboten (Puringehalt 150 bis 800 mg %): Hülsenfrüchte, Fleischextrakt, Bries, Nieren, Leber, Hirn, Sardinen, Anchovis, Hering, Steinpilze, Pfeffer, Senf, Paprika. Abzuraten ist auch von alkoholischen Getränken (leichter Wein kann unter Umständen in kleinen Mengen gestattet werden). Auch gewisse Obst- und Gemüsesorten (Pfirsiche, Marillen, Trauben, Tomaten) sowie kohlensäurehaltige Getränke können unter Umständen einen Anfall auslösen.

Küchentechnische Bemerkungen: Fleisch soll im allgemeinen gekocht (im kalten Wasser aufsetzen!) oder gedünstet werden. Vom Braten des Fleisches ist wegen der dabei entstehenden Krusten, in denen Purinkörper angereichert werden, abzuraten. Zum Würzen können heimische Küchenkräuter verwendet werden. Den Speisen soll möglichst wenig Fett zugesetzt werden.

Grundsätze der Diät bei Gicht. *Purinarm, fettarm, kalorienarm, kohlehydratreich, allergenfrei.*

XIV. Endokrine Erkrankungen, Hormontherapie

1. Addisonsche Krankheit

Vor der Einführung der Hormontherapie des Morbus Addison war es notwendig, die Diät streng kaliumarm zu halten. Kochsalz mußte in größerer Menge (10 bis 15 g) gegeben werden. Seit der Einführung der Therapie mit Nebennierenrindenhormonen ist dies nicht mehr notwendig.

Ausreichende Zufuhr von Kalorien, insbesondere von Eiweiß und Kohlehydraten ist notwendig. Häufige Gewichtskontrollen sind erforderlich, wobei man darauf achten muß, nicht die Entstehung latenter Ödeme mit einer durch Zunahme der Körpersubstanz bedingten Gewichtszunahme zu verwechseln. Unter Umständen (wenn ein Kochsalzverlust durch die Gabe von Hydrocortison allein nicht befriedigend zu korrigieren ist), kann die Verordnung kleiner Kochsalzzulagen zweckmäßig sein, da sie die zusätzliche Gabe von Desoxycorticosteron erübrigen.

Wenn Durchfälle auftreten, muß neben den dann meist dringend nötigen medikamentösen Maßnahmen eine entsprechende Diät verordnet werden. Sie soll insbesondere Milch, Grießbrei, weiche Eier, Zwieback, Butter, zartes Fleisch (haschiert), Puddinge, Aufläufe und dergleichen enthalten.

Die Durchführung einer kaliumarmen Kost wird auf S. 175 ff. geschildert.

2. Schilddrüsenerkrankungen. Hyperthyreose. Kropf

Bei Hyperthyreose kann der Grundumsatz auf 5000 bis 6000 Kalorien gesteigert sein. Die Kalorienzufuhr muß dementsprechend hoch sein. Besonders die Kohlehydrate sollen in reichlichem Maße zur Deckung des erhöhten Kalorienbedarfes herangezogen werden. Eiweiß soll in ausreichendem Maße zugeführt werden, um das Stickstoffgleichgewicht aufrechtzuerhalten und zu verhindern, daß Körpereiweiß angegriffen wird. Die Kost soll reichlich Milch, Gemüse und Früchte enthalten, so daß auch der Vitaminbedarf gedeckt wird, der gleichfalls erhöht ist. Dies trifft besonders für Vitamin B_1 zu. Über eine günstige Wirkung Vitamin-A-reicher Kost wurde berichtet. Schlüssige Beweise hiefür liegen aber nicht vor. Es wurde auch empfohlen, besonders tryptophanreiche Speisen (Fleisch, Milch, Käse, Weizenprodukte) einzuschränken, da Tryptophan den Grundstoff des Schilddrüsenhormons Thyroxin darstellt [26]. Im Hinblick auf die Tatsache, daß dadurch die Kost zahlreicher hochwertiger Eiweißquellen beraubt würde, halten wir die Verordnung aber nicht für zweckmäßig.

Grundsätze der Diät bei Hyperthyreose: *Reichlich Kalorien, reichlich Kohlehydrate, reichlich Vitamine. Ausreichend Eiweiß.*

Wenn eine Hyperthyreose durch zu große Jodzufuhr ausgelöst wurde, sollen stärker jodhaltige Nahrungsmittel (Seefische, Lebertran, Spinat, Brunnenkresse) vermieden werden. Mitunter enthält auch schwarzer Tee größere Mengen Jod.

Kropf hat vor allem in Gebirgsgegenden häufig Jodarmut des Trinkwassers zur Ursache (Jodmangelkropf). Jodierung des Speisesalzes ist eine wertvolle prophylaktische Maßnahme gegen diese Erkrankung.

Kropf kann auch durch reichliche Zufuhr von bestimmten Kohlarten der Gattung Brassica (Kohlkropf) oder von Sojabohnen hervorgerufen werden. Dies wurde z. B. bei ärmeren Bevölkerungsschichten Umbriens (es bestand gleichzeitig eine Eiweißunterernährung) festgestellt [110].

3. Funktionelle Hypoglykämie („Hyperinsulinismus")

Bei dieser Erkrankung, deren Ätiologie, von Fällen von Inselzellenadenom abgesehen, oft unklar ist, treten meist einige Stunden nach den Mahlzeiten hypoglykämische Symptome auf. Aufgabe der diätetischen Behandlung ist es, die Mahlzeiten so zu gestalten, daß ein Reiz zu übermäßiger Insulinproduktion nach Möglichkeit vermieden wird. Auch Kaffeegenuß, der einen Blutzuckeranstieg verursachen kann, ist nicht zu empfehlen.

Es müssen einerseits während des Tages häufigere, kleinere Mahlzeiten verabreicht werden (etwa sechs pro Tag, unter Umständen muß eine Nachtmahlzeit eingeschaltet werden). Andererseits sollen größere Mengen rasch resorbierbarer Kohlehydrate, insbesondere freier Zucker, vermieden werden. An deren Stelle sind langsam resorbierbare Kohlehydrate, wie stärkereiche Gemüse und Zerealien aus den Gruppen „3 bis 8 % und 10 % Kohlehydrate" (s. S. 83) vorzuziehen. Es ist zweckmäßig, die Kohlehydrate zusammen mit reichlich Fett zu verabreichen. Eiweißreiche Kost ist empfehlenswert.

Grundsätze. *Vermeidung größerer Mengen rasch resorbierbarer Kohlehydrate, eiweißreich, eher fettreich. Kein Kaffee.*

4. Diätetische Maßnahmen während der Durchführung einer ACTH- oder Corticoid-Therapie

Die Anwendung mittlerer oder größerer Dosen von ACTH oder Cortison machte früher die Einhaltung einer natriumarmen und kaliumreichen Kost erforderlich. Wurden diese Regeln nicht eingehalten, traten manchmal schon während der ersten Wochen der Anwendung dieser Hormone unangenehme Nebenerscheinungen, wie Ödeme und Blutdruckanstieg, auf. Seit der Einführung von Prednison und seiner Derivate ist eine stärkere Natriumbeschränkung nicht mehr notwendig. Kaliumzulagen (durch die Diät oder durch Medikamente) erwiesen sich besonders bei langdauernder Corticoidmedikation als zweckmäßig. Es soll auf ausreichende

Eiweiß- und Kalorienzufuhr geachtet werden. Sollte während der Durchführung dieser Therapie eine Glykosurie auftreten, muß die Diät nach den im Kapitel „Diabetes mellitus“ (S. 75 ff.) gegebenen Regeln geändert werden.

XV. Blutkrankheiten

Die diätetische Behandlung von Anämien hat seit der Einführung wirksamer medikamentöser Behandlungsmethoden zum großen Teil nur noch historische Bedeutung. Vielfach lagen die früheren diätetischen Behandlungsversuche der Entwicklung moderner therapeutischer Methoden (Lebertherapie!) zugrunde. Die normale Ernährung reicht für die Blutbildung vollkommen aus. Bei Mangelernährung nehmen die Erythrozytenzahl, das Hämoglobin sowie das Serumeiweiß ab. Eiweißmangel spielt besonders bei der Entstehung einer Anämie im Rahmen des Kwashiorkor eine Rolle. Er ist auch an der Entstehung der „tropischen megaloblastischen Anämie“, die vor allem auf Folsäuremangel zurückzuführen ist, beteiligt.

Bei Anämien aller Art sollen in der Diät große Mengen (täglich 100 bis 150 g) biologisch hochwertigen Eiweißes (Eier, Fleisch, Fisch) gegeben werden. Die übrigen Grundnahrungsmittel — Kohlehydrate und Fett — sollen in normalen Mengen verabreicht werden. Übergroße Mengen sollen vermieden werden. Im Tierexperiment konnten sowohl durch sehr große Kohlehydrat- als auch durch sehr reichliche Fettmengen Anämien erzeugt werden. Vitamine und Mineralstoffe sollen in der Kost in ausreichender Menge vorhanden sein.

Eisenmangelanämie

Die besondere Rolle des Eisens in der Genese der Eisenmangelanämien macht eine Besprechung der Möglichkeiten diätetischer Beeinflussung der Eisenzufuhr erforderlich. Der normale Eisenbedarf von etwa 12 bis 15 mg pro Tag wird z. B. durch folgende Speisen gedeckt: 1 Ei, 1 Portion Fleisch, $^1/_2$ l Milch, Brot und Gemüse in üblicher Menge. Bei Eisenmangel kann neben der medikamentösen Behandlung eine unterstützende diätetische Therapie durchgeführt werden. In manchen Teilen der Erde ist die Nahrung so eisenarm (weniger als 7 mg pro Tag), daß eine hypochrome Anämie auch ohne Blutverluste zustande kommt. Bei stärkeren chronischen Blutverlusten ist ein Ersatz des Eisens durch die Nahrung im allgemeinen (außer bei sehr starkem Eisenreichtum des Trinkwassers oder Verwendung von Eisengeschirr) nicht möglich. Es gehen nur etwa 10 % des Nahrungseisens in das Blut über.

Milch kann die Eisenresorption hemmen, so daß bis zu 30 % weniger aufgenommen wird [46]. Bei Ratten führt eine Milch-Grießdiät zu Anämie. Beim Menschen kann es bei einer durch lange Zeit hindurch eingehaltenen einseitigen Milchdiät zur Entwicklung einer Anämie („Kuhmilchanämie") kommen. Bei stärkerer Eisenmangelanämie ist es daher nicht zweckmäßig, daß die Patienten größere Milchmengen oder häufiger als einmal am Tag eine Milchmahlzeit zu sich nehmen. Frauenmilch enthält 0,1 bis 0,3 mg% Eisen, Kuhmilch zwei- bis dreimal weniger. Da beim Säugling gegen Ende des ersten Lebenshalbjahres die Eisenreserve der Leber weitgehend aufgebraucht ist, ist eine Beifütterung von Gemüse usw. sehr wichtig. Gemüse enthält, wie aus der Tab. 15 hervorgeht, größere Eisenmengen. Bei reiner Milchernährung müßten zur Deckung des täglichen Eisenbedarfes täglich 1,3 l Mutter- bzw. 2,6 l Kuhmilch gegeben werden. Es genügen hingegen schon 100 g Gemüse zur Deckung des Eisentagesbedarfes eines 5 kg schweren Kindes.

Darüber hinaus ist Gemüse auch für die Deckung des Kupferbedarfs des Säuglings wichtig. Hiezu genügen 100 g Gemüse, während bei alleiniger Milchernährung 420 g Muttermilch bzw. 1250 g Kuhmilch notwendig wären. Kupfer spielt als Katalysator des Eisens eine wichtige Rolle bei der Synthese von Hämoglobin. Bei Säuglingen, die längere Zeit eine reine Milchdiät erhalten, kann eine Anämie auftreten, die auf Kupfergaben besser als auf Eisengaben anspricht.

Grünes Gemüse enthält infolge seines Chlorophyllgehaltes auch reichlich Prolin und Tryptophan. Diese Aminosäuren sind für die Synthese von Pyrrol wichtig, das bei der Hämoglobinsynthese eine bedeutsame Rolle spielt. Schließlich spielen auch die im Gemüse vorkommenden Vitamine B_{12} und Folsäure eine Rolle bei der Blutbildung.

Bei Kindern wurde eine megalozytäre Anämie („Tropische megaloblastische Anämie“) beobachtet, die durch vorwiegende Ernährung mit Ziegenmilch verursacht wird (Ziegenmilchanämie).

Im Tierexperiment läßt sich eine antianämische Wirkung verschiedener Speisen, die ihrem Eisengehalt ziemlich proportional ist, eindeutig feststellen. Die stärkste antianämische Wirkung haben: Leber (Rinds-, Schweine und Geflügelleber, Fischleber ist hingegen wirkungslos), Nieren, Herz, Magen, Muskelfleisch, Pfirsiche, Aprikosen, Erdbeeren, Orangen, Weintrauben und Ananas. Fisch, Milch, Butter und Kohlehydrate haben fast keine antianämische Wirkung [33].

Neben den aufgezählten Nahrungsmitteln zeichnen sich noch durch besonderen Eisenreichtum aus: Blut, Eidotter, Spinat, Hülsenfrüchte, Haferflocken, Vollkornbrot, Pflaumen, Rosinen und andere getrocknete Früchte.

Die die Blutbildung fördernde Wirkung einzelner Nahrungsmittel geht allerdings in manchen Fällen nicht genau ihrem Eisengehalt parallel. Dies ist unter anderem darauf zurückzuführen, daß die Verwertbarkeit des Nahrungseisens auch von der Form abhängt, in der es vorliegt. So kann z. B. Hämineisen nicht verwertet werden. Auch bei einem zu niedrigen Kalzium/Phosphor-Quotienten in der Kost soll die Eisenresorption behindert sein.

Bei *perniziöser Anämie* wurde durch die medikamentöse Lebertherapie die Zufuhr von Leber mit der Kost in vielen Fällen überflüssig. Vor Einführung der Leberinjektionstherapie mußten täglich größere Mengen Leber gegessen werden *(Leberdiät).* Weitere, an Vitamin B_{12} reiche Nahrungsmittel sind z. B. Eier und Weizenkeime. Eine Unterstützung der medikamentösen Therapie der perniziösen Anämie und anderer makrozytärer Formen durch Verabreichung von Leber (die auch kleinere Mengen von Folsäure enthält) ist empfehlenswert.

Die diätetische Verabreichung rohen Schweinemagens oder frischen Knochenmarkes (täglich 50 bis 100 g), das wegen seines Nukleoproteidgehaltes gegeben wurde, setzte sich nicht durch. Während Knochenmark zwar in der Suppe verhältnismäßig gerne genommen wird, stößt die Verwendung von Schweinemagen aus geschmacklichen Gründen meist auf größere Schwierigkeiten.

Bei Magensalzsäuremangel bzw. Anazidität (Eisenmangelanämie, perniziöse Anämie) soll neben Salzsäure auch eine gut bekömmliche und aufgeschlossene Kost verabreicht werden, um die Verdauung zu erleichtern.

Hämolytische Anämien wurden in Süditalien, Sizilien und Sardinien, aber auch in Deutschland [51] nach dem Genuß von Saubohnen (vicia faba) oder nach Einatmen von Pollen dieser Pflanzen beobachtet. *(Favismus.)* Es liegt ein erblicher Enzymdefekt der Erythrozyten vor.

Nach reichlichem Genuß von geröstetem Mais traten in Angola (während der Maisernte) akute hämorrhagische Diathesen auf. Im Tierexperiment konnte durch Verfütterung von geröstetem Mais Thrombopenie erzeugt werden.

Bei *Hämochromatose* wird vielfach eine eisenarme Kost verordnet (s. S. 169 ff.).

Bei *Polyzythämie* soll die Eiweißzufuhr beschränkt werden, wobei eher pflanzliche Nahrung empfohlen wird. Es kommt dadurch zu einer geringeren Zufuhr von „extrinsic factor". Man weiß außerdem, daß im Tierexperiment eine Aderlaßanämie durch tierische Kost rascher beseitigt wird als durch pflanzliche [33]. Darüber hinaus ist die Einhaltung einer eisenarmen Kost zweckmäßig (s. S. 169 ff.).

Grundsätze der Diät bei Eisenmangelanämie. *Eiweißreich, eisenreich, normale Kohlehydrat- und Fettmengen, vitamin- und mineralstoffreich. Berücksichtigung einer Anazidität, aufgeschlossene Kost!*

XVI. Infektionskrankheiten. Allgemeines über die Kost bei fieberhaften Erkrankungen

Bei akuten, mit höherem Fieber einhergehenden Infektionskrankheiten soll die Ernährung zunächst flüssig oder halbflüssig sein. Trotzdem soll man von Anfang an bemüht sein, dem Patienten eine möglichst konzentrierte, eiweiß-, kalorien- und vitaminreiche Nahrung zuzuführen. Gesüßte Fruchtsäfte sollen in jedem Falle gegeben werden. Die Diät soll keine Speisen, die das Auftreten von Blähungen begünstigen, und keine sehr stark gewürzten Nahrungsmittel oder Gerichte enthalten. Reichliche Vitaminzufuhr (besonders Vitamin C) scheint die Resistenz gegenüber Infektionen zu erhöhen. Beriberi und Pellagra treten bei unterernährten Patienten öfters als Komplikationen während fieberhafter

Erkrankungen auf. Dies spricht dafür, daß während akuter fieberhafter Zustände a- bzw. subvitaminotische Zustände eher vorkommen. Auf Grund lichtelektrischer Untersuchungen wurde über eine starke entzündungshemmende Wirkung bestimmter Obst- und Gemüsesorten (Möhren, Johannisbeeren, Trauben, Pflaumen, Blumenkohl, Erdbeeren) berichtet [24].

Eine reichliche Eiweißzufuhr ist besonders bei länger dauernden und konsumierenden Infektionskrankheiten (Typhus) von großer Wichtigkeit. Eiweißreiche Kost soll bei Infektionskrankheiten die Krankheitsdauer abkürzen. Es sei außerdem darauf hingewiesen, daß zur Antikörperbildung Eiweiß erforderlich ist. Die früher vielfach angestrebte Überernährung bei Lungentuberkulose ist nicht zweckmäßig. Die Patienten fühlen sich bei normalem Gewicht besser.

Auf die Wichtigkeit sorgfältiger Mundpflege sei besonders hingewiesen. Das Einnehmen häufiger und kleinerer Mahlzeiten wirkt sich günstig auf die Speichelsekretion aus.

Bei *Fieber* soll die Kost eher kalorienreich sein, da der Grundumsatz oft stärker erhöht ist. Im Hinblick auf den vermehrten Eiweißabbau soll die Diät auch eher eiweißreich sein (wenn möglich 70 bis 90 g pro Tag). Eine noch höhere Eiweißzufuhr ist vielfach wegen des Appetitmangels der Patienten nicht möglich. Es ist auch zweckmäßig, reichlich Kohlehydrate zu geben. Diese haben eine eiweißsparende Wirkung und wirken dem Auftreten einer Ketose entgegen, zu der der Organismus bei starkem Abbau von körpereigenem Fett neigt.

Die Kost soll, wie schon oben erwähnt, während der Periode hohen Fiebers, flüssig-breiig sein und reichlich Flüssigkeit enthalten. Fruchtsäfte, Milchmischgetränke, gezuckerter Tee und Kompott stehen anfangs im Vordergrund. So bald als möglich sollen Puddinge, Cremen, passiertes Gemüse, diätetische Eierspeisen (s. S. 30, 35), Fleischhaschee, Biskuit usw. zugelegt werden. Die Mahlzeiten sollen klein sein. Bei starkem Schwitzen muß, falls die Kost sonst arm an Natrium ist, etwas Kochsalz (2 bis 3 g pro Tag) zugelegt und geeigneten Speisen oder Getränken beigefügt werden. Eine hohe Kochsalzzufuhr ist auf keinen Fall zweckmäßig. Mit Rücksicht auf die entzündungshemmende Wirkung einer kochsalzarmen Kost ist es eher zweckmäßig, die tägliche Kochsalzzufuhr auf wenige Gramm pro Tag zu beschränken.

XVII. Chronische Erkrankungen und Neoplasmen

Soweit im Einzelfall nicht besondere Regeln eingehalten werden müssen (siehe das betreffende Kapitel!), gelten bei derartigen, unter Umständen eine lange Krankheitsdauer verursachenden Erkrankungen folgende allgemeine Gesichtspunkte: Die Speisenzusammenstellung soll besonders weitgehend den Wünschen des Patienten entgegenkommen. Auf anziehende Art des Servierens muß besonderer Wert gelegt werden. Milch wird wegen ihrer guten Bekömmlichkeit im allgemeinen einen hervorragenden Platz einnehmen. Die einzelnen Speisen sollen eher in ihrer Menge begrenzt sein, dafür sollen Mahlzeiten öfter während des Tages serviert werden. Konzentrierte Nahrungsmittel sind vorzuziehen. Unter Umständen ist es notwendig, Eiweißhydrolysate oder eine Sonden- bzw. parenterale Ernährung anzuwenden. Eiweiß soll nach Möglichkeit in reicher Menge (100 bis 150 g pro Tag) zugeführt werden. Desgleichen ist es empfehlenswert, eine reichliche Vitamin- und Mineralstoffzufuhr zu gewährleisten.

XVIII. Diäten bei chirurgischen Erkrankungen

1. Allgemeines

Das Risiko chirurgischer Operationen ist sowohl bei schlechtem Ernährungszustand als auch bei Adipositas erhöht. Daher soll in beiden Fällen, wenn der klinische Zustand es gestattet, präoperativ eine entsprechende diätetische Behandlung durchgeführt werden.

Bei schlechtem Ernährungszustand soll versucht werden, durch eine eiweiß- und kalorienreiche Kost eine Besserung herbeizuführen. Wenn in solchen Fällen eine Operation nicht sehr dringend ist, ist es oft empfehlenswert, sie zu verschieben und in der Zwischenzeit eine möglichst hochwertige Nahrung zu verabreichen. Bei Eiweißmangel sind Wundheilung und Kallusbildung verzögert sowie die Abwehrlage des Organismus (Bildung von Antikörpern!) unter Umständen verschlechtert. Bei Fieber und Hyperthyreose ist der Kalorienbedarf wesentlich gesteigert. Der postoperativ eintretende Verlust an Körpereiweiß, der zum Teil traumatisch, zum Teil durch Blut- und Sekretverluste bedingt ist, kann mitunter mehr als 1000 g betragen! Es wird um so mehr Körpereiweiß zur Deckung des Kalorienbedarfes verbrannt, je unzureichender die Kalorienzufuhr ist. Die Kohlehydratreserven der Leber vermögen den Kalorienbedarf, sobald ein hungerähnlicher Zustand, wie er postoperativ häufig vorkommt, einsetzt, nur durch einige Stunden hindurch zu decken. Danach wird Körpereiweiß zu diesem Zwecke abgebaut. Es soll daher getrachtet werden, postoperativ bei schwerkranken Patienten nach Möglichkeit von Anfang an eine kalorisch ausreichende Ernährung zu gewährleisten. Dieselben Grundsätze gelten für die Versorgung von Patienten mit schweren Verbrennungen. Es ist in diesen Fällen besonders wichtig, durch eine kalorien- und eiweißreiche Ernährung der Entstehung eines Marasmus vorzubeugen. Wenn notwendig, ist eine parenterale Ernährung durchzuführen. Auch perorale oder intravenöse Zufuhr von Aminosäuren (Aminosol) sowie intravenöse Fetternährung sind bei Schwerkranken während der ersten Zeit nach der Operation angezeigt. Die postoperative parenterale Ernährung ist allerdings oft nur ein schlechter Ersatz für eine gute Diät. Sie ist überflüssig, wenn sich ein Patient in verhältnismäßig gutem Ernährungszustand befindet und eine komplikationslose Genesung in absehbarer Zeit erwartet werden kann.

Postoperativ kommt es meistens auch zu einem beträchtlichen Verlust an bestimmten Mineralstoffen, so Kalium (entsprechend dem Eiweißverlust, bei Kochsalzinfusionen oder starker Diurese), Natrium (Blutung, Sekrete, Ödem, Diarrhöen) und Eisen (Blutverlust). Auf die Wichtigkeit ausreichender Vitaminzufuhr sei besonders hingewiesen. Subklinische Vitaminmangelzustände verzögern nach tierexperimentellen Ergebnissen die Heilungsdauer von Wunden.

Es sei auch kurz darauf verwiesen, daß sich nach Verschlukken von *Fremdkörpern* seit langer Zeit eine Sauerkraut-Kartoffeldiät bewährt. Zur Prophylaxe einer postoperativen *Parotitis* (Anregung der Speichelsekretion) wurde Kauen von Brotrinde empfohlen.

Da bei alimentärer Lipämie die Neigung zum Auftreten von Thrombosen erhöht sein kann, wurde empfohlen, prä- und postoperativ eine fettarme Diät einzuhalten (s. S. 115).

2. Diät nach Laparotomie

Es sei vorweggenommen, daß die Angaben in den folgenden Abschnitten nur allgemeine Geltung haben und daß die Diät im Einzelfall nach den Weisungen des Chirurgen, der Eigenart des individuellen Falles angepaßt, aufgestellt werden muß. Bei größeren Bauchoperationen ist während der ersten Tage nach dem Eingriff eine weitgehende Beschränkung der peroralen Nahrungszufuhr notwendig. Dies hängt zum Teil mit der Gefahr des Auftretens eines postoperativen paralytischen Ileus zusammen. Bei kleineren Eingriffen, so z. B. nach Appendektomie, lassen viele Chirurgen schon am ersten Tag nach der Operation kleine Mengen von Tee, Milch, Fruchtsäften usw. geben. Falls Erbrechen auftritt, kann es durch die Anästhesie bedingt sein und soll nicht unbedingt dazu veranlassen, jede Nahrungsaufnahme zu verbieten. Bei größeren abdominellen Eingriffen, auch solchen gynäkologischer Art, ist ein langsamer Aufbau der Diät zu empfehlen. Während am ersten und eventuell zweiten Tag oft nur Tee und Fruchtsäfte gegeben werden, können danach langsam Schleimsuppen, Zwieback, Butter, leichte Eiergerichte (diätetisches Rührei, poschierte Eier, weiche Eier) verordnet werden. Milch verursacht bei vielen Patienten Blähungen und darf daher, wenn überhaupt, zunächst nur mit Vorsicht gegeben werden. Falls der Zustand des Patienten es erfordert, wird während der ersten Tage eine parenterale Ernährung durchgeführt. Sollte im Laufe des Kostaufbaus Übelkeit oder Erbrechen auftreten, wird die perorale Nahrungszufuhr eingeschränkt und die Menge der parenteralen Nahrung vergrößert. Unter Umständen ist eine Vitaminzufuhr erforderlich. Entsprechende Tagesmengen sind: 25 000 E Vitamin A, 2500 E Vitamin D, 12 mg Vitamin B_1 (Thiamin), 12 mg Vitamin B_2 (Riboflavin), 200 mg Nikotinsäureamid und 300 mg Askorbinsäure (orale oder parenterale Verabreichung je nach dem Zustand des Patienten).

Nach Magenoperationen sollen die Patienten nach einem im allgemeinen gültigen Grundsatz am ersten postoperativen Tag hungern. Der Mageninhalt (Magensaft, Wund- und Darmsekrete, Blut) wird abgesaugt. Während der ersten Zeit nach der Operation muß darauf geachtet werden, daß der Magen nicht überfüllt wird. Der Patient soll daher nicht genötigt werden, mehr zu essen, als er möchte. Der Kostaufbau geschieht allmählich, beginnend mit löffelweisen Gaben von Tee oder Haferschleim am zweiten Tag, allmählichen Zulagen von Schleimsuppe, Milch, Fruchtsäften, weichen Eiern, Zwieback, passiertem Gemüse, Magermilchmischgetränken usw. an den folgenden Tagen. Die Mahlzeiten sollen klein und dafür häufig sein. Unter Umständen wird während der ersten postoperativen Tage eine Miller-Abbott-Sonde eingelegt und durch sie Magen- bzw. Dünndarminhalt abgesaugt. Durch die Sonde können auch Fütterungen vorgenommen werden.

Tritt postoperativ eine Retention des Mageninhaltes auf, soll die Flüssigkeit aus der Diät weggelassen (und dafür parenteral physiologische Kochsalzlösung, Traubenzuckerlösung usw. zugeführt) werden.

Nach Gallenblasenoperationen muß der Fettgehalt der Diät besonders eingeschränkt werden.

3. Diät bei Ileo- und Colostomie

Im Colon werden normalerweise etwa 30 % der Kohlehydrate, 5 bis 10 % des Eiweißes und Fettes, etwa 1 l Wasser sowie Natrium resorbiert [83]. Nach einer Ileo- oder Colostomie übernimmt der Dünndarm nur einen Teil dieser Funktion.

An den ersten Tagen nach der Operation sollen nur ungezukkerter Tee, Fruchtsäfte usw. gegeben werden. Etwa vom dritten Tag an (nach Öffnung der vorgelagerten Schlinge) kann man auf eine flüssige schlackenarme Kost übergehen, die etwa vom siebenten Tag an allmählich erweitert werden kann, so daß der Patient dann eine feste schlackenarme Kost als Dauerkost hat. Bei Ileocolostomie, primärer Resektion und nach Schluß einer Colostomie soll man, um eine stärkere Beanspruchung der Nähte zu vermeiden, erst nach dem vierten Tag mit einer flüssigen schlackenarmen Kost beginnen (und bis dahin parenteral ernähren). Diese soll möglichst gut aufgeschlossen sein und die Dünndarmmotilität nicht vermehren. Milch wird oft schlecht vertragen. Falls eine Miller-Abbott-Sonde verwendet wird, kann allgemein etwas früher eine reichlichere Kost gegeben werden. Tritt ein vorübergehender Verschluß des afferenten Darmes auf, so muß man gegebenenfalls wieder auf eine flüssige schlackenarme Kost zurückgehen und diese Kostform so lange beibehalten, bis die Passage wieder frei ist. Dann wird die Kost allmählich wieder aufgebaut (breiig, halbfest, fest).

Die Dauerkost bei Colostomie soll vor allem das Auftreten von stärkerer Gasbildung und Diarrhöen verhindern. Es ist unter Umständen zweckmäßig, den Patienten dauernd in einem Zustand leichter Obstipation zu halten. Die Kost soll gut aufgeschlossen sein (s. S. 40 ff.) und kann allmählich erweitert werden. Es ist empfehlenswert, Weizen- und Reisgerichte zu bevorzugen, da diese besser als Kartoffel- oder Maismehlgerichte ausgenutzt werden. Falls, etwa nach der erstmaligen Verabreichung passierten Gemüses, Diarrhöen auftreten, müssen die betreffenden Nahrungsmittel sofort wieder weggelassen werden. Es ist zweckmäßig, die Patienten zu veranlassen, über ihre Diät gewissermaßen Buch zu führen. Der Kostaufbau soll vom Patienten selbst ebenso genau überwacht werden wie der einer Eliminationsdiät bei Allergie! Wichtige Bestandteile der Kost sind Eier, Fleisch, Käse, Zwieback, Teigwaren, Karotten, Äpfel, Bananen, Marillen (Aprikosen). Nach Genuß von Milch, Saucen, Hülsenfrüchten, Kohl, Gurken und Pilzen kommt es mitunter zu einem unerwünschten Auftreten flüssiger Stühle.

4. Diät bei Operationen am Mastdarm

Es ist empfehlenswert, vor Operationen wegen Hämorrhoiden oder Analfistel einige Tage lang eine schlackenarme Kost nehmen zu lassen und vom Operationstag an Tct. Opii zu verordnen. Je nach der Eigenart des Falles wird die Opiumtinktur etwa vom vierten postoperativen Tag an weggelassen und zusätzlich Paraffin gegeben. Auf diese Weise soll eine Störung des Operationsgebietes durch Stuhlmassen nach Möglichkeit vermieden werden.

5. Diät bei chirurgischen Eingriffen und gleichzeitiger Leberschädigung

Besteht z. B. vor einer Gallenblasenoperation ein Ikterus oder sind sonstige Anzeichen einer Leberschädigung vorhanden, ist es wichtig, prä- und postoperativ eine kohlehydratreiche sowie fettarme Leberschonkost zu geben (s. S. 60 ff.). Dadurch können wahrscheinlich die ungünstigen Wirkungen verschiedener mit der Operation zusammenhängender Faktoren (Operationstrauma, Anästhesie, postoperative Periode zeitweisen Hungers) auf die Leber vermindert werden.

6. Flüssige bzw. halbflüssige, schlackenarme Kost

(Im Frühstadium des Kostaufbaus nach Operationen an den unteren Darmabschnitten)

Die flüssige Form erleichtert den Durchtritt des Darminhaltes durch verengte Abschnitte und die Absaugung durch die Miller-Abbott-Sonde. Fruchtsäfte, ausreichend Kochsalz. Keine Gemüse, keine rohen Früchte.

Die Kost besteht hauptsächlich aus: Bouillon (Fleisch-, Gemüsebouillon), Sauermilch (geringe Mengen), Rührei, Reisbrei, Grießbrei, Zwieback, gedünstetem Reis (kleine Mengen), Kartoffelpüree (kleine Mengen), Topfen (Quark), Fleischhaschee (kleine Mengen). Die hier angeführten festen Speisen können nur gegeben werden, wenn eine streng flüssige Form nicht mehr notwendig ist.

7. Feste, schlackenarme Kost

(Folgende Periode des Kostaufbaues nach Operationen an den unteren Darmabschnitten)

Es ist der Zweck dieser Diät, die Menge des Darminhaltes im Colon bei ausreichender Zufuhr von Kalorien und Eiweiß auf ein Minimum einzuschränken und Gasbildung nach Möglichkeit zu vermeiden. Es bleiben etwas mehr Rückstände als bei der flüssigen bzw. halbflüssigen schlackenarmen Kost.

Erlaubt: Bouillon, Weißbrot, Reis, Teigwaren, Haferflocken, Butter (beschränkt), Rahm bzw. Schlagobers, Margarine, Weichkäse, Topfen (Quark), weißes Fleisch, magerer Fisch, magere Geflügelsorten (gekocht, gedünstet), Eier (besser hart gekocht), Puddinge, Aufläufe, leichte (nicht fette) Mehlspeisen, Fruchtgelee, Obstsaft (kleine Mengen), Tomatensaft, Zucker, Honig, Kakao, leichter Tee, Kaffee.

Verboten: Milch, Vollkornbrot, Fleisch und Fisch in gebratenem Zustand, Kartoffeln (kleine Mengen Kartoffelpüree erlaubt), Gemüse, Knoblauch, Schweinefleisch, Geräuchertes, Wurstwaren, schwere, fette Mehlspeisen, Süßigkeiten mit Früchten oder Nüssen, Obst, Nüsse, Oliven, Marmeladen, Jam, Gewürze, alkoholische Getränke.

8. Erweiterte schlackenarme Kost

(Nach gynäkologischen Operationen und im weiteren Kostaufbau nach Operationen an den unteren Darmabschnitten)

Außer den im vorhergehenden Abschnitt angeführten Speisen können gegeben werden:

Milch in kleinen Mengen (soll hauptsächlich nur zum Kochen verwendet werden), Butter in mäßigen Mengen, Spinat (püriiert), reife Bananen (in beschränkter Menge), Äpfel (gebacken oder als Kompott, kleine Mengen), Birnen, Kirschen, Aprikosen, Pfirsiche (als Kompott in kleinen Mengen).

Grundsätze der Formen der schlackenarmen Kost. *Je nach dem postoperativen Stadium in flüssiger, halbflüssiger oder fester Form. Reich an Eiweiß und feinen Kohlehydraten, verhältnismäßig reich an Fett. Bei der erweiterten Form bestimmte Obstsorten in beschränkter Menge erwünscht.*

XIX. Nahrungsmittelallergien und Diät bei allergischen Erkrankungen

1. Allgemeines

Nahrungsmittelallergene können eine große Zahl allergischer Erkrankungen hervorrufen. Als wichtigste seien folgende erwähnt: Urtikaria, Ekzeme, Rhinitis, Migräne, gastrointestinale Störungen, wie Übelkeit, Erbrechen, Diarrhöen, Colitis und Asthma bronchiale. In einem Teil der Fälle ist sowohl hinsichtlich der Art der Allergene als auch hinsichtlich des Erfolgsorgans eine familiäre Veranlagung festzustellen. Eine sorgfältig aufgenommene Anamnese vermag in manchen Fällen die Allergene aufzudecken, soweit sie dem Patienten nicht schon bekannt sind. Manchmal haben die Patienten eine Abneigung gegen die betreffenden Nahrungsmittel und vermeiden sie von selbst. In solchen Fällen bedürfen die Patienten, falls sich eine dauernde Vermeidung dieser Nahrungsmittel als notwendig herausstellt, unserer küchentechnischen Beratung. Stets ist es wertvoll, wenn die Patienten genaue Listen über die genossenen Speisen und die etwa aufgetretenen Symptome führen.

Hautteste vermögen in manchen Fällen das schuldtragende Allergen aufzudecken. Sie werden entweder intra- oder subkutan durchgeführt. Sie sind allerdings mit Vorsicht zu verwerten, da sowohl falsche positive als auch falsche negative Ergebnisse vorkommen. Außerdem ist für ihre Durchführung und Auswertung große Erfahrung notwendig. Da unter Umständen auch schwere Zwischenfälle (Schock) auftreten können, muß die Austestung in jedem Falle mit sehr kleinen Dosen begonnen werden.

Wenn nur eine Allergie geringeren Grades besteht, löst eine normale Mahlzeit, in der die betreffenden Stoffe enthalten sind, oft noch keine Symptome aus. Erst eine ungewöhnlich große Menge der betreffenden Substanz gibt Anlaß zum Auftreten von Symptomen. Diese treten manchmal auch erst dann in Erscheinung, wenn mehrere Mahlzeiten dieser Art in kurzen Abständen hintereinander eingenommen werden, so daß von einer Kumulation gesprochen werden kann. Jedoch auch andere Faktoren können sonst unterschwellige Reize wirksam machen. So tritt manchmal eine Nahrungsmittelallergie nur während der Menstruation, während einer fieberhaften Erkrankung, während der Heufieberzeit oder dann, wenn gleichzeitig gewisse Medikamente eingenommen werden, auf.

Für die Erkennung der Nahrungsmittel, die allergische Symptome auslösen, ist es wichtig, zu wissen, daß das Zeitintervall zwischen der Einnahme der Speisen und dem Auftreten von Krankheitszeichen von verschiedenen Faktoren abhängig ist. Falls die betreffenden Speisen (z. B. Milch, Eier, Zerealien) mehrmals am Tag eingenommen werden, treten Symptome oft erst einige Stunden nach der Mahlzeit auf. Es kann sogar vorkommen, daß sich die Patienten unmittelbar nach der betreffenden Mahlzeit erleichtert fühlen. Dadurch wird die Erkennung der Allergene erschwert. Wenn das allergisierende Nahrungsmittel nur etwa alle paar Tage oder Wochen zugeführt wird, treten die Symptome der allergischen Reaktion meistens schon sehr kurze Zeit nach der Mahlzeit auf, wodurch die Diagnose erleichtert wird. Die Erkennung aller schädlichen Nahrungsmittel wird oft auch dadurch erschwert, daß sich die Allergie im Verlaufe der Erkrankung auf andere Stoffe derselben Gruppe (z. B. Zerealien) ausbreiten kann (Parallergie).

Nahrungsmittel, Gewürze und Genußmittel, die häufig als Allergene auftreten

(Die *kursiv* gesetzten Nahrungsmittel sind besonders häufig für die Auslösung allergischer Erscheinungen verantwortlich.)

Milch und Milchprodukte (besonders Käse),
Eier,
Getreideprodukte (Mehle, Haferflocken, Mais usw.),
Kartoffeln,
Tomaten, Spinat, Bohnen, Linsen, Erbsen, Lattich, Kohl, Karotten, Sellerie, Zwiebeln, Spargel,
Schweinefleisch, Rindfleisch, Innereien,
Fisch (besonders Schellfisch),
Krebse (Hummer, Krabben, Garnelen),
Erdbeeren, Stachelbeeren, Himbeeren, Orangen, Trauben, Birnen, Bananen, Grapefruit,
Nüsse,
Pfeffer,
Schokolade, Kakao,
Wein.

2. Methoden der Erkennung von Nahrungsmittelallergenen

a) Testmahlzeit

Falls, etwa auf Grund der Anamnese oder eines Hauttestes, ein bestimmtes Nahrungsmittel verdächtigt wird, soll es zunächst fünf Tage von der Kost weggelassen werden. Wenn es dann eingenommen wird, tritt oft kurze Zeit nachher eine allergische Reaktion, z. B. in Form von Hauterscheinungen, Kopfschmerzen, asthmatischen Beschwerden oder Erscheinungen von Seiten des Verdauungstraktes auf. Während der dieser Mahlzeit vorangehenden fünf Stunden soll der Patient weder essen noch rauchen. Von dem betreffenden Nahrungsmittel soll, wenn es die Lage des Falles gestattet, eine größere Menge gegeben werden. Wenn nach einer Stunde keine klinischen Symptome auftreten, kann der Vorgang wiederholt werden.

b) Ausschaltungs- (Eliminations-) Diät

Diese Methode hat größere Bedeutung als die Anwendung von Testmahlzeiten. Es werden bestimmte Nahrungsmittel bzw. Nahrungsmittelgruppen aus der Ernährung ausgeschlossen. Dies muß bei jeder Gruppe mindestens ein bis zwei Wochen hindurch geschehen, bevor man mit einiger Sicherheit Schlüsse ziehen kann. Wenn es sich um die Ausschaltung einer für die Ernährung wesentlichen Gruppe von Nahrungsmitteln aus diagnostischen Gründen handelt, soll man diese Perioden im allgemeinen nicht länger als auf 2 bis 3 Wochen ausdehnen. Wenn die klinischen Erscheinungen nicht weiter auftreten, ist es wahrscheinlich, daß sich das Allergen unter den in dieser Periode eliminierten Nahrungsmitteln befindet. Falls man, etwa auf Grund eines Hauttestes, einen begründeten Verdacht in der Richtung bestimmter Stoffe hat, kann man gleich mit der Elimination der betreffenden Nahrungsmittelgruppe beginnen. Ist dies nicht der Fall, empfiehlt sich ein systematisches Vorgehen. Es kann z. B. folgendes Schema eingehalten werden:

1. Periode: Tee + Zucker. (Diese Periode soll kürzer gehalten werden.)
2. Periode: Tee, Zucker, Zerealien.
3. Periode: Tee, Zucker, Zerealien, Milch.
4. Periode: wie bisher + Eier.
5. Periode: wie bisher + Fleisch.

Häufig wird es jedoch zweckmäßig sein, der individuellen Eigenart des Falles entsprechend, die Reihenfolge und auch die Zusammensetzung der in den einzelnen Perioden gegebenen Nahrungsmittel zu variieren.

Grundsätzlich beginnen wir also bei der Eliminationsdiät mit solchen Speisen bzw. Getränken, die erfahrungsgemäß nur selten allergische Erscheinungen hervorrufen. Es wäre nach diesem Prinzip vielleicht besser, an die Teeperiode eine Rohkostperiode anzuschließen. Doch steht dem der sehr geringe Eiweiß- und Kaloriengehalt der Rohkost entgegen. Um die Patienten in einem einigermaßen guten Ernährungszustand zu halten, empfehlen wir daher, gleich in der zweiten Periode Zerealien zu geben, die in dieser Hinsicht als vollwertige Nahrungsmittel anzusehen sind. Wegen der Gefahr der Entstehung eines Vitaminmangelzustandes bei Verordnung länger dauernder Suchdiäten müssen unter Umständen zusätzlich Vitamine gegeben werden (je nach der Art der Diät, z. B. Vitamin A oder Vitamin C!).

Eine andere Form einer Suchdiät, die von Hämel für allergische Hauterkrankungen angegeben wird, sei im folgenden angeführt.

Tabelle 12

Grundkost

8 Uhr:	Tee mit Zucker, Butterbrot
10 Uhr:	Butterbrot
13 Uhr:	Falsche Suppe (bestehend aus Wasser, Mehl, Butter, Salz), Kartoffelpüree, Salat aus gekochtem Gemüse, Brot
16 Uhr:	Tee mit Zucker, Butterbrot
20 Uhr:	Kartoffeln mit Butter, Salat aus gekochtem Gemüse, Butterbrot

Zulagen

1. Tag:	$^1/_4$ Liter Milch
2. Tag:	1 Liter Milch
3. Tag:	100 g Kalbfleisch
4. Tag:	100 g Rindfleisch
5. Tag:	100 g Schweinefleisch, Schweineschmalz
6. Tag:	100 g Wurst
7. Tag:	Bohnen
8. Tag:	Erbsen
9. Tag:	Linsen
10. Tag:	weichgekochtes Ei, gebratenes Ei (Spiegelei)
11. Tag:	Reis
12. Tag:	Karotten
13. Tag:	Obst
14. Tag:	Fisch
15. Tag:	Gurken
16. Tag:	Spinat
17. Tag:	Pilze

Sobald festgestellt werden konnte, daß sich das Allergen innerhalb einer bestimmten Gruppe befindet, sind zwei weitere Aufgaben zu erfüllen: Erstens muß nach Möglichkeit festgestellt werden, welches oder welche Nahrungsmittel dieser Gruppe im einzelnen als Allergene in Frage kommen. Dies kann entweder so geschehen, daß wir die einzelnen Nahrungsmittel der Reihe nach eliminieren und so feststellen, welche Stoffe aus der Kost weggelassen werden müssen, um ein Aufhören der Symptome zu erreichen. Man kann jedoch auch alle Nahrungsmittel der verdächtigen Gruppe weglassen und nach Verschwinden der allergischen Erscheinungen vorsichtig und in entsprechenden Abständen ein Nahrungsmittel nach dem anderen zusetzen.

Die zweite Aufgabe besteht darin, die *Toleranz* festzustellen, sobald die „schuldigen“ Stoffe herausgefunden wurden. Durch Verabreichung zunächst sehr geringer und dann ansteigender Mengen dieser Substanzen stellen wir fest, welche Mengen vertragen werden. Bei hochgradiger Allergie treten allerdings schon nach Verabreichung von Spuren Symptome auf.

Es ist sehr wichtig, daß Eliminationsdiäten vom Arzt bzw. nach den vom Arzte erlassenen Richtlinien von der Diätassistentin sehr genau zusammengestellt und vom Patienten ebenso genau eingehalten werden. Auf die weiter unten dargelegten küchentechnischen Einzelheiten sei besonders hingewiesen.

3. Diätetische Therapie der Nahrungsmittelallergien

Sobald die Art der allergisch wirkenden Nahrungsmittel festgestellt ist, sollen diese im allgemeinen längere Zeit hindurch aus der Diät weggelassen werden. Oft verschwindet nach einigen Monaten die Allergie. Wenn nach dieser Zeit nach der Verabreichung kleiner Mengen der betreffenden Nahrungsmittel wiederum Symptome auftreten, soll man, wenn möglich, eine neuerliche längere Periode der Enthaltung von diesen Speisen verordnen. Es gibt jedoch Fälle, bei denen auch jahrelange Elimination der Allergene die Allergiebereitschaft nicht zum Schwinden bringt.

Falls durch längere Zeit hindurch wichtige Nahrungsmittel weggelassen werden müssen, soll es unsere Sorge sein, einen ausreichenden Ernährungszustand durch Verabreichung anderer Stoffe zu gewährleisten. Dem Patienten müssen auch in dieser Hinsicht genaue Anweisungen erteilt werden. Häufige Gewichtskontrollen sind erforderlich. Bei Kindern muß eine entsprechende Gewichtszunahme sichergestellt werden. Die notwendige Kalorienzufuhr kann z. B., wenn diese Speisen vertragen werden, durch Verabreichung größerer Mengen von Öl, Zucker, Speck, Sirup, Marmeladen, Sojamehl usw. gewährleistet werden. Häufige Mahlzeiten sind zweckmäßig (Zwischenmahlzeiten usw.) (s. S. 101 ff.). Bei Überempfindlichkeit gegen eine bestimmte Art tierischen Eiweißes sollen größere Mengen anderer Eiweißarten aus dieser Gruppe (Milch, Eier, Fleisch, Fisch) gegeben werden. Auch auf ausreichende Mineral- und Vitaminzufuhr ist zu achten. Nötigenfalls müssen diese Stoffe auf medikamentösem Wege zugeführt werden. (Es sei jedoch darauf hingewiesen, daß auch Allergien gegen Vitaminpräparate vorkommen.)

Falls eine *Allergie gegen Milch* besteht, muß durch längere Zeit eine milchfreie Kost gegeben werden. Bei leichten Formen werden allerdings kleine Mengen von Milch und Butter oft vertragen. Wenn die Allergie nur gegenüber Lactalbumin besteht, können gekochte Milch oder Milchpulver ohne Schaden gegeben werden. Falls die Allergie jedoch auch gegen Kasein gerichtet ist, muß Milch in jeder Form vermieden werden.

Bei Kindern, denen eine milchfreie Kost durch längere Zeit verabreicht werden muß, ist unter Umständen die Verabreichung von Kalzium, Kochsalz (zusätzlich!), Eisen, Sojabohnenmilch (Eiweißträger!) oder Aminosäurepräparaten empfehlenswert.

Eine weitere Möglichkeit diätetischer Beeinflussung einer Nahrungsmittelallergie besteht in dem Versuch einer *Desensibilisierung*. Man kann entweder ganz kleine Mengen der betreffenden Nahrungsmittel etwa eine Stunde vor der Hauptmahlzeit verabreichen oder durch längere Zeit hindurch allmählich steigende Mengen geben. Allgemein wurde bei Allergien die Einhaltung einer eher alkalisierenden Kost (s. S. 192 ff.) empfohlen.

Küchentechnische Bemerkungen. Da manche Patienten auch gegen geringste Spuren allergenhaltiger Nahrungsmittel empfindlich sind, ist peinlichste Sauberkeit in der Küche erforderlich (Bestecke, Geschirre!). Manche Allergiker sind sogar gegen den Geruch bzw. gegen Dampf empfindlich (wasserlösliche Allergene!). Von Speisen, die nicht ausdrücklich erlaubt sind, darf auch nicht gekostet werden. Bei allen verwendeten Nahrungsmitteln, die nicht in der eigenen Küche gekocht bzw. zubereitet sind (z. B. Brot, Konserven, Mehlspeisen), muß man ganz sicher sein, daß die zu vermeidenden Stoffe, auch in Spuren, nicht enthalten sind. Dies gilt insbesondere für Eier und Mehl! Es ist eine Erfahrungstatsache, daß gekochtes Obst im Gegensatz zu rohen Früchten oft gut vertragen wird.

Grundsätze der Diät bei Nahrungsmittelallergien. *Nach Erkennung Ausschaltung der allergisierenden Speisen, unter Umständen für lange Zeit. Aufrechterhaltung einer quantitativ und qualitativ ausreichenden Kost.*

XX. Verschiedene qualitative Diäten

1. Eiweißreiche Kost

Bei der Besprechung der Diätetik einzelner Erkrankungen wurde wiederholt auf die Notwendigkeit der Verabreichung eiweißreicher Kost hingewiesen. Im allgemeinen soll eine derartige Diät größere Mengen von Milch, Käse, Eiern, Fleisch, Fisch, Geflügel und Hülsenfrüchten (Sojabohnen!) enthalten. Auf die notwendige Zufuhr von Vitaminen und Mineralstoffen ist Rücksicht zu nehmen. Insbesondere sollen, wenn der besondere Zweck der Diät dies nicht ausschließt, frisches Gemüse und Obst in ausreichender Menge dazugegeben werden.

Der Spiegel des Serumeiweißes ist im allgemeinen ein guter Anhaltspunkt zur Schätzung des Grades eines Eiweißmangelzustandes. Eine Verringerung des im Plasma zirkulierenden Eiweißes um 1 g (aus dem prozentuellen Eiweißgehalt und der Plasmamenge errechnet) entspricht etwa einer Abnahme des Körpereiweißes um 30 g.

Indikationen

Langdauernde strenge Bettruhe (sonst Entstehung einer negativen Eiweißbilanz).

Infektionskrankheiten (besonders länger dauernde).

Chronische, fieberhafte Erkrankungen.

Unterernährung (gleichzeitig kalorienreiche Kost!).

Kwashiorkor (durch eiweißreiche Kost heilbar!).

Leberzirrhose.

Chronische exsudative Enteropathie.

Pankreasfibrose.

Dumping-Syndrom.

Spätere Stadien der Hepatitis.

Nephrose.

Chronische Nephritis mit vorwiegend nephrotischer Verlaufsform.

Anämie.

Colitis.

Neoplasmen.

Ergüsse in serösen Höhlen.

Traumen (besonders sezernierende Wunden, Operationen. Verbrennungen usw.).

Osteoporose.

Corticoidtherapie.

Beri-Beri.

Hyperinsulinismus.

Schwangerschaft.

Laktation.

Alter; im höheren Alter soll eher mehr Eiweiß gegeben werden, da durch Verminderung der Magensalzsäure sowie der Resorptionsfähigkeit des Darmes die Eiweißausnutzung geringer ist.

Rekonvaleszenz.

Hypoproteinämie aus anderen (hier nicht aufgezählten) Ursachen.

Eine eiweißreiche Kost wurde auch für Fälle von Ulcus ventriculi und duodeni, essentieller Hypotonie, Ulcus cruris sowie von primär chronischer Polyarthritis empfohlen.

2. Kupferarme Diät, Wilsonsche Erkrankung

Bei dieser Krankheit (Kupferspeicherkrankheit) wird das Protein Caeruloplasmin in zu geringer Menge gebildet. Der Plasmacaeruloplasminspiegel, der normalerweise etwa 25 mg% beträgt, liegt in der Mehrzahl der Fälle unter 8 mg%. Die Kupferausscheidung im Harn ist stark erhöht. Es kommt zu Kupferablagerungen in bestimmten Gehirnarealen (nukleolentikuläre Degeneration) sowie in der Leber, wo sich eine Zirrhose entwickelt. Es wird vor allem auf medikamentösem Wege versucht, das im Organismus übermäßig aufgespeicherte Kupfer zu entfernen. Außerdem ist die Verabreichung einer kupferarmen Kost erforderlich. An Stelle einer täglichen Normalzufuhr von 3 bis 6 mg Kupfer muß der Kupfergehalt der Nahrung auf 1 bis 1,5 mg gesenkt werden. Folgende Speisen müssen vermieden werden: Leber und andere Innereien, Vollkornbrot, Haferflocken, Hülsenfrüchte, Nüsse, Pilze, Meeresschalentiere, Pfeffer, Kakao, Schokolade, getrocknete Früchte. Die Diät soll eiweißreich sein und den im Kapitel „Leberzirrhose“ angegebenen Grundsätzen entsprechen (s. S. 65 ff.). Eine Einschränkung von Seefisch, Zerealien (auch Weißbrot), Bananen, Zitronen und Zwiebeln ist zu empfehlen.

Tabelle 13. *Kupfergehalt verschiedener Nahrungsmittel (in Milligramm)*
Nach Documenta Geigy 1960 und Souci-Fachmann-Kraut
(Nährwerttabellen 1962)

100 g	Cu (mg)	100 g	Cu (mg)
Huhn	0,30	Feigen	0,40
Kalbfleisch	0,25	Grapefruit	0,02
Kalbshirn	0,20	Kirschen	0,07
Kalbsleber	6,30	Mandarinen	0,10
Kalbsniere	0,10	Marillen	0,11
Rindfleisch	0,50	Pfirsiche	0,01
Schweinefleisch	0,50	Pflaumen	0,08
Speck	0,05	Orangen	0,07
		Weintrauben	0,09
Seefisch	0,30	Rosinen	0,20
Süßwasserfisch	0,30	Zitronen	0,26
Sardinen	0,20		
		Stangenbohnen	0,07
Vollmilch	0,03	Stangenbohnen, getrocknet	1,50
Magermilch	0,03	Erbsen	0,23
Yoghurt	0,03	Erbsen, getrocknet	0,80
Hartkäse (45 % Fett in Trockensubstanz)	0,13	Gurken	0,06
		Karotten	0,11
1 Hühnerei	0,14	Karfiol	0,14
1 Eidotter	0,07	Kartoffeln	0,16
1 Weißei	0,07	Kohl	0,09
		Kohlrüben	0,08
Butter	0,02	Kopfsalat	0,06
Öle	—	Kürbis	0,10
Schmalz	—	Linsen	0,70
		Rhabarber	0,05
Vollkornbrot	0,15	Radieschen	0,13
Weißbrot	0,20	rote Rüben	0,18
Weizenmehl	0,14	Spargel	0,14
Haferflocken	0,73	Spinat	0,19
Reis	0,18	Tomaten	0,09
		Weißkraut	0,06
Rübenzucker	—	Rotkraut	0,06
Honig	0,20	Zwiebeln	0,13
Kakaopulver	4,30	Champignons	1,79
Kochschokolade	1,90		
		Erdnüsse	0,27
Äpfel	0,07	Haselnüsse	1,35
Bananen	0,20	Kastanien	0,06
Birnen	0,13	Mandeln	0,14
Datteln	0,21	Walnüsse	0,31

Laufende Blutbildkontrolle ist erforderlich, da sich eine Anämie entwickeln kann, wenn eine kupferarme Diät durch lange Zeit hindurch eingehalten wird.

Der Kupfergehalt verschiedener Nahrungsmittel wird in der Tab. 13 wiedergegeben.

3. Eisenarme Kost

Sie ist bei Polyzythämie sowie bei Hämochromatose angezeigt. An Fleischwaren sind alle Innereien sowie Wild verboten. Weißes Fleisch, wie Kalbfleisch oder mageres Schweinefleisch ist in begrenzten Mengen erlaubt. (100 g pro Tag.)

Fische und Meerestiere: Alle Schalentiere sind verboten. Erlaubt sind Aal, Kabeljau, Forelle, Hecht, Hering, Schellfisch.

Eier: Erlaubt sind 1 bis 2 Eier im Tag (Eiweiß ist eisenärmer als Dotter).

Milchprodukte: Erlaubt sind frische Milch, Buttermilch und Kondensmilch.

Käse: Verboten ist Fettkäse; erlaubt sind Gervais und Camembert.

Fette: Schweineschmalz, Butter und Öle sind erlaubt.

Brot: Verboten sind alle schwarzen Brotsorten. Vollkorn- und Grahambrot, Weizenkeimlingbrot, Pumpernickel sowie alle mit Hefe zubereiteten Mehlspeisen. Erlaubt sind Semmeln, Weißbrot und Zwieback.

Zucker und Süßigkeiten: In geringen Mengen erlaubt. Verboten sind alle Schokoladewaren und Melasse.

Mehl und Mehlprodukte: Verboten sind Buchweizen, Roggen, Soja, Kleie und Weizenkeimlinge sowie Haferflocken. Grieß, Reis, Tapioka und alle Arten von Teigwaren sind erlaubt.

Gemüse: Verboten sind Spinat, Blattgemüse, Petersilie, Schnittlauch, Brunnenkresse. Beschränkt erlaubt ist Rettich. Erlaubt sind Karfiol (Blumenkohl), Weißkraut, Spargel, Kohlrüben, Artischocken, grüne Erbsen und Bohnen, Gurken, Melonen, Karotten, rote Rüben, Kartoffeln und Tomaten.

Obst: Verboten sind alle getrockneten Früchte, wie Rosinen, Datteln, Pfirsiche und Feigen, Marillen (Aprikosen), Stachelbeeren, Erdnüsse, Haselnüsse. Erlaubt sind Äpfel, Bananen, Erdbeeren,

Grapefruit, Heidelbeeren, Johannisbeeren, Kirschen, rohe Pfirsiche und Pflaumen, Orangen, Wassermelonen und Zitronen.

Suppen: Verboten sind Gemüse- und Fleischbrühen.

Getränke: Erlaubt sind heller Tee, wenig Kaffee und etwas Wein.

In der Tab. 14 wird ein 5-Tage-Speiseplan wiedergegeben. Die eisenarme Diät wurde ohne Fleisch zusammengestellt. Soll der Patient Fleisch bekommen, so sind für eine Portion etwa 3 bis 3,5 mg Eisen zu berechnen. Für 1 Portion Fisch sind 2 mg Eisen zusätzlich zu berechnen. Die Diät ist arm an Vitamin B_1 und B_2.

(Durchschnittlicher Gehalt an Vitamin B_1 = 0,6 bis 0,8 mg, durchschnittlicher Gehalt an Vitamin B_2 = 0,7 bis 0,9 mg.)

Tabelle 14. *Eisenarme Diät (7–8 mg Eisen pro Tag)*

1. Tag

1. Frühstück:	Milchkaffee	100 g	Milch
	Weißbrot		Kaffee
	Butter	20 g	Zucker
	Streichkäse	80 g	Weißbrot
	Obst	20 g	Butter
		1	Streichkäse
		100 g	Äpfel
2. Frühstück:	Rollmops	1	Rollmops
	Brot	20 g	Brot
Mittag:	Grießsuppe	20 g	Grieß
	Kartoffelgulyas	10 g	Butter
	Weckerl	200 g	Kartoffeln
	Topfencreme	20 g	Zwiebeln
		10 g	Mehl
		100 g	Essiggurkerl
		25 g	saurer Rahm
		20 g	Schmalz
		40 g	Weißbrot
		100 g	Topfen
		25 g	Himbeersaft
		10 g	Zucker
Abend:	Kohlrüben	150 g	Kohlrüben
	Kartoffelbrei	10 g	Butter
		10 g	Mehl
		200 g	Kartoffeln
		50 g	Milch
		10 g	Butter

8 mg Eisen, 70 g Eiweiß, 2220 Kalorien

2. Tag

1. Frühstück:	Tee	Tee
	Toast	20 g Zucker
	Butter	80 g Weißbrot
	Honig	20 g Butter
	Grapefruit	50 g Honig
		150 g Grapefruit
2. Frühstück:	Gervaisbrot	40 g Weißbrot
		40 g Gervais
Mittag:	Nudelsuppe	200 g Brühe
	gedünstetes Kraut	20 g Suppennudeln
	Kümmelkartoffeln	200 g Kartoffeln
	Marmeladetascherl	10 g Mehl
		10 g Speck
		10 g Schmalz
		200 g Kartoffeln
		10 g Butter
		30 g Mehl
		30 g Margarine
		30 g Topfen
Abend:	Käseplatte	50 g Eidamer Käse
	Brot	50 g Emmentaler Käse
	Tee	10 g Butter
		80 g Weißbrot
		10 g Zucker

7 mg Eisen, 80 g Eiweiß, 2430 Kalorien

3. Tag

1. Frühstück:	Milch	250 g Milch
	Butter	20 g Butter
	Brot	80 g Weißbrot
	Hartkäse	50 g Hartkäse
2. Frühstück:	Yoghurt	200 g Yoghurt
Mittag:	Einmachsuppe	20 g Mehl
	Kartoffelpuffer	10 g Butter
	gemischter Salat	200 g Kartoffeln
	Spanische Windbäckerei	20 g Mehl
		20 g Schmalz
		100 g Karotten
		100 g Karfiol (Blumenkohl)
		50 g grüner Salat
		Öl, Zwiebeln
		1/2 Eiweiß
		30 g Zucker

Abend:	Apfelstrudel Tee	300 g Äpfel 20 g Mehl 20 g Brösel 20 g Zucker 20 g Öl oder Butter 20 g Zucker

7 mg Eisen, 55 g Eiweiß, 2230 Kalorien

4. Tag

1. Frühstück:	Milchkaffee Weißbrot Butter Gervais	100 g Milch 20 g Zucker 80 g Weißbrot 20 g Butter 40 g Gervais
2. Frühstück:	Birnen	200 g Birnen
Mittag:	Käsesuppe Spargel Petersilienkartoffeln Schaumrollen	200 g Brühe 10 g Weißbrot 20 g Hartkäse 20 g Brösel 20 g Butter 200 g Spargel 200 g Kartoffeln 30 g Mehl 30 g Margarine 10 g Zucker 1/4 Eiweiß
Abend:	Gemüsereis Salat	20 g Hartkäse 50 g verschiedene Gemüse 10 g Erbsen 80 g Reis 50 g grüner Salat 20 g Butter oder Öl

8 mg Eisen, 60 g Eiweiß, 2050 Kalorien

5. Tag

1. Frühstück:	Tee Toast Butter Honig Grapefruit	20 g Zucker 80 g Weißbrot 20 g Butter 50 g Honig 150 g Grapefruit
2. Frühstück:	Gabelbissen	1 Gabelbissen 20 g Brot

Mittag:	Reissuppe	10 g Butter
	gebackener	20 g Reis
	Emmentaler Käse	200 g Brühe
	grüner Salat	10 g Mehl
	Apfelkompott	100 g Emmentaler Käse
		1/4 Ei
		25 g Milch
		Mehl
		Brösel
		20 g Schmalz
		50 g Salat
		150 g Äpfel
		20 g Zucker
Abend:	Gurkensauce	200 g Gurken
	Kartoffeln	30 g Mehl
		10 g Butter
		25 g saurer Rahm
		200 g Kartoffeln
		10 g Butter

7 mg Eisen, 60 g Eiweiß, 2230 Kalorien

In der Tab. 15 wird der Eisengehalt verschiedener Nahrungsmittel angegeben.

Tabelle 15. *Eisengehalt verschiedener Nahrungsmittel (in Milligramm)*
Nach Documenta Geigy 1960

100 g	Fe (mg)	100 g	Fe (mg)
Huhn	3,0	saurer Rahm 10 %	0,2
Kalbfleisch	2,9	Schlagobers 35 %	0,2
Kalbshirn	1,5	Topfen	1,2
Kalbszunge	3,0	Gervais	1,1
Kalbsleber	5,4	Streichkäse (25 % Fett in Trockensubstanz)	0,9
Rindfleisch	3,7		
Schweinefleisch	2,5	Hartkäse 45 %	1,2
Schweinsleber	18,0		
Schinken	2,5	1 Hühnerei	1,5
Speck	0,6	1 Eidotter (Eigelb)	1,5
Extrawurst	2,3	1 Eiweiß (Eiklar)	0,03
Seefisch	0,9	Butter	0,2
Süßwasserfisch	1,1	Öle	—
Sardellen	1,5	Schmalz	—
Sardinen	1,5	Margarine	—
Vollmilch	0,1	Vollkornbrot	2,5
Magermilch	0,1	Grahambrot	2,5
Yoghurt	0,1	Weißbrot	0,8

(Fortsetzung der Tabelle 15)

100 g	Fe (mg)	100 g	Fe (mg)
Mischbrot	1,4	Bohnen, weiß	10,3
Zwieback	1,6	Stangenbohnen	1,2
Weizenmehl	0,7	Erbsen	2,0
Grieß	0,7	Erbsen, getrocknet	6,0
Haferflocken	5,2	Gurken	0,3
Reis	1,4	Karotten	0,9
Puddingpulver	—	Karfiol	1,1
Teigwaren	1,2	Kartoffeln	0,8
Eierteigwaren	1,9	Kohl	0,6
		Kohlrüben	0,5
Rübenzucker	—	Kopfsalat	0,5
Honig	0,9	Kürbis	0,8
Kakaopulver	2,7	Lauch	2,0
Kochschokolade	6,8	Linsen	8,6
		Rhabarber	0,5
Äpfel	0,3	Radieschen	1,0
Bananen	0,6	rote Rüben	0,18
Birnen	0,3	Sellerie	0,8
Datteln	2,1	Spargel	0,9
Feigen	4,0	Spinat	3,0
Erdbeeren	0,8	Tomaten	0,6
Grapefruit	0,3	Tomatenpüree	0,8
Kirschen	0,5	Rotkraut	0,6
Mandarinen	0,4	Weißkraut	0,6
Marillen (Aprikosen)	0,5	Zwiebeln	0,5
Pfirsiche	0,6		
Pflaumen	0,5	Erdnüsse	1,9
Orangen	0,4	Haselnüsse	4,1
Weintrauben	0,6	Kastanien	0,7
Rosinen	3,3	Mandeln	4,4
Zitronen	0,6	Walnüsse	2,1

4. Kaliumreiche Kost

Eine Indikation für eine kaliumreiche Diät kann bei folgenden Zuständen gegeben sein:

Kaliumverarmung des Organismus durch starkes Erbrechen (Pylorusstenose, Pylorospasmus) starke Durchfälle, Magendarmfisteln, zu starke Diurese (Saliuretica!), Verwendung von Kationenaustauschern, kardiale Insuffizienz, Leberzirrhose, tubuläre Nierenschädigung, Morbus Cushing, Behandlung mit Corticoiden, familiäre paroxysmale Lähmung (die Anfälle sollen unter einer derartigen Diät seltener auftreten). Kontraindikationen sind schwere Nieren- oder Nebenniereninsuffizienz.

Die unten angeführten bei der kaliumarmen Kost einzuschränkenden Nahrungsmittel sollen bei kaliumreicher Diät in größeren Mengen gegeben werden.

5. Kaliumarme Kost

Eine kaliumarme Kost ist bei folgenden Zuständen (mit Hyperkaliämie) indiziert:

Niereninsuffizienz bei akuter oder chronischer Nephritis, akute toxische Niereninsuffizienz (Crush-Syndrom, Sublimat-, Tetrachlorkohlenstoffvergiftung, Sulfonamidniere, Kaliseifenvergiftung u. a.), akute Nebenniereninsuffizienz (Addison-Krise), Exsikkose.

Während eine normale Diät etwa 4 bis 6 g Kalium enthält, kann man den Kaliumgehalt einer Diät durch Berücksichtigung der im folgenden geschilderten Richtlinien auf 1 bis 2 g pro Tag verringern. Folgende kaliumreiche Nahrungs- bzw. Genußmittel müssen stark eingeschränkt bzw. unter Umständen vermieden werden: Suppen, Käse, Hülsenfrüchte, Teigwaren, Spinat, Möhren, Kartoffeln, Sojabohnen, Haferflocken, Sellerie, Fleischextrakt, Geflügel, getrocknete Früchte, Weintrauben, Nüsse, Senf, Kakao, Zucker, Schokolade, Kaffee, Tee.

Verhältnismäßig kaliumarm und daher in kleineren Mengen gestattet sind: Blumenkohl (Karfiol), Kohlrüben, Karotten, Kürbis, Tomaten (gekocht), Kirschen und Ananassaft. Als praktisch kaliumfrei können Butter, hochausgemahlene Mehle und Reis angesehen werden.

Küchentechnische Bemerkungen: Kartoffeln, Obst und Gemüse sollen, in kleine Stücke geschnitten, in der sechs- bis achtfachen Menge kalten Wassers aufgestellt und langsam gekocht werden.

Sobald die Speisen weich sind, soll das Wasser vorsichtig abgegossen bzw. dessen Rest bei kleiner Flamme verdampft werden. Fleisch soll gleichfalls in kleine Stücke geschnitten und, in einen Pergamentsack eingebunden, in reichlich Salzwasser langsam gekocht werden. Das verdampfte Wasser soll immer wieder nachgegossen werden.

Die Tab. 16 gibt einen Überblick über den Kaliumgehalt verschiedener Nahrungsmittel.

Tabelle 16. *Kaliumgehalt verschiedener Nahrungsmittel (in Milligramm)*
Nach Documenta Geigy 1960

100 g	K (mg)
Huhn	372
Kalbfleisch	359
Kalbshirn	305
Kalbszunge	260
Rindfleisch	338
Schweinefleisch	280
Kalbsleber	298
Schinken	350
Seefische	315
Süßwasserfische	335
Sardellen	310
Ölsardinen	310
Vollmilch	138
Magermilch	138
Yoghurt	138
saurer Rahm 10 %	130
Schlagobers 35 %	91
Topfen	180
Gervais	180
Streichkäse 25 %	90
Hartkäse 45 %	110
1 Hühnerei	54
1 Eidotter (Eigelb)	23
1 Eiweiß (Eiklar)	31
Butter	14
Vollkornbrot	450
Grahambrot	450
Weißbrot	109
Mischbrot	150
Zwieback	150
Weizenmehl	130
Grieß	130
Haferflocken	340
Reis	79
Puddingpulver	—
Teigwaren	174
Eierteigwaren	175

100 g	K (mg)
Honig	10
Marmelade	13
Kakaopulver	900
Kochschokolade	442
Äpfel	116
Bananen	420
Birnen	129
Datteln	790
Feigen	780
Erdbeeren	145
Grapefruit	198
Kirschen	260
Mandarinen	110
Marillen (Aprikosen)	490
Pfirsiche	160
Pflaumen	170
Orangen	170
Weintrauben	120
Rosinen	708
Zitronen	148
Bohnen, weiß	120
Stangenbohnen	300
Endivien	400
Erbsen, frisch	380
Spalterbsen	880
Gurken	140
Karotten	311
Karfiol (Blumenkohl)	400
Kartoffeln	410
Kohl	294
Kohlrüben	230
Kopfsalat	140
Kürbis	457
Lauch	260
Linsen	1200
Paprika	229
Rhabarber	358
Radieschen	229
rote Rüben	350

(Fortsetzung der Tabelle 16)

100 g	K (mg)	100 g	K (mg)
Sauerkraut	490	Zwiebeln	130
Sellerie	300	Champignons	230
Spargel	260		
Spinat	489	Erdnüsse	726
Tomaten	268	Haselnüsse	618
Tomatenpüree	800	Kastanien	418
Rotkraut	294	Mandeln	690
Weißkraut	294	Walnüsse	450

6. Kochsalzreiche Kost

Eine kochsalzreiche Kost ist dann erforderlich, wenn (durch Schwitzen, Erbrechen, Durchfälle usw.) starke Kochsalzverluste auftreten. Dies trifft z. B. für die bei Kindern vorkommende zystische Pankreasfibrose zu.

Kochsalzzulagen sind unter Umständen auch bei folgenden Zuständen indiziert:

Schwere Durchfälle, Nebenniereninsuffizienz, postoperatives Stadium, essentielle Hypotonie (orthostatisches Syndrom).

Auf die Notwendigkeit, in den Tropen bzw. bei sehr hoher Außentemperatur große Kochsalzmengen zuzuführen, wird an anderer Stelle hingewiesen (s. S. 203).

XXI. Diätformen bei Kalziumstoffwechselstörungen

1. Kalziumreiche (Rekalzifikations-) Diät

Diese Diät soll bei bestimmten Störungen Kalzium in ausreichendem Maße zur Verfügung stellen. Als Indikation für diese Diät können folgende Zustände angesehen werden [68]:

a) Rekonvaleszenzstadium nach der Operation eines Nebenschilddrüsenadenoms bei Recklinghausenscher Erkrankung;

b) Unterstützung der Vitamin-D-Therapie bei Rachitis und Osteomalazie;

c) Unterstützung der Therapie bei chronischer Nebenschilddrüseninsuffizienz;

d) unter Umständen ist bei Pagetscher Erkrankung, wenn die Patienten beweglich sind und wenn gleichzeitig Vitamin D zur Fixierung des Kalzium gegeben wird, eine kalziumreiche Kost angezeigt;

e) auch bei Hypazidität, chronischen Durchfallsleiden (Laxantienmißbrauch), Störungen der Gallensekretion (verminderte Kalziumresorption) oder Schrumpfniere (vermehrte Kalziumausscheidung) ist unter Umständen eine kalziumreiche Kost indiziert;

f) in den letzten Schwangerschaftsmonaten und während der Stillperiode kann eine kalziumreiche Kost empfohlen werden, wenngleich sie vermutlich nicht unbedingt notwendig ist;

g) schwere in China und Japan vorkommende Kalziummangelzustände (Ekiri), die mit Durchfällen und Krämpfen einhergehen.

Die wichtigsten Kalziumquellen stellen Milch und Milchprodukte dar, unter denen Käse am bedeutungsvollsten ist. Butter enthält verhältnismäßig wenig Kalzium. Sonstige an Kalzium reiche Nahrungsmittel sind: Eier, Nüsse, getrocknete Früchte, Sojabohnen, sonstige Bohnensorten, Schalen- und Muscheltiere, Kakao, Schokolade, Vollkornbrot, mit Kalzium angereicherte Mehle, Karotten, Kohl, Spinat, Sellerie, Rhabarber. Zum Teil handelt es sich jedoch dabei auch um an Phytinsäure reiche Nahrungsmittel, die als „Kalkfänger" wirksam sein können.

In der Tab. 17 wird der Kalziumgehalt verschiedener Nahrungsmittel wiedergegeben.

Tabelle 17. *Kalziumgehalt verschiedener Nahrungsmittel (in Milligramm)* Nach Documenta Geigy 1960

100 g	Ca (mg)	100 g	Ca (mg)
Huhn	10	Seefische	18
Kalbfleisch	11	Süßwasserfische	20
Kalbshirn	11	Sardellen	29
Kalbsleber	11	Sardinen	29
Rindfleisch	10		
Schweinefleisch	10	Vollmilch	125
Schweinsleber	10	Magermilch	125
Schinken	10	Yoghurt	125
Speck	2	saurer Rahm, 10%ig	90
Extrawurst	9	Schlagobers, 35%ig	90

(Fortsetzung der Tabelle 17)

100 g	Ca (mg)
Topfen	60
Gervais	30
Streichkäse, 25⁰/₀ig	680
Hartkäse, 45⁰/₀ig	1190
1 Hühnerei	29
1 Eidotter	23
1 Eiweiß (Eiklar)	6
Butter	16
Vollkornbrot	60
Grahambrot	50
Weißbrot	30
Weißbrot, natriumarm	30
Mischbrot	30
Zwieback	53
Weizenmehl	19
Haferflocken	54
Reis	24
Teigwaren	22
Eierteigwaren	24
Honig	5
Marmelade	12
Kakaopulver	160
Kochschokolade	95
Biskuit (1 Stück)	12,5
Äpfel	6
Bananen	8
Birnen	13
Datteln	65
Feigen	162
Erdbeeren	28
Grapefruit	17
Kirschen	19
Mandarinen	33
Marillen (Aprikosen)	16
Pfirsiche	8
Pflaumen	17
Orangen	33
Weintrauben	17
Rosinen	78
Zitronen	40
Stangenbohnen	73
Stangenbohnen, getrocknet	148
Endivien	104
Erbsen	22
Erbsen, getrocknet	73
Gurken	10
Karotten	41
Karfiol (Blumenkohl)	22
Kartoffeln	16
Kohl	43
Kohlrüben	40
Kopfsalat	22
Kürbis	21
Lauch	120
Linsen	59
Rhabarber	51
Radieschen	37
rote Rüben	30
Sauerkraut	46
Sellerie	50
Spargel	23
Spinat	87
Tomaten	11
Tomatenpüree	12
Rotkraut	43
Weißkraut	43
Zwiebeln	32
Champignons	3
Erdnüsse	74
Haselnüsse	290
Kastanien	30
Mandeln	254
Walnüsse	83
Wiener Hochquellenwasser	7,3

Als Beispiel einer kalziumreichen Kost folgt ein 5-Tages-Speiseplan mit einer täglichen Kalziumzufuhr von 1600 bis 1700 mg (Tab. 18).

Tabelle 18. *Kalziumreiche Kost (1600–1700 mg Kalzium pro Tag)*

1. Tag

1. Frühstück:	Milchkaffee Weißbrot Butter Hartkäse	100 g Milch 20 g Zucker 80 g Weißbrot 20 g Butter 40 g Käse
2. Frühstück:	Obst	200 g Bananen
Mittag:	Brühe mit Ei Naturschnitzel Reis Erbsen, gekocht Käseplatte	200 g Brühe 1 Ei 10 g Butter 100 g Kalbfleisch 50 g Reis 150 g Erbsen 25 g Emmentaler Käse 40 g Camembert 25 g Roquefort 10 g Butter
Abend:	Grießauflauf Himbeersaft	250 g Milch 50 g Grieß 1 Ei 10 g Rosinen 20 g Zucker 50 g Himbeersirup

1596 mg Ca, 2300 Kalorien

2. Tag

1. Frühstück:	Tee mit Milch Schwarzbrot Schinken Butter	100 g Milch 20 g Zucker 100 g Schwarzbrot 20 g Butter 50 g Schinken
2. Frühstück:	Obst	100 g Feigen
Mittag:	Hafersuppe Schweinsbraten Semmelknödel Krautsalat Nußkipferl	20 g Haferflocken 10 g Butter 100 g Schweinefleisch 50 g Weißbrot 10 g Mehl $^1/_3$ Ei 50 g Milch 200 g Kraut 10 g Speck 1 Nußkipferl

Abend:	kalte Platte	50 g Schinken
	Brot	50 g Emmentaler Käse
	saure Milch	20 g Butter
		100 g Brot
		300 g saure Milch

1584 mg Ca, 2580 Kalorien

3. Tag

1. Frühstück:	Schokolade	250 g Milch
	Buttersemmel	40 g Schokolade
		80 g Weißbrot
		20 g Butter
2. Frühstück:	Obst	200 g Äpfel
Mittag:	Hühnersuppe mit Nudeln	200 g Brühe
	Brathuhn	20 g Suppennudeln
	Kartoffelbrei	1/4 Huhn
	Salat	10 g Butter
	Haselnuß-Schlagobers	200 g Kartoffeln
		50 g Milch
		50 g grüner Salat
		5 g Öl
		50 g Schlagobers
		30 g Haselnüsse
		10 g Zucker
Abend:	Käsesoufflé	10 g Butter
	grüner Salat	80 g Käse
		20 g Brösel
		2 Eier
		50 g grüner Salat
		5 g Öl

1610 mg Ca, 2300 Kalorien

4. Tag

1. Frühstück:	Milchkaffee	100 g Milch
	1 weiches Ei	20 g Zucker
	Butter	1 Ei
	Brot	20 g Butter
		80 g Brot
2. Frühstück:	Erdbeeryoghurt	250 g Yoghurt
		50 g Erdbeeren
		10 g Zucker

Mittag:	Tomatensuppe	100 g Tomaten
	gratinierter Fisch	10 g Mehl
	Petersilienkartoffeln	20 g Butter
	Spargelsalat	150 g Fischfilet
	Pfirsichcreme	1/3 Ei
		25 g Hartkäse
		200 g Kartoffeln
		10 g Butter
		150 g Spargel
		5 g Öl
		100 g Pfirsiche
		100 g Topfen (Quark)
		10 g Zucker
Abend:	Milchreis	500 g Milch
	geriebene Schokolade	40 g Reis
		20 g Schokolade
		20 g Zucker

1620 mg Ca, 2390 Kalorien

5. Tag

1. Frühstück:	Porridge	250 g Milch
	Bananen	30 g Haferflocken
		10 g Butter
		10 g Zucker
		100 g Bananen
2. Frühstück	Liptauerbrot	40 g Knäckebrot
		50 g Topfen
		10 g Butter
		Gewürze
Mittag:	Leberreissuppe	25 g Kalbsleber
	gebackener Emmentaler Käse	1/4 Ei
	gemischter Salat	5 g Maizena
	Apfelkompott	200 g Brühe
		85 g Emmentaler Käse
		1/2 Ei
		5 g Mehl
		10 g Brösel
		10 g Schmalz
		100 g Tomaten
		50 g Sellerie
		50 g grüner Salat
		5 g Öl
		100 g Äpfel
		10 g Zucker

Abend:	Bratwürstel	100 g Bratwürstel
	Kohl	10 g Butter
	Kartoffelschmarren	200 g Kohl
		10 g Mehl
		200 g Kartoffeln
		25 g Zwiebeln
		10 g Butter

1605 mg Ca, 2500 Kalorien

Für das Koch- und Trinkwasser sind, wenn der Patient normale Flüssigkeitsmengen aufnimmt und das Wasser durchschnittliche Härtegrade besitzt, etwa 80 bis 100 mg Ca zusätzlich zu berechnen.

2. Kalziumarme Kost

Es müssen die oben angeführten kalziumreichen Nahrungsmittel vermieden bzw. weitgehend eingeschränkt werden. Als Beispiel einer sehr kalziumarmen Kost (200 mg pro Tag) sei auf den Speiseplan verwiesen, der in der Tab. 19 wiedergegeben wird. Eine kalziumarme Kost ist bei hyperkalzämischen Zuständen sowie als Probekost bei Kalziumbilanzuntersuchungen zu verwenden.

Eine *Hyperkalzämie* kann bei folgenden Zuständen vorkommen:

a) Vitamin-D-Vergiftung;

b) Skelettmetastasen bei Mammakarzinom (mit und ohne Behandlung mit männlichem Hormon);

c) schwere Bewegungseinschränkung bei Pagetscher Erkrankung;

d) Bewegungseinschränkung Jugendlicher (z. B. bei multiplen Frakturen);

e) Myelom;

f) Thyreotoxikose.

Darüber hinaus kann eine Hyperkalzämie im Rahmen des *Milch-Alkalisyndroms* auftreten. Bei lange Zeit hindurch fortgesetzter Verabreichung von Milch und Alkalien, wie dies mitunter bei chronischer Gastritis oder Ulkuskrankheit vorkommt, können auch Niereninsuffizienz, Kalkablagerungen in der Niere und Alkalose beobachtet werden. In solchen Fällen ist eine Einschränkung der Milch- bzw. Alkalizufuhr sowie die Verabreichung großer Flüssigkeitsmengen zweckmäßig. *Hyperkalziurie* kann bei Hyperparathyreoidismus, Osteoporose, Myelom, Sarkoidose und Hyperthyreose vorkommen. Es ist in solchen Fällen zweckmäßig, die Tagesmenge an Kalzium in der Nahrung der am Vortag im Harn ausgeschiedenen Kalziummenge anzupassen.

Bei einer kalziumarmen Kost sollen folgende Nahrungsmittel vermieden werden: Milch, Milchprodukte, Vollkornbrot, mit Kalzium angereicherte Mehle, getrocknete Bohnen, Linsen, Sojabohnen, Karotten, Kohl, Spinat, Sellerie, Rhabarber, Kohlrüben, Rosenkohl, Endivien, eingelegte Gurken, Mixed Pickles, Oliven, Nüsse (Erdnußbutter!), getrocknete Früchte, Schokolade, Kakao. Auch bei der Zubereitung von Mehlspeisen bzw. Teigwaren soll keine Milch verwendet werden.

Es wird in der Tab. 19 ein 5-Tages-Kostplan für eine kalziumarme Kost wiedergegeben.

Tabelle 19. *Diät mit etwa 200 mg Kalzium (5-Tages-Kostplan)*

1. Tag

1. Frühstück:	Tee (destilliertes Wasser) Weißbrot Marmelade Butter	80 g Weißbrot 50 g Marmelade 20 g Butter
2. Frühstück:	Schinkenbrot	20 g Brot 20 g Schinken 5 g Butter
Mittag:	Naturschnitzel Reis grüner Salat Orange	100 g Kalbfleisch 10 g Butter 80 g Reis 50 g grüner Salat 5 g Öl 150 g Orange
Abend:	Wurstkartoffeln rote Rüben	200 g Kartoffeln 50 g Wurst 10 g Butter 100 g rote Rüben

196 mg Ca

2. Tag

1. Frühstück:	wie am 1. Tag	
2. Frühstück:	Apfelkompott	200 g Äpfel Zucker

Mittag:	Rindsgulasch Nockerl Palatschinken	100 g Rindfleisch 10 g Mehl 25 g Zwiebeln 100 g Mehl 1 Dotter 1/2 Ei 25 g Mehl 10 g Schmalz 15 g Marmelade
Abend:	Karfiol mit Butter und Bröseln Petersilienkartoffeln	200 g Karfiol (Blumenkohl) 20 g Butter 20 g Brösel 200 g Kartoffeln

208 mg Ca

3. Tag

1. Frühstück:	wie am 1. Tag	
2. Frühstück:	Banane	150 g Banane
Mittag:	Brathuhn Reis Endiviensalat Biskuit	1/4 Brathuhn 10 g Butter 50 g Endiviensalat 5 g Öl 80 g Reis 1 Stück Biskuit
Abend:	Schinken Butter Brot	50 g Schinken 20 g Butter 80 g Schwarzbrot

197 mg Ca

4. Tag

1. Frühstück:	wie am 1. Tag	
2. Frühstück:	Brot mit Eiaufstrich	20 g Weißbrot 10 g Butter 1 Dotter
Mittag:	gebackene Leber Kartoffelsalat Krautsalat Bratapfel	100 g Leber 10 g Brösel 5 g Mehl 1/4 Ei 10 g Schmalz 150 g Kartoffeln 100 g Kraut 10 g Öl 10 g Zwiebeln 100 g Äpfel 10 g Marmelade

Abend:	Spaghetti	80 g Spaghetti
	Tomatensauce	20 g Butter
		30 g Mehl
		60 g Tomatenmark

192 mg Ca

5. Tag

1. Frühstück:	wie am 1. Tag	
2. Frühstück:	Orangensaft	200 g Orangensaft
Mittag:	eingemachtes Kalbfleisch	100 g Kalbfleisch
	Semmelknödel	20 g Mehl
	Pflaumenkompott	20 g saurer Rahm
		5 g Butter
		60 g Weißbrot
		1/3 Ei
		5 g Butter
		10 g Mehl
		100 g Pflaumen
		5 g Zucker
Abend:	Apfelstrudel	300 g Äpfel
	Tee (destilliertes Wasser)	30 g Mehl
		5 g Butter
		10 g Rosinen
		Zucker
		10 g Brösel

195 mg Ca

XXII. Die Rohkost und ihr nahestehende Diätformen

1. Rohkost

Rohkost besteht aus rohen, in den meisten Fällen mechanisch zerkleinerten Früchten und Gemüsen. Während der Gehalt an Vitaminen und Mineralstoffen sehr hoch ist, ist der Kaloriengehalt niedrig. Dies ist der Grund dafür, daß die Rohkost in der Behandlung der Fettsucht eine bedeutsame Rolle spielt. Auch der Eiweißgehalt dieser Diätform ist sehr gering. Dies begründet ihre Anwendung bei akuter und manchen Formen von chronischer Nephritis sowie bei Ekzemen. Der reiche Gehalt an Zellulose, Hemizellulose und Pektinen bewirkt, daß nach Genuß von Rohkost im Dickdarm eine größere Wassermenge zurückgehalten und dadurch ein größeres Volumen und eine die Peristaltik fördernde

Konsistenz des Darminhaltes erzeugt werden. Es sollen deshalb bei atonischer Obstipation reichlich Früchte und Gemüse gegeben werden. Es ist auch unter Umständen empfehlenswert, bei dieser Obstipationsform einzelne Rohkosttage einzuschalten.

Rohkost ist arm an Natrium. Dies macht sie besonders für die Verwendung bei kardialer Insuffizienz geeignet. Wir sahen in zahlreichen Fällen kardialer Ödeme unter Rohkostbehandlung (neben Digitalisierung und sonstigen unter Umständen notwendigen therapeutischen Maßnahmen) eine auffallend rasche Besserung der Atemnot und einen raschen Rückgang der Ödeme und Ergüsse. Dazu kommt noch eine — durch den Kaliumreichtum der Früchte und Gemüse bedingte — diuretische Wirkung. Die alkalisierende Eigenschaft der Rohkost (s. S. 192) macht sie für die diätetische Beeinflussung azidotischer Zustände geeignet.

Im allgemeinen wird die Rohkost von den Patienten, wenn sie ihr auch anfangs oft skeptisch gegenüberstehen, gerne genommen. Die küchentechnische Auswahl und Zusammenstellung der einzelnen Gerichte spielt eine große Rolle. Es bietet sich dabei auch besonders Gelegenheit, dem Patienten farbenfrohe und appetitanregende Platten zu servieren. Dieser Gesichtspunkt ist sehr wichtig und soll niemals außer acht gelassen werden. Es ist erlaubt, die Rohkost mit Zitronensaft zu würzen.

Aus der Tatsache, daß Rohkost sehr kalorien- und eiweißarm ist, ergibt sich, daß sie niemals als Dauerkost in Frage kommt. Ihre Anwendung ist in allen Fällen, in denen der Ernährungszustand stärker herabgesetzt ist, kontraindiziert. Dies gilt auch für Patienten, die aus irgendwelchen Gründen eine an Eiweiß oder Kalorien reiche Ernährung benötigen. Es wäre daher falsch, Rohkost etwa bei chronischen Infektionskrankheiten wie Tuberkulose oder bei Hyperthyreose anzuwenden. Eine weitere Gegenanzeige ergibt sich unter Umständen aus der Tatsache, daß Rohkost sehr reich an Kalium ist. Die Kontraindikationen einer kaliumreichen Diät sind zu berücksichtigen (s. S. 175).

Einer der Nachteile dieser Kostform ist, daß sie in unseren Gegenden in gewissen Jahreszeiten, in denen wir zum Teil auf importierte Früchte und Gemüse angewiesen sind, verhältnismäßig teuer ist. Dazu kommt noch, daß es empfehlenswert ist, zur Bereitung von Rohkostplatten nur Früchte und Gemüse erster Qualität zu verwenden. Wegen der Gefahr von Infektionen, besonders mit Wurmeiern, ist eine sorgfältige mechanische Reinigung der verwendeten Gemüse unter dem fließenden Wasserstrahl notwendig. Bei manchen Patienten entwickeln sich nach Anwendung von Rohkost Gärungszustände im Darmtrakt, die zum Absetzen dieser Diätform zwingen.

Als *Getränke,* die zur Rohkost genommen werden können, eignen sich besonders die verschiedenen heimischen Teesorten sowie Obst- und Gemüsesäfte. Im allgemeinen ist auch gegen die mäßige Verwendung dünnen echten Tees nichts einzuwenden.

Zur Bereitung von Rohkost können unter anderem folgende Gemüse- und Obstsorten besonders empfohlen werden: Endivien, Spinat, Kochsalat, Gurken, Tomaten, Kürbis, Kohlrüben, Karotten, Sellerie, Radieschen, Rettich, Äpfel und Bananen.

2. Saftkost

„Saftfasten", d. h. die Beschränkung der täglichen Nahrungsaufnahme auf etwa $1^1/_2$ l Obst- bzw. Gemüsesaft, wird unter den gleichen Indikationen wie Rohkost angewendet und ist besonders für Abmagerungskuren zu empfehlen. Neben den Säften fast aller Obstsorten, insbesondere von Äpfeln, Birnen, Aprikosen, Pfirsichen, Erd- und Johannisbeeren, Pflaumen usw., können auch gewisse Gemüsearten zur Saftherstellung verwendet werden, z. B. Spinat, rote Rüben, Karotten, Gurken und andere.

3. Erweiterte Rohkost

Um einen größeren Kaloriengehalt bzw. ein stärkeres Sättigungsvermögen zu gewährleisten, kann die Rohkost in vielen Fällen durch Zugabe bestimmter Nahrungsmittel erweitert werden.

Oft geschieht dies durch Verabreichung von getrockneten Früchten (Pflaumen, Datteln, Feigen, Rosinen), Mandeln, Nüssen und Honig. Auch gegen das Würzen der Rohkostplatten, etwa mit Kümmel, Zimt, Vanille usw., ist meist nichts einzuwenden.

Eine weitere Stufe der Bereicherung schließt die Verwendung von Milch, Butter, Öl, Kartoffeln, warmen Gemüsen und Eiern ein. So ist z. B. besonders Mayonnaise eine beliebte Beigabe zur erweiterten Rohkost. Es soll nicht aus den Augen gelassen werden, daß durch die Beigabe derartiger Speisen die Rohkost allerdings einiger ihrer diätetisch wichtigen Eigenschaften, wie der

Kalorien-, Fett- und Eiweißarmut, teilweise beraubt wird und sich daraus unter Umständen eine Einschränkung ihres Indikationsbereiches ergibt. Andererseits kann dadurch das Volumen der Kost verringert werden.

Das *„Bircher-Müsli"* ist eine Obstspeise, die besonders aus geriebenen Äpfeln, gezuckerter Kondensmilch und Zitronensaft besteht. Oft wird eine geringe Menge Haferflocken zugefügt.

Rohe Getreidekörner sind nur in geringer Menge verträglich. Das *„Kollath-Frühstück"* besteht aus frischem Weizenschrot oder Weizenflocken mit Obst als Ergänzung (2 bis 3 Eßlöffel Schrot, 3 bis 5 Eßlöffel Wasser, 1 bis 2 Eßlöffel Zitronensaft, 15 g fein geschnittene Trockenfrüchte, 100 g frisches Obst, 1 Eßlöffel gemahlene Nüsse oder Mandeln zum Bestreuen), Anreicherung mit Milch, Zucker, Honig usw.

4. Obstdiät

Wenn wir von den in anderem Zusammenhang erwähnten Apfelkuren (Enteritis) und Erdbeer- bzw. Bananenkuren (Fettresorptionsstörungen) absehen, bleiben für die meist recht beliebten Obstkuren dieselben Indikationen wie für die Rohkost. Besonders bekannt sind die Traubenkuren. Es werden pro Tag 500 bis 1500 g der betreffenden Obstsorte gegeben. Obsttage stellen bei Abmagerungskuren, aber auch bei der Behandlung kardialer Insuffizienz eine erwünschte und therapeutisch wirksame Abwechslung der Kost dar. Auf die bei Hypertonie häufig verordneten Reis-Obsttage sei hingewiesen.

5. Sauermilch-Obstdiät

Bei dieser Diätform werden neben einer größeren Obstmenge täglich $^1/_2$ bis $^3/_4$ l Sauermilch, auf 5 bis 6 Mahlzeiten verteilt, gegeben. Gegenüber der Rohkost bzw. der Obstdiät schränkt sich der Indikationsbereich auf jene Fälle ein, in denen ein mäßiger Kochsalzgehalt (Milch!) und ein gleichfalls mäßiger Eiweißgehalt der Kost nicht schädlich sind. Es wird im Kapitel über Herz- und Kreislauferkrankungen näher darauf eingegangen, daß sowohl im Verlauf der Behandlung bestimmter Patienten, die an Hochdruck leiden, als auch solcher mit anfänglicher kardialer Insuffizienz mitunter kleinere Kochsalzmengen gestattet werden können.

Grundsätze von Rohkost, Saftkost und Obstdiät. *Außerordentlich kalorien-, eiweiß- und fettarm. Reich an Vitaminen und Mineralstoffen. Bei erweiterter Rohkost größerer Gehalt an Fett und Eiweiß. Bei Sauermilch-Obstdiät größerer Gehalt an Kochsalz und Eiweiß.*

XXIII. Säuernde und alkalisierende Kost

1. Allgemeines

Kommt es im Blut zu einer abnormen Vermehrung saurer oder alkalischer Valenzen, setzen verschiedene Regulationsmechanismen ein. Zum Teil vermögen die Nieren auch aktiv in diese Vorgänge einzugreifen. Bei einer Azidose ist die Alkalireserve vermindert, d. h. das Blut vermag weniger CO_2 als Bikarbonat zu binden. In diesem Fall setzen in den Nieren drei wichtige Regulationsvorgänge ein: Erstens kommt es zu einer Umkehr des Verhältnisses der sauren zu den alkalischen Phosphaten. Während diese (Na_2HPO_4) im Plasma überwiegen, sind im Harn die sauren Phosphate (NaH_2PO_4) bei weitem in der Überzahl. Damit werden etwa 40 % der im Plasma an Phosphorsäure gebundenen Basen „erspart“, d. h. sie bleiben dem Körper zur weiteren Neutralisierung saurer Valenzen erhalten. Der zweite wichtige Ausgleichsmechanismus besteht darin, daß die Nieren (aus Harnstoff) Ammoniak bilden, der sich mit sauren Valenzen zu Ammoniumsalzen verbindet, die ausgeschieden werden. Auch dadurch wird eine beträchtliche Menge fixer Basen, die sonst zur Neutralisierung herangezogen werden müßten, erspart. Schließlich vermögen die Nieren auch organische Säuren, wie Harnsäure, Milchsäure und Hippursäure als solche, d. h. ohne Bindung an Basen, in beschränkter Menge auszuscheiden.

Falls andererseits ein Überschuß an fixen Basen besteht, d. h. das pH bzw. die Alkalireserve des Blutes erhöht sind, wird weniger Kohlensäure durch die Lungen abgeatmet. Es werden auch durch organische Säuren basische Äquivalente neutralisiert.

Der Gesunde verfügt über ein gutes Regulationsvermögen, so daß säuernde oder alkalisierende Kost nur verhältnismäßig geringe Veränderungen der Reaktion des Blutes und Harnes hervorrufen.

2. Säuernde Kost

Eine Diätform ist dann säuernd, wenn ihre Stoffwechselendprodukte eine Verschiebung der Reaktion des Harns nach der sauren Seite hin, d. h. eine Verminderung des pH bewirken. Es sind in erster Linie Fleisch und Fische zu nennen, bei deren Verbrennung große Mengen von Phosphaten, Sulfaten und Chloriden übrigbleiben, deren Ausscheidung mit einer Säuerung des Harns einhergeht.

Gemüse und Früchte stellen andererseits einen Hauptbestandteil der alkalisierenden Kost dar. Während das bei ihrer Verbrennung entstehende Kohlendioxyd durch die Lungen ausgeatmet wird, bleiben die Kationen (Na, K) übrig und bewirken eine Alkalisierung des Harns. Einige Obstarten bilden allerdings hinsichtlich des Einflusses auf die Harnreaktion eine Ausnahme: Obwohl auch sie eine alkalische Asche bilden, werden die in ihnen enthaltenen organischen Säuren zum Teil als solche (z. B. Benzoesäure), zum Teil nach einem Umbau in Form anderer organischer Säuren (z. B. Hippursäure) ausgeschieden. Daher wirken Pflaumen und Preiselbeeren wegen ihres hohen Benzoesäuregehaltes säuernd.

Bei der Verwendung von Tabellen muß man berücksichtigen, daß die darin angegebenen Werte durch die Zubereitung der Speisen und auch durch die Verdauungsvorgänge oft beträchtliche Veränderungen erfahren. Nahrungsmittel tierischer Herkunft wirken im allgemeinen säuernd. Eine Ausnahme stellen nur Milch, Blut (Blutwurst!) und manche Wildarten dar. Pflanzliche Nahrungsmittel zählen mit Ausnahme von Zerealien, Spargelspitzen, Artischocken, Rosenkohl und ölhältigen Früchten (Fettgehalt!) zu den alkalisierenden Stoffen. Soll eine säuernde Diät durchgeführt werden, so müssen die als alkalisierend aufgezählten Nahrungsmittel vermieden bzw. eingeschränkt werden und umgekehrt.

Stark säuernde Wirkung: Mehl, Reis, Haferflocken, Mehlspeisen, Brot (besonders Schwarzbrot), Käse (besonders fette Sorten), Rosenkohl, Artischocken, Spargelspitzen, Fleisch (besonders Schweinefleisch), Leber, Geflügel, Fisch, Preiselbeeren, Schwarz-(Blau-)beeren, Nüsse, Kakao.

Schwach säuernde Wirkung: Bouillon, Butter, Schmalz, Obers (Süßrahm, Sahne), saurer Rahm, Eier (Dotter hat eine stärkere säuernde Wirkung als Eiweiß), Hülsenfrüchte, Schinken, Wurst, Schokolade.

Bei säuernder Kost sollen insbesondere folgende Speisen völlig *vermieden* werden: Milch, Kartoffeln, Gemüse (außer den vorhin aufgezählten Gemüsearten), Gelatinespeisen, Parmesan, Süßigkeiten, Marmelade, Honig, Essig, kohlensäurehaltige Getränke.

Küchentechnische Bemerkungen. Diese Diätform ist an sich, vor allem auch wegen ihres verhältnismäßigen Reichtums an Fett, „schwer" und in manchen Fällen weniger gut bekömmlich. In derartigen Fällen müssen die Speisen, etwa nach den im Kapitel „Erkrankungen des Magendarmtraktes" (S. 25 ff.) dargelegten Richtlinien, hinsichtlich der Bekömmlichkeit besonders ausgewählt und zubereitet werden.

Statt Milch soll Obers oder saurer Rahm, der eine stärker säuernde Wirkung als Obers hat, verwendet werden. Auch nach dem Kochen soll den Gerichten noch möglichst viel Fett zugesetzt werden. Es ist zweckmäßig, Rindsuppen durch Teigwaren, Eier, Reis und dergleichen zu verstärken. Mayonnaisen können mit Vorteil gegeben werden. Sie verbinden die Vorzüge hohen Gehaltes an Fett und an Eidotter. Auch als Bindemittel für Saucen sollen an Stelle von Milch Eier, Rahm und dergleichen verwendet werden. Manchmal kann auch etwas Salat gegeben werden, wenn er mit reichlich Fett angemacht und mit Fleisch oder Fisch garniert ist. Als Nachspeise sind Soufflés besonders zu empfehlen.

Indikationen

Infektionen der Harnwege.

Gewisse Nierensteinerkrankungen (Phosphatsteine, s. S. 141 ff.).

3. Alkalisierende Kost

Stark alkalisierende Wirkung: Kartoffeln (sollen täglich gegessen werden), Kohl, Kraut, Spargel, Äpfel, Birnen, Bananen.

Schwach alkalisierende Wirkung: Milch, Zucker, Spinat, Tomaten, Möhren, Salat, Pilze, Orangen, Aprikosen, Obst- und Gemüsesäfte, Oliven, Rosinen.

Bei alkalisierender Kost sollen folgende Speisen stark eingeschränkt bzw. vermieden werden: Brot, Zerealien, Mehlspeisen,

Fleisch (bei strenger Durchführung nur einmal wöchentlich Blutwurst gestattet), Pflaumen und Preiselbeeren.

Küchentechnische Bemerkungen. Fette sollen weitgehend vermieden werden. Auch die Verwendung einer Einbrenne (Mehlschwitze) ist unzweckmäßig. Gemüse sollen nicht blanchiert werden, da im heißen Wasser ein Großteil ihrer Alkalien verloren geht. Als Nachtisch sind Früchte, mit reichlich Zucker und eventuell mit Milch gereicht, zu empfehlen.

Indikationen

Infektionen der Harnwege (Schaukelkost!).

Azidotische Zustände.

Länger dauernde Sulfonamidmedikation (die Sulfonamide werden bei alkalischer Reaktion im Harn besser in Lösung gehalten).

Bestimmte Formen von Nephritis (mit Azidose).

XXIV. Familiäre (essentielle) Hypercholesterinämie, Hyperlipämien, Xanthomatosen

Bei der familiären essentiellen Hypercholesterinämie, die zu Arteriosklerose prädisponiert, ist in einem Teil der Fälle eine diätetische Behandlung in Form einer drastischen Fetteinschränkung erfolgreich. Es sollen vor allem ungesättigte, linolsäurereiche Öle (Maisöl, Sonnenblumenöl) gegeben werden. Magermilch, mageres Fleisch und magerer Fisch sind erlaubt. Es gelten im wesentlichen die Grundsätze der Arteriosklerosediät (s. S. 113 ff.). Es können unter dieser Behandlung auch Xanthome verschwinden.

Bei einer anderen Form der essentiellen Hyperlipämie mit Neutralfettvermehrung (Triglyceridämie) ist eine fettarme Kost wirkungslos, es wird in diesen Fällen vielmehr von Schettler eine fettreiche und kohlehydratarme Kost empfohlen.

XXV. Speicherkrankheiten

Bei der *Niemann-Pickschen Erkrankung* kommt es unter fettarmer Kost zwar zu einer Senkung der Serumlipoide, die Ablagerung der Sphingomyeline bleibt aber unbeeinflußt. Die Kinder sollen wegen der häufig vorhandenen Kachexie kalorienreich ernährt werden.

Bei der *Glykogenspeicherkrankheit* (Van Gierkeschen Erkrankung) hängt die Art der Diätbehandlung nach Thannhauser von folgenden Umständen ab:

1. Bei niedrigem Blutzuckerspiegel und Neigung zu hypoglykämischen Anfällen soll die Ernährung kohlehydratreich sein.

2. Auch bei Erbrechen und Azetonurie ist eine kohlehydratreiche Diät zu empfehlen.

3. Wenn die Hyperlipämie im Vordergrund steht, soll die Diät kohlehydrat- und eiweißreich sein, aber wenig Fett enthalten.

Bei der *Schüller-Christianschen Erkrankung* (bei der der Cholesterinblutspiegel normal ist) hat eine diätetische Behandlung keinen Einfluß auf den Verlauf der Krankheit, insbesondere auf die Ausbildung der Xanthome.

XXVI. Angeborene Stoffwechselanomalien

1. Galaktosämie

Es handelt sich hiebei um eine angeborene Kohlehydratstoffwechselstörung, bei der die Galaktose nicht enzymatisch zu Glukose umgebaut werden kann. Die Erkrankung wird vorwiegend bei Säuglingen und Kleinkindern beobachtet. Es kommt zur Ausscheidung dieses Zuckers im Harn. Die Patienten haben meist eine große Leber, verschiedene gastrointestinale Symptome, unter Umständen Ikterus, Katarakt und weisen eine Verlangsamung der geistigen Tätigkeit auf. In akuten Fällen (mit Gewichtsverlust, Erbrechen, Leber- und Milzvergrößerung, Aszites sowie unter Umständen Gelbsucht) kann eine rechtzeitige Diätbehandlung lebensrettend sein. Ausreichende diätetische Therapie kann unter Umständen das Eintreten einer Verblödung verhindern. In der Diät sind vor allem Milch und Milchprodukte verboten. (Es gibt allerdings milchzuckerfreie Milchpräparate.) Darüber hinaus soll auch Hirn vermieden werden. Stoffe wie Agar-Agar oder Gummi arabicum, die mitunter zur Herstellung von Konserven verwendet werden, sind gleichfalls schädlich.

2. Oligophrenia phenylketonpyruvica

(Brenztraubensäure-Schwachsinn, Phenylketonurie)

Bei dieser vererbbaren Aminosäurestoffwechselstörung kann Phenylalanin nicht zu Tyrosin oxydiert werden. Es handelt sich um das klassische Beispiel einer genetisch bedingten Stoffwechselstörung, die bei rechtzeitigem Beginn der Behandlung diätetisch ausgeglichen werden kann. Die Kost soll möglichst wenig (15 bis 25 g pro Kilogramm Körpergewicht) Phenylalanin enthalten. Die bei Kindern vorkommende Erkrankung wird durch diätetische Maßnahmen günstig beeinflußt. Die entsprechende Ernährung soll schon in den ersten Lebensmonaten einsetzen. Es kann dadurch scheinbar auch das Auftreten schwerer geistiger Störungen verhindert werden. Eiweiß soll in Form von phenylalaninarmem Kaseinhydrolysat (täglich 2,5 g pro Kilogramm Körpergewicht) gegeben werden. Darüber hinaus werden für die Bestandskost kleine Mengen von Weizenstärke oder Traubenzucker, Kokosöl, Margarine oder Erdnußöl sowie unter Umständen Vollmilch empfohlen. Aus den angeführten Lebensmitteln lassen sich vor allem Suppen, Breie, Keks und Biskuits herstellen [102]. Im Einzelfall ist die Aufstellung eines besonderen Kostplanes erforderlich.

Verboten sind: Fleisch, Fisch, Käse, Eier, Weizenmehl, Butter, getrocknete Früchte, Hülsenfrüchte, Spinat, Gelatine, Schokolade.

XXVII. Diät bei Hauterkrankungen

Es seien hier nur einige Hinweise auf diätetische Maßnahmen bei dermatologischen Erkrankungen gegeben.

Bei *Psoriasis* wird seit langem eine fettarme Kost empfohlen. Es wurde auch über Erfolge mit einer Buttermilchtherapie (90 bis 120 g Buttermilchkonzentrat pro Tag, mit Wasser verdünnt) berichtet [135].

Bei Akne wird vielfach eine fett- und kochsalzarme Kost angewendet.

Bei manchen Hautveränderungen ist es wichtig, eine etwa vorhandene Unter- oder Überernährung oder einen Vitaminmangelzustand zu korrigieren. Ein unter Umständen vorhandener Diabetes muß besonders sorgfältig eingestellt werden.

Bei *Ekzemen* (einschließlich Neurodermitis) wurde eine Vielzahl von Diäten empfohlen. Hiezu zählen: Rohkost, Milchtage,

(Wiedmann empfiehlt Milchtage zur Einleitung der Behandlung ausgedehnter und vor allem nässender Ekzeme. Es soll pro Tag 1 l gekochte Kuhmilch, mit 1 l destillierten Wassers verdünnt gegeben werden), Bevorzugung von Mais- und Sonnenblumenöl, Trockenkosttage, säuernde Kost, Specktherapie. Bei dieser Methode wird Kindern und Säuglingen (ab dem 8. Monat) roher Speck gegeben. Diese Diät wurde auch für Dermatitis seborrhoica, Ekzema infantum und Milchschorf empfohlen [47].

Schaukeldiät wirkt unter Umständen im Sinne einer Umstimmung bei Hauterkrankungen günstig. Auf das Kapitel über Allergie sei besonders verwiesen (s. S. 159 ff.).

XXVIII. Diät bei neurologischen Erkrankungen

Bei der *familiären paroxysmalen Lähmung,* die durch einen abnorm niedrigen Serumkaliumspiegel ausgezeichnet ist, soll die Kost kaliumreich und natriumarm sein. Unter Umständen kann ein Anfall durch eine kohlehydrathaltige Mahlzeit ausgelöst werden. Deshalb sind auch stärker kohlehydrathaltige Mahlzeiten zu vermeiden.

Bei *chronischem Alkoholismus* ist neben dem Alkoholverbot die Einhaltung einer eiweiß- und vitaminreichen Kost notwendig. Dies ist sowohl im Hinblick auf die häufig vorhandene Leberschädigung, wie auch auf die oft anzutreffende Unterernährung notwendig.

Bei der *Wernickeschen Enzephalopathie* (Polioencephalitis haemorrhagica superior) ist eine eiweiß- und kalorienreiche Diät, die auch reichlich Vitamin B_1 und Vitamin C enthält, wichtig.

Bei der *Pellagra-Enzephalopathie* muß die Kost eiweißreich sein und soll genügend Nikotinsäureamid enthalten.

Über wirksame diätetische Maßnahmen bei *Epilepsie* ist nichts bekannt. Früher wurde vielfach eine ketogene (fettreiche, säuernde) Kost verordnet. Es ist zweckmäßig, die Flüssigkeitszufuhr zu beschränken. Alkohol muß in jeder Form – auch als Zusatz zu Speisen – vermieden werden.

Bei *multipler Sklerose* wurde eine große Zahl diätetischer Behandlungsmethoden empfohlen, so z. B. die „Eversdiät“ [124]. In dieser Diät nehmen Rohkost und insbesondere Weizenkeimlinge einen bevorzugten Platz ein. Stiel- und Blattgemüse sind verboten.

Man glaubte, auf Grund der geographischen Verbreitung der Erkrankung und der Ernährungsgewohnheiten in den betreffenden Ländern eine derartige vegetabilische Kost empfehlen zu können. Es wurden auch kohlehydratarme Diätformen empfohlen. In neuerer Zeit wurde über günstige Erfahrungen mit einer fettarmen Diät berichtet [131].

XXIX. Diätetische Maßnahmen vor bestimmten Untersuchungen

1. Probekost zur Untersuchung der Nahrungsausnutzung

Die Kostform dient zur Beurteilung der Nahrungsausnutzung mit Hilfe der makroskopischen und mikroskopischen Stuhluntersuchung. Durch drei Tage hindurch wird eine Standardkost gegeben, die bestimmte Mengen von Kohlehydraten, Eiweiß und Fett enthält. Normalerweise soll eine derartige Kost vom Magendarmtrakt gut ausgenutzt werden.

Frühstück:	1/2 Liter Milch oder Kakao mit Milch, 2 Semmeln mit Butter, 1 weiches Ei
Vormittag:	1 Teller Haferschleimsuppe
Mittag:	Suppe, 150 g gut gehacktes mageres Rindfleisch, als faschierter Braten zubereitet (nicht ganz durchgebraten), 250 g Kartoffelbrei
Nachmittag:	1 Teller Haferschleim, 1 weiches Ei
Abend:	150 g Fleisch wie Mittag, Kartoffelbrei wie Mittag

Im Laufe des Tages sollen 100 g Butter verzehrt werden

Die Probekost nach Schmidt-Straßburger setzt sich, wie folgt, zusammen:

1. Frühstück (8 Uhr):	200 g Kaffee, 80 g Brot, 30 g Butter, 80 g Topfen (Quark) 1 Ei
2. Frühstück (10 Uhr):	60 g Brot, 20 g Butter, 200 g Milch
Mittagessen (12.30 Uhr):	150 g Hackfleisch, 200 g Gemüse, 150 g Kartoffeln, 50g Butter Nachtisch aus 200 g Milch, 30 g Nährmittel, 15 g Zucker und 1/2 Ei
Jause (16 Uhr):	60 g Brot, 20 g Butter
Abendessen:	200 g Milch, 30 g Nährmittel, 15 g Zucker, 1 1/2 Eier, 30 g Butter, 80 g Brot, 100 g Topfen

am 3. Tag zusätzlich 125 g Hackfleisch
am 4. Tag zusätzlich 80 g Butter

Genauere Untersuchungsergebnisse lassen sich mit einer von Drube angegebenen modifizierten Kost erzielen:

250 g Kohlehydrate, 100 g Eiweiß, 120 g Fett, 2500 Kalorien durch 4 Tage. Abtrennung der ersten und letzten Mahlzeit durch je 0,3 g Karmin in einer Oblate.

2. Grundumsatzdiät

Zur Vorbereitung der Grundumsatzuntersuchung ist es notwendig, durch 3 Tage hindurch eine eiweißarme Kost einzuhalten, in der Fisch und Geflügel, Fleisch, Wurst, Käse, Eier sowie Alkohol verboten sind. Es wird im nachfolgenden ein 3-Tages-Kostplan angegeben (Tab. 20).

Tabelle 20. *Grundumsatzdiät*

1. Tag

1. Frühstück	Tee mit Zitrone	30 g Zucker
	Butter	30 g Butter
	Jam	50 g Jam
	Weißbrot	80 g Weißbrot
2. Frühstück:	Obst	200 g Bananen
Mittag:	Grießsuppe	20 g Grieß
	Spaghetti	100 g Spaghetti
	Tomatensauce	50 g Tomatenmark
	Bratapfel	25 g Mehl
		40 g Öl
		100 g Äpfel
		25 g Marmelade
Abend:	Spinat	20 g Butter
	Kartoffeln	200 g Spinat
	Orange	20 g Mehl
		200 g Kartoffeln
		150 g Orangen
		5 g Butter

24 g Eiweiß, 2395 Kalorien

2. Tag

1. Frühstück:	Tee mit Zitrone	30 g Zucker
	Butter	30 g Butter
	Jam	50 g Jam
	Weißbrot	80 g Weißbrot
2. Frühstück:	Obst	200 g Pfirsiche

Mittag:	Kartoffelsuppe	20 g Butter
	Gemüsereis	100 g Kartoffeln
	gemischter Salat	10 g Mehl
	Marmeladetascherl	100 g Reis
		100 g Mischgemüse
		100 g Tomaten
		50 g grüner Salat
		100 g Sellerie
		10 g Öl
		25 g Mehl
		25 g Butter
		25 g Marmelade
		5 g Zucker
Abend:	Apfelstrudel	30 g Mehl
	Tee	300 g Äpfel
		10 g Öl
		10 g Rosinen
		30 g Zucker
		10 g Brösel

25 g Eiweiß, 2515 Kalorien

3. Tag

1. Frühstück:	Tee mit Zitrone	30 g Zucker
	Butter	30 g Butter
	Jam	50 g Jam
	Weißbrot	80 g Weißbrot
2. Frühstück:	Obst	200 g Weintrauben
Mittag:	Gemüsesuppe	10 g Mehl
	Kartoffelgulasch	100 g Gemüse
	Weckerl	250 g Kartoffeln
	Apfel im Schlafrock	10 g Mehl
		50 g Gurkerl
		25 g Zwiebeln
		30 g Öl
		40 g Weißbrot
		100 g Äpfel
		30 g Mehl
		30 g Butter
		20 g Marmelade
		20 g Zucker
Abend:	Blaukraut	200 g Blaukraut
	Kartoffelschmarren	10 g Mehl
		20 g Schmalz
		200 g Kartoffeln
		25 g Zwiebeln

25 g Eiweiß, 2590 Kalorien

3. Trockenkost vor dem Volhardschen Konzentrationsversuch

Bei der Durchführung des Konzentrationsversuches im Rahmen einer Nierenfunktionsprüfung ist es wichtig, daß ab Mittag des ersten Tages der Untersuchung eine Trockenkost eingehalten wird. Brot, Butter, Eier und Fleisch sind erlaubt. Kartoffeln, Obst sowie Flüssigkeiten jeder Art sind verboten.

4. Diät vor Untersuchung auf Katecholamine bei Verdacht auf Phäochromozytom

Zwei Tage vor der Untersuchung des Harnes müssen folgende Nahrungs- und Genußmittel vermieden werden, damit das Untersuchungsergebnis nicht verfälscht wird: Obst, insbesondere Bananen, Fleisch, Wein, Gemüse, Kaffee, Tee und Kakao. Die Ernährung ist daher hauptsächlich kohlehydratreich (Teigwaren usw.).

5. Diät vor Untersuchung auf 5-Hydroxyindolessigsäure im Harn bei Verdacht auf Carcinoidsyndrom

Zur Vermeidung falscher positiver Ergebnisse müssen Bananen, Walnüsse, Ananas, Tomaten sowie Mirabellen während zweier der Untersuchung vorangehender Tage vermieden werden [89].

6. Purinarme Kost vor Bestimmung der Blutharnsäure

Drei Tage vor Abnahme des Blutes muß eine purinarme Kost eingehalten werden (s. S. 143 ff.).

7. Vorbereitungsdiät zur Harnsedimentuntersuchung

Um ein möglichst konzentriertes Harnsediment zu erhalten, kann man am Tag vor der Untersuchung eine eiweißreiche Kost geben (wenn nicht z. B. von Seiten einer Nierenerkrankung eine Kontraindikation dagegen besteht) und ab Mittag des Vortages nichts trinken lassen.

XXX. Ernährung während und nach der Schwangerschaft

Während der Schwangerschaft ist, entgegen einer weit verbreiteten Ansicht, der Kalorienbedarf nicht wesentlich, sondern nur um 5 bis 10 % erhöht. Die Nahrungsausnutzung während der

Schwangerschaft ist sehr gut. Es ergibt sich daher ein durchschnittlicher Kalorienbedarf von 2400 im ersten, von 2600 im zweiten und von 2800 Kalorien im dritten Trimester der Schwangerschaft. Der Eiweißbedarf ist erhöht und beträgt etwa 100 g pro Tag. Die Fettmenge soll 50 bis 60 g nicht übersteigen. Die täglich zugeführte Kohlehydratmenge soll etwa 350 bis 450 g betragen. Die im Verlauf der Schwangerschaft notwendige geringe Steigerung der Kalorienzufuhr soll durch Erhöhung der Kohlehydrate erfolgen [65].

Sehr wichtig ist eine Beschränkung der Kochsalzzufuhr. Schon im Verlauf der ersten zwei Schwangerschaftsdrittel ist es zweckmäßig, größere Salzmengen zu vermeiden. In den letzten zwei Schwangerschaftsmonaten ist es ratsam, die tägliche Salzmenge mit 2 bis 3 g zu beschränken. Dies entspricht der natriumarmen Kost, wie sie auf S. 106 ff. beschrieben wurde. Eine Beschränkung der Kochsalzzufuhr wirkt nicht nur einer Ödemneigung entgegen und erleichtert damit auch den Geburtsvorgang, sondern verringert auch die Gefahr des Auftretens einer Eklampsie. Wenn die Kochsalzzufuhr niedrig bleibt, ist eine Beschränkung der Flüssigkeitszufuhr nicht erforderlich. Es sei auch hier darauf hingewiesen, daß regelmäßige Gewichtskontrollen während des ganzen Schwangerschaftsverlaufes wichtig sind. Die besonderen diätetischen Erfordernisse bei Vorliegen eines Diabetes werden auf S. 87 besprochen.

Während der Stillperiode ist ein zusätzlicher Kalorienbedarf von etwa 600 Kalorien, die für die Ernährung des Kindes benötigt werden, vorhanden. Diese werden zweckmäßig in Form von Milch und Eiern angeboten, wodurch auch der erhöhte Kalziumbedarf gedeckt wird. Wenn während der Schwangerschaft eine (unerwünschte) Gewichtszunahme eingetreten sein sollte, kann diese während der Stillperiode dadurch korrigiert werden, daß von einer Erhöhung der Kalorienzufuhr abgesehen wird.

Die *Schwangerschaftstoxikose* wird in eine Frühtoxikose (Hyperemesis gravidarum) und in eine Spättoxikose eingeteilt. Diese wird im Kapitel über Nierenerkrankungen (S. 136 ff.) besprochen.

Bei *Schwangerschaftserbrechen (Hyperemesis gravidarum)* kann es nach starken Flüssigkeits- und Salzverlusten und bei lange dauerndem Hungerzustand unter Umständen zu foetor ex ore, trockener Zunge, Abnahme der Harnmenge, Azidose und in seltenen Fällen zu Nieren- und Leberschädigung kommen.

Psychische Faktoren sind oft von großer Bedeutung. Es ist empfehlenswert, nur kleine, gut bekömmliche Mahlzeiten zu verabreichen (z. B. Milchspeisen). Das Trinken eines Glases Milch vor dem Aufstehen wirkt vielfach günstig. In schweren Fällen mit starkem Flüssigkeitsverlust und Auftreten von Ketose sowie Störungen des Elektrolythaushaltes muß die Ernährung besonders flüssigkeits-, kohlehydrat- und kochsalzreich sein. Unter Umständen ist eine Sondenernährung erforderlich.

XXXI. Ernährung im Alter

Die Ernährung im Alter spielt angesichts des ständig zunehmenden Alters der Weltbevölkerung eine immer größere Rolle. Es steht außer Zweifel, daß die Art der Ernährung mit dabei eine Rolle spielt, daß das durchschnittliche Lebensalter in vielen Ländern der westlichen Hemisphäre höher ist als vor allem in zahlreichen Gebieten Asiens. Es ist andererseits auch wichtig, darauf hinzuweisen, daß bei Krankheiten älterer Menschen die Genesung in größerem Maße als bei solchen junger Patienten von der Ernährung abhängt.

Während die Nahrungsausnutzung im Alter nicht wesentlich herabgesetzt ist, findet man vielfach eine mangelhafte Nahrungsaufnahme [38]. Wie schon an anderer Stelle ausgeführt wurde, kann die senile Anorexie auch die Gefahr einer Hypovitaminose mit sich bringen. Der Eiweißbedarf ist im Alter zumindest normal, eher aber erhöht (1 bis 1,5 g pro Kilogramm Körpergewicht). Kohlehydrate sollen in normaler Menge angeboten werden, die Fettmenge soll eher verringert werden und 20 bis 25 % der Gesamtkalorien nicht überschreiten. Mineralstoffe müssen in ausreichender Menge zugeführt werden, so insbesondere auch Kalzium. Zu diesem Zweck sei besonders auf die Bedeutung von Magermilch und Magermilchprodukten, darüber hinaus aber auch von Milch und Käse hingewiesen. Es muß besonders darauf geachtet werden, daß Meteorismus erzeugende Nahrungsmittel vermieden werden. Sehr wichtig ist es auch, keine zu großen Mahlzeiten zu verabreichen. Es soll vor allem die Abendmahlzeit klein sein. Radikale Umstellungen der Ernährung sind in jedem Fall zu vermeiden [35].

XXXII. Ernährung unter ungewöhnlichen Umweltsbedingungen

1. Ernährung bei großer Hitze

Das wichtigste Ernährungsproblem für alle diejenigen, die unter ungewöhnlich hoher Außentemperatur (Schiffe, Industriebetriebe, Tropen) arbeiten müssen, ist die Flüssigkeits- und Salzzufuhr. Es kann in extremen Fällen die tägliche Schweißmenge über 4 Liter betragen, was einem täglichen Salzverlust von etwa 14 g oder mehr entspricht. Während in leichten Fällen von Hitzschlag nur kollapsähnliche Zustände vorkommen, treten in schweren Fällen Muskelkrämpfe, Erbrechen, hohes Fieber und Delirien auf, wobei es zum Tod im Coma kommen kann. Abgesehen von solchen akuten Krankheitszuständen kann es auch zu monatelang anhaltenden Beschwerden im Sinn von Schwindel, Herzklopfen, Atemnot und Schlafstörungen kommen. Neben der Notwendigkeit, bei der Planung entsprechender Arbeitsstätten die Hitzeeinflüsse möglichst zu vermindern, ist es wichtig, den dort Beschäftigten ständig reichlich Trinkwasser bereit zu stellen und für eine genügende Kochsalzzufuhr zu sorgen. Dies muß sowohl durch Kochsalzzusatz zu den Speisen als auch durch ausreichende Bereitstellung von Salz während der Mahlzeiten geschehen. In extremen Fällen sind tägliche Kochsalzmengen bis zu 30 g erforderlich. Es sei auch darauf hingewiesen, daß die Gefahr regelmäßigen und hohen Alkoholkonsums vor allem für Weiße in den Tropen gegeben ist, wobei besonders auch psychologische Umstände mitwirken.

2. Ernährung bei großer Kälte

Bei extrem niedriger Außentemperatur ist der Kalorienbedarf stark erhöht und kann unter Umständen 5000 bis 6000 Tageskalorien betragen. In solchen Fällen muß zur Deckung des hohen Kalorienbedarfes die Fettmenge beträchtlich erhöht werden. Die Eiweiß- und Kohlehydratmengen sollen annähernd normal bleiben.

3. Ernährung bei Expeditionen. Notrationen

Bei Expeditionen ist es notwendig, auch kurze Perioden von Unterernährung zu vermeiden, da dadurch die Leistungsfähigkeit und der Gesundheitszustand rasch verschlechtert werden können.

Sehr wichtig ist die Vorsorge für ausreichende Wasserzufuhr. Mit Rücksicht auf die Tatsache, daß meistens das Gewicht der zu transportierenden Nahrungsmittel eine große Rolle spielt, ist eine sorgfältige Auswahl hochwertiger Nahrungsmittel, die verhältnismäßig leicht sind, notwendig. Darüber hinaus kommt der Verpackung besondere Bedeutung zu.

Für Rettungsboote, Flugzeuge sowie auch für andere, zum Teil militärische Zwecke sind seit Jahrzehnten Notrationen in Verwendung. Es ist darauf hinzuweisen, daß eine ausreichende Flüssigkeitszufuhr (ebenso wie Schutz gegen Hitze und Kälte) noch wichtiger als die Zufuhr fester Nahrung ist. Im Hinblick auf die verhältnismäßig hohe Kalorienzahl bei kleinem Volumen stehen Fett sowie auch Zucker in erster Reihe bei der Auswahl derartiger Lebensmittel. Auf entsprechende Vitaminzufuhr muß geachtet werden. Es sei darauf hingewiesen, daß das Trinken großer Mengen von Meerwasser nach Unglücksfällen zur See, wie Erfahrungen aus dem zweiten Weltkrieg zeigten, fast immer den Tod zur Folge hatte, da die menschliche Niere nicht in der Lage ist, derartig große Salzmengen ohne schwerwiegende Folgen für den Gesundheitszustand auszuscheiden.

Kalorien- und Nährstofftabelle

100 g enthalten	g Eiweiß	g Fett	g KH	Kalorien
Rindfleisch, mager	20,6	3,5	0,6	123
Rindfleisch, fett	18,9	24,5	0,3	307
Kalbfleisch, mager	21,7	3,1	0,5	120
Schweinefleisch, mager	20,1	6,3	0,4	143
Schweinefleisch, fett	15,1	35,0	0,3	389
Schweinefleisch, sehr fett	9,2	56,5	—	563
Bries (Thymus)	28,0	0,4	—	119
Hirn	9,0	8,6	—	117
Leber	19,9	3,7	3,3	130
Zunge	15,7	17,6	0,1	229
Geselchtes, fett	22,9	30,6	—	378
Schinken	25,0	25,0	—	335
Speck	9,0	72,8	—	714
Salami	27,2	47,4	—	552
Blutwurst	13,9	43,6	0,2	463
Hase	23,0	1,1	0,5	107
Reh	20,8	1,9	0,4	105
Huhn	20,0	4,5	—	125
Taube	22,1	1,0	0,5	102
Ente (mit Knochen)	18,0	4,0	—	110
Gans (mit Knochen)	14,0	26,0	—	299
Hering	17,9	7,6	—	144
Kabeljau	16,0	0,3	—	68
Hecht	18,4	0,5	—	80
Karpfen	19,8	1,9	—	99
Forelle	17,5	0,7	—	78
Bückling	20,7	9,6	—	174
Ölsardinen	23,9	14,4	1,3	237
Austern	9,0	2,0	6,5	82
Hummer	14,5	1,8	0,1	77
Kuhmilch	3,4	3,6	4,8	67
Ziegenmilch	3,6	3,9	4,7	70
Magermilch	3,6	0,8	4,6	41
Schlagobers	2,7	30,0	3,0	302

100 g enthalten	g Eiweiß	g Fett	g KH	Kalorien
Buttermilch	3,7	0,5	3,7	35
Butter	0,7	80,0	0,8	750
Vollmilchpulver	25,2	26,8	37,0	504
Magermilchpulver	33,5	1,6	50,0	357
Vollfettkäse	27,5	28,3	2,2	384
Magerkäse	39,0	2,7	4,0	201
Topfen	17,6	0,1	4,1	90
1 Hühnerei	7,0	6,1	0,3	87
1 Eiweiß	3,9	0,1	0,2	17
1 Eigelb	3,1	6,1	0,1	70
Hühnerei (100 g)	14,1	12,3	0,6	175
Eigelb (100 g)	16,1	31,7	0,3	362
Eiweiß (100 g)	12,8	0,3	0,7	58
Trockenei	43,2	40,9	2,0	566
Schweineschmalz	0,3	99,5	—	925
Margarine	0,5	80,0	0,4	748
Olivenöl	—	99,4	0,2	925
Weizenmehl, fein	10,7	1,7	71,7	354
Weizenmehl, mittelfein	11,3	1,7	70,5	351
Weizenmehl, grob	7,5	1,2	74,9	349
Roggenmehl, fein, bzw. Brot	7,9	1,3	74,2	349
Roggenmehl, grob	7,5	1,3	74,9	349
Reis	7,9	0,5	77,8	356
Polenta (Maismehl)	9,6	3,1	71,7	362
Haferflocken	16,3	5,7	66,3	392
Reis, poliert	7,9	0,5	77,8	356
Weizengrieß	9,4	0,2	75,9	352
Schwarzbrot	6,4	1,0	52,2	250
Weißbrot (Weizenbrot)	8,2	1,2	48,0	243
Weizenzwieback	9,9	2,6	75,5	374
Semmel	10,0	0,7	72,7	346
Makkaroni, Nudeln, Suppeneinlagen	9,6	1,0	75,9	360
Rübenzucker, Kochzucker	—	—	99,8	410
Bienenhonig	0,4	—	81,0	334
Kakao	22,3	26,5	31,0	465
Kochschokolade, mittelsüß	6,5	27,5	61,6	536
Speiseschokolade, süß	4,5	29,0	63,1	548
Speiseschokolade, halbbitter	6,5	27,5	61,6	536
Süße Milch-Speiseschokolade	7,5	27,5	61,5	539
Marzipan	9,3	28,5	46,7	495
Teebäckerei	8,8	4,5	74,0	381
Lebkuchen	9,0	4,3	80,4	407
Zitronat	—	—	78,0	320
Kandierte Früchte	0,3	—	75,0	309

100 g enthalten	g Eiweiß	g Fett	g KH	Kalorien
Linsen	26,0	1,9	52,8	341
Erbsen	23,4	1,9	52,7	330
Bohnen	25,7	1,7	47,3	315
Sojabohnen, gelb	33,7	19,2	27,1	428
Kartoffeln, geschält	2,0	0,2	20,9	96
Kartoffeln, mit Schalen	1,8	0,2	18,6	86
Walnüsse, trocken	16,7	58,5	13,0	666
Walnüsse, frisch	13,8	48,2	10,7	549
Haselnüsse	8,7	31,3	3,6	341
Mandeln	12,0	30,0	7,4	359
Äpfel	0,4	—	13,3	59
Birnen	0,4	—	13,6	59
Aprikosen, Marillen	0,9	—	10,5	50
Pflaumen	0,8	—	15,7	71
Apfelsinen, Orangen	0,6	—	9,0	43
Avocados	0,7	5,0	1,6	56
Bananen	0,9	—	15,5	68
Feigen, frisch	1,4	—	17,5	77
Grapefruit	0,6	—	3,4	36
Kaktusfeigen (Opuntia)	0,5	0,3	6,0	29
Mandarinen	0,5	—	5,4	29
Oliven	6,2	19,9	7,2	240
Zitronen	0,4	—	5,4	23
Erdbeeren	1,3	—	7,8	45
Heidelbeeren (Blaubeeren)	0,8	—	12,1	56
Himbeeren	1,4	—	6,8	40
Johannisbeeren, rot	1,3	—	7,5	46
Johannisbeeren, schwarz (Schwarzbeeren)	1,0	—	13,7	68
Preiselbeeren	0,7	—	11,6	59
Stachelbeeren	0,9	—	8,6	47
Weintrauben	0,7	—	17,7	79
Zwetschken mit Kernen	1,9	0,5	51,4	230
Zwetschken ohne Kerne	2,3	0,6	61,8	277
Datteln mit Kernen	1,9	0,6	72,2	315
Datteln ohne Kerne	1,9	0,6	73,1	318
Feigen	3,3	1,3	58,8	270
Rosinen	1,6	1,2	66,2	295
Marmeladen	0,7	—	65,2	274
Äpfel	0,4	—	57,5	240
Aprikosen, Marillen	0,6	—	68,4	287
Apfelsinen, Orangen	0,4	—	71,7	299
Erdbeeren	0,6	—	68,2	285
Kirschen	1,0	—	68,4	285
Pflaumen, Zwetschken	0,8	—	66,6	276

100 g enthalten	g Eiweiß	g Fett	g KH	Kalorien
Karotten	1,0	0,2	5,0	26
Rettich	1,9	0,1	8,4	43
Rote Rüben	1,3	0,1	6,8	34
Sellerie, Knollen	1,4	0,3	8,8	45
Spargel, geschält	2,0	0,1	2,4	19
Zwiebel	1,3	0,1	9,4	45
Blumenkohl, Karfiol	2,5	0,3	4,6	32
Kopfsalat, Häuptelsalat	1,4	0,3	2,0	16
Rosenkohl	5,3	0,5	6,7	54
Spinat	2,3	0,3	2,0	20
Weißkohl	1,5	0,2	4,2	25
Erbsen, grün	6,6	0,5	12,5	83
Stangenbohnen, Fisolen	2,6	0,2	6,4	38
Gurken, mittelgroß, ungeschält	0,6	0,3	1,4	8
Tomaten	1,0	0,2	4,0	26
Champignons	4,9	0,2	3,6	33
Pfifferlinge, Eierschwämme	2,6	0,4	3,8	30
Steinpilze, Herrenpilze	5,4	0,4	5,1	47
Apfelmost	0,4	—	13,3	59
Traubenmost	0,7	—	17,7	79
Schankbier	0,8	—	4,3	21
Exportbier	0,7	—	5,0	27

100 g enthalten	Zucker	Kalorien
Weißwein	0,1	53
Rotwein	0,1	56
Madeira	3,0	101
Malaga	18,3	88
Marsala	3,3	81
Portwein	6,0	113
Sherry	2,4	113
Wermutwein	10,1	71
Schaumwein, Sekt, Champagner, mittel	4,01	73
Schaumwein, Sekt, Champagner, trocken	0,53	73
Schaumwein, Sekt, Champagner, süß	10,95	67
Kognak (Weinbrand)	—	336

Literaturverzeichnis

1. Abs, O.: Die Eskimoernährung und ihre gesundheitlichen Auswirkungen. Leipzig: G. Thieme. 1959.
2. Achor, R. W. P. und L. A. Smith: Nutritional deficiency syndrome with diarrhea resulting in hypopotassemia, muscle degeneration and renal insufficiency: report of case with recovery. Proc. Staff Meet. Mayo Clin. *30,* 207–215 (1955).
3. Armstrong, D. B., L. I. Dublin und G. M. Wheatley: Obesity and its relation to health and disease. J. Amer. Med. Ass. *147,* 1007–1014 (1951).
4. Babés: Zitiert nach Gounelle, H. und Ch. Marnay: Vitaminmangelkrankheiten. Symptome und Untersuchungsmethoden. Stuttgart: G. Thieme. 1960.
5. Beilage zur Wissenschaftlichen Zeitschrift Guigoz, grüne Serie, Nr. 22, Dezember 1955.
6. Benda, L.: Folgezustände nach Magenoperationen. Wien. Med. Wschr. *113,* 425–429 (1963).
7. Benton, D. A., A. E. Harper und C. A. Elvehjem: The effect of different dietary fats on liver fat-deposition. J. of Biol. Chem. *218,* 693–700 (1956).
8. Blagg, C. R., F. M. Parsons und G. A. Young: Effect of dietary glucose and protein in acute renal failure. Lancet *1,* 608–612 (1962).
9. Du Bois, E. F. und W. H. Chambers: Calories in medical practice. J. Amer. Med. Ass. *119,* 1183–1188 (1942).
10. Boller, R. und W. Pilgerstorfer: Behandlung der Fettsucht mit einer Zweinährstoff-Wechseldiät. Z. klin. Med. *134,* 614–633 (1938).
11. Boller, R.: Der Magen und seine Krankheiten. Wien und Innsbruck: Urban & Schwarzenberg. 1954.
12. Boller, R.: Praktikum der Diät. Med. Klin. *50,* 1055 (1955).
13. Boller, R.: Die Fettsucht als Gegenwartsproblem. Med. Klin. *51,* 570 (1956).
14. Boller, R.: Werksverpflegung und Volksgesundheit. Öst. Ges. f. Ernährungsforschung, Wien 1961.
15. Boller, R.: Diät für Kranke und Gesunde, 4. Aufl. Wien und Innsbruck: Urban & Schwarzenberg. 1961.

16. Borst, J. G. G.: Importance of low protein diet and prevention of infection in therapy of uremia. Ned. tijdschr. geneesk. *91*, 2718–2727 (1947).

17. Borst, J. G. G.: Protein catabolism in uremia. Effects of protein-free diet, infections and blood transfusions. Lancet *1*, 824–828 (1948).

18. Bramsel, H.: Statistische Auswertung des Vitaminverbrauches. Tagung Dtsch. Ges. f. Ernährung, Mainz, 2. 4. 1959.

19. Bramstedt, F.: Biochemie der Zahnkaries. Med. und Ernährung *4*, 181–185 (1963).

20. Brock, J. F. und M. Autret: Kwashiorkor in Africa. FAO, Nutritional Studies, Nr. 8, Rom 1952.

21. Brock, J. F.: Recent advances in human nutrition. London: J. & A. Churchill Ltd. 1961.

22. Brugsch, T.: Ernährungslehre und allgemeine Diätetik. Berlin: VEB Verlag Volk und Gesundheit. 1956.

23. Büchner, F., E. Letterer und F. Roulet: Handbuch der Allgemeinen Pathologie, 11. Band, 1. Teil: Ernährung. Berlin–Göttingen–Heidelberg: Springer. 1962.

24. Bürger, M. und H. Knobloch: Antiphlogistische Ernährung. (Nachweis und Wirkung einer entzündungshemmenden Diät verschiedener Obst- und Gemüsesorten mit lichtelektrischer Methodik.) Münch. Med. Wschr. *101*, 309 (1959).

25. Bull, G. M., A. M. Joekes und K. G. Lowe: Conservative treatment of anuric uremia. Lancet *2*, 229 (1949).

26. Busing, A.: Diät bei anormaler Schilddrüsenfunktion. Ernährungsumschau *4*, 120 (1957).

27. Cremer, H. D.: Fett und Eiweiß in der Ernährung des gesunden und kranken Menschen. Schriftenreihe des Instituts für Ernährungswissenschaft der Justus-Liebig-Universität Gießen. Hamburg, Berlin: B. Behr. 1960.

28. Cuthbertson, D. P.: Progress in nutrition and allied sciences. Edinburgh und London: Oliver & Boyd. 1963.

29. Dahl, L. K.: Sodium as an etiologic factor in hypertension. The first Hahnemann Symposium on hypertensive disease. Philadelphia und London: W. B. Saunders & Co. 1959.

30. Dahl, L. K., L. Silver, R. W. Christie und J. Genest: Adrenocortical function after prolonged salt restriction in hypertension. Nature *185*, 110 (1959).

31. Davidson, C. S. und G. J. Gabuzda: Nutrition and disease of the liver. New Engl. J. Med. *243*, 779 (1950).

32. Davidson, S. und R. Passmore: Human nutrition and dietetics. Edinburgh und London: E. & S. Livingstone Ltd. 1963.

33. Demole, M. J., A. Fleisch und Cl. Petitpierre: Ernährungslehre und Diätetik. Bern: H. Huber. 1948.

33 a. Demole, M.: Vers une diététique positive en gastroentérologie. Arch. Mal. Appar. digest. *46*, 5 (1957).

34. Dibold, H. und D. Schönbauer: Unser Diätbuch. Wien: A. Göschl & Co. 1961.

35. Doberauer, W.: Ernährung im Alter. Klin. Med. *12*, 102 (1957).

36. *Documenta Geigy*, Wissenschaftliche Tabellen, 6. Auflage. Basel 1960.

37. Drube, H. Chr.: Krankheiten nach Magenoperationen. Internist *2*, 523–530 (1961).

38. Drube, H. Chr.: Untersuchungen über die Nahrungsausnutzung im Alter. Dtsch. Arch. Klin. Med. *208*, 371–388 (1962).

39. Duesberg, R. und H. Spitzbarth: Klinik und Therapie der Kollapszustände. Stuttgart: F. K. Schattauer. 1963.

40. Dupuy, R., F. Dessertennes und J. Vallin: Traitement des cirrhoses et des hépatites alcooliques par le régime hyperlipidique. Rev. d'Hématol. *7*, 591–597 (1957).

41. Edgren, B.: Bedeutung und Brauchbarkeit intravenös verabreichter Fettemulsionen. Nutr. Dieta, 3. Suppl. 52–60 (1961).

42. Elliot, G. B. und E. A. Alexander: Sodium from drinking water as an unsuspected cause of cardiac decompensation. Circul. *23*, 562–566 (1961).

43. Fabre, J.: Die Ödeme. Basel und Stuttgart: Benno Schwabe & Co. 1960.

44. Fellinger, K.: Neuere Aspekte in der Klinik der Nierenerkrankungen. Wien. klin. Wschr. *69*, 581 (1957).

45. Fleischhacker, H.: Blutkrankheiten. Wien und Bonn: Wilh. Maudrich. 1955.

46. Fleischhacker, H.: Blutkrankheiten. Münch. Med. Wschr. *97*, 163–166 (1955).

47. Folberth, S.: Speck als kinderärztliches Therapeutikum. Dtsch. Med. Wschr. *78*, 1564–1565 (1953).

48. Follis, R. H., E. Orent-Keiles und E. V. McCollum: Production of cardiac and renal lesions in rats by a diet extremely deficient in potassium. Amer. J. Path. *18*, 29 (1939).

49. Frazer, A. C.: Fat absorption and its disorders. Brit. Med. Bull. *14*, 212 (1958).

50. Gehrmann, G.: Pyridoxinmangelanämie beim Menschen. Fol. Haemat. NF *2*, 225 (1958).

51. Gehrmann, G., A. Sturm und D. Amelung: Favismus in Deutschland. Dtsch. Med. Wschr. *88*, 1865–1869 (1963).

52. Glatzel, H.: Krankenernährung. Berlin–Göttingen–Heidelberg: Springer. 1953.

53. Gordon, E. S., M. Goldberg und G. J. Chosy: A new concept in the treatment of obesity. JAMA *186*, 50–60 (1963).

54. Grosse-Brockhoff, F.: Die Bedeutung der Adipositas als Krankheitsursache, ihre Therapie und Prophylaxe. Dtsch. Med. Wschr. *78*, 399 und 435 (1953).

55. Hämel, L. in Heilmeyer, L.: Rezepttaschenbuch. Stuttgart: G. Fischer. 1953.
56. Halden, W.: Vitamine. In: Therapie und Praxis. Herausgegeben von J. Kretz. Wien: Urban & Schwarzenberg. 1953.
57. Hartmann, F.: Stéatose et cirrhose. 2. Weltkongreß für Gastroenterologie, München. S. 257–293. Basel und New York: S. Karger. 1963.
58. Heepe, F.: Die Vitamine in der Diät- und Küchenpraxis. Darmstadt: D. Steinkopff. 1961.
59. Heilmeyer, L. und H. Begemann: Blut und Blutkrankheiten. In: Handbuch der Inneren Medizin. Berlin–Göttingen–Heidelberg: Springer. 1951.
60. Heuer, E.: Die Entwicklung des Pigmentgehaltes von Wiesenpflanzen unter dem Einfluß von Standort, Düngung und Jahreszeit. Tagung Dtsch. Ges. f. Ernährung, Mainz, 9. 4. 1958.
61. Heupke, W.: Diätetik, die Ernährung des Gesunden und des Kranken, 7. Aufl. Dresden und Leipzig: T. Steinkopff. 1959.
62. Hochrein, M. und I. Schleicher: Herz- und Kreislauferkrankungen. Darmstadt: D. Steinkopff. 1959.
63. Hodder, E. M.: Practitioner *10*, 14 (1873).
64. Hußlein, H.: Die Ernährung der schwangeren Frau. Wien. klin. Wschr. *67*, 129–131 (1955).
65. Huter, K. A. und H. Buchenau: Ernährung der werdenden Mutter. Düsseldorf 1963.
66. Jahnke, K. und A. Breitbach: Statistische Beziehungen zwischen Ernährung und Arteriosklerose. In: Arteriosklerose und Ernährung. Darmstadt: D. Steinkopff. 1959.
67. Jahnke, K., A. Engelhardt, G. F. Jung und H. Pilger: Die Behandlung der Fettsucht mit Mischkost und Formuladiät. Dtsch. Med. Wschr. *88*, 2130–2137 (1963).
68. Jesserer, H.: Persönliche Mitteilung.
69. Jesserer, H.: Osteoporose, Wesen, Erkennung, Beurteilung und Behandlung. Berlin: Erich Blaschker. 1963.
70. Jolliffe, N.: Reduce and stay reduced. New York: Simon & Schuster. 1952.
71. Jolliffe, N.: Clinical Nutrition, 2. Aufl. New York: Harper & Brothers. 1962.
72. Joslin, E.: Diabetes mellitus. Philadelphia und New York: Lea & Febiger. 1949.
73. Kalk, H.: Cirrhose und Narbenleber. Stuttgart: F. Enke. 1954.
74. Kapp, H.: Die Abmagerungskur nach Antoine. Gastroenterologia *72*, 311 (1947).
75. Kempner, W.: Treatment of heart and kidney disease and of hypertensive and arteriosclerotic vascular disease with the rice diet. Amer. Int. Med. *31*, 821–856 (1949).

76. Keys, A.: The diet and degenerative heart disease. 42. Annual Meeting Medical Section American Life Convention, June 11—19, 1954.
77. Kluthe, R.: Tagung Dtsch. Ges. f. Ernährung, Mainz 1963.
78. Kochbuch für die Großküchenpraxis. Wien: A. Göschl & Co. 1963.
79. Kolff, W.: Forced high caloric, low protein diet and treatment of uremia. Amer. J. Med. *12*, 667—679 (1952).
80. Kollath, W.: Die Ordnung unserer Nahrung. Stuttgart: Hippokrates. 1955.
81. Lachnit, V.: Therapie der entzündlichen und vaskulären Nierenerkrankungen. Wien. klin. Wschr. *69*, 497 (1957).
82. Lachnit, V.: Die Fettleibigkeit. Wien: W. Maudrich. 1963.
83. Lambling, A., J. J. Bernier, J. Tremolieres und H. Kaess: Diätetische Probleme im Zusammenhang mit endgültiger Ileostomie. Verh. Dtsch. Ges. f. Inn. Med. *67*, 806—815 (1961).
84. Lang, K. und O. F. Ranke: Stoffwechsel und Ernährung. Berlin—Göttingen—Heidelberg: Springer. 1950.
85. Lang, K.: Biochemie der Ernährung. Darmstadt: D. Steinkopff. 1957.
86. Langendorf, H.: Säure-Basen-Gleichgewicht und chronische acidogene und alkalogene Ernährung. Darmstadt: D. Steinkopff. 1963.
87. Lauda, E.: Lehrbuch der Inneren Medizin. Wien: Springer. 1949.
88. Lauda, E.: Die Diät bei Magen- und Darmerkrankungen. Dtsch. Med. J. *5*, 637—642 (1954).
89. Lembeck, F.: Biochemie und Pharmakologie der Carcinoide. Verh. Dtsch. Ges. f. Inn. Med. *68*, 194—211 (1962).
90. Lockie, L. M.: Gout Clinics *1*, 571 (1942).
91. Loeckell, H.: Toxische Erscheinungen durch karotinhaltige Nahrungsmittel. Medizinische *1959*, 1206.
92. Lyon, T. P., H. B. Jones, D. M. Graham, J. W. Gofman, F. T. Lindgren und A. Jankley: Further studies on the relationship of S_f 10—20 lipoprotein molecules to atherosclerosis. Arch. Int. Med. *89*, 421 (1952).
93. Malmros, H., G. Wigand und C. Brechter: Arteriosklerose und Fetthaushalt. In: Wiss. Veröff. Dtsch. Ges. Ernährung, Bd. 3. Darmstadt 1959.
94. Martini, G. A. und J. G. Rausch-Stroomann: Das Hyponatriämiesyndrom nach kochsalzfreier Kost, erzwungener Diurese und/oder Ascitespunktion bei chronischer Leberinsuffizienz. Klin. Wschr. *37*, 385 (1959).
95. Masek, J.: Persönliche Mitteilung.
96. Mayo Clinic: Diet Manual, 2. Aufl. Philadelphia und London: W. B. Saunders & Co. 1954.
97. McKusick: Carcinoid cardiovascular disease. Bull. J. Hopk. Hosp. *98*, 13—36 (1956).

98. McLester, J. S. und W. J. Darby: Nutrition and diet in health and disease. Philadelphia und London: W. B. Saunders & Co. 1952.

99. Mellinghoff, C. H.: Chirurgie und Ernährung. Ernährungsumschau *6*, 35 (1959).

100. Meneely, G. R.: The effect of salt and other electrolytes in hypertension. The first Hahnemann Symposium on hypertensive disease. Philadelphia und London: W. B. Saunders & Co. 1959.

101. Mindrum, G. M. und L. Schiff: The use of a high-fat diet in cases of fatty liver. Gastroenterol. *29*, 825–836 (1955).

102. Müller, F.: Zur diätetischen Behandlung der Oligophrenia phenylpyruvica (Brenztraubensäure-Schwachsinn) mit phenylalaninarmem Kaseinhydrolysat. Mat. Med. Nordmark *9*, 265 (1957).

103. Nielsen, G. H. und J. E. Poulsen: The protein-bound carbohydrates in serum from diabetic patients and the relation to the duration of diabetes and the vascular complications. Reports of the Steno Memorial Hospital *5*, 71 (1953).

104. Nieth, H.: Diagnostische Methoden bei Nierenerkrankungen. Basel: Ciba Foundation. 1960.

105. Noorden, C. und H. Salomon: Handbuch der Ernährungslehre. 1. Band, Allgemeine Diätetik. Berlin: Springer. 1920.

106. Patek, A. J. und J. Post: Treatment of cirrhosis of liver by nutritious diet and supplements rich in Vitamin B complex. J. Clin. Invest. *20*, 481–505 (1941).

107. Pendl, F.: Myokardstoffwechsel und Herztherapie. Stuttgart: G. Thieme. 1954.

108. Péquignot, G.: Enquête par interrogatoire sur les circonstances diététiques de la cirrhose alcoolique en France. In: Laroche, G., H. P. Klotz und J. Trémolieres: Problèmes actuels d'endocrinologie et de nutrition. 2. Serie. Paris 1958.

109. Pilgerstorfer, W.: Diätetische Behandlung der Fettsucht. Dtsch. Med. J. *5*, 368–372 (1954).

110. Pitzurra, M.: The influence of nutrition on thyroidism. Conférence internationale sur l'influence des conditions de vie et de travail sur la santé. Cannes, September 1957.

111. Proudfit, F. T. und C. H. Robinson: Normal and therapeutic nutrition. New York: The Macmillan Comp. 1963.

112. Rice, C. O. und J. H. Strickler: The problems of parenteral nutrition in surgical patient. J. Indiana Med. Ass. *45*, 122–130 (1952).

113. Rilliet, B.: Le traitement de l'obésité par les régimes hypercaloriques. Praxis (Bern) *1954*, 761–763.

114. Rissel, E.: Über Vitamin-A-Bildung bei Leberkrankheiten. Wien. klin. Wschr. *52*, 214 (1939).

115. Rissel, E., N. Stefenelli und F. Wewalka: Über den Ammoniakgehalt des Blutes bei Leberkrankheiten. Wien. klin. Wschr. *69*, 172–174 (1957).

116. Rissel, E., N. Stefenelli und F. Wewalka: Die Entstehungsbedingungen des Koma hepaticum bei Leberzirrhose. Wien. klin. Wschr. *74,* 297–302 (1962).
117. Sarles, H. und A. P. Gauthier: L'allergie digestive. Paris: Masson & Cie. 1961.
118. Sarre, H.: Präurämie und Urämie und ihre Behandlung. Dtsch. Med. Wschr. *81,* 1382 (1956).
119. Sarre, H.: Nierenkrankheiten. Stuttgart: G. Thieme. 1959.
120. Schettler, G.: Arteriosklerose. Ätiologie, Pathologie, Klinik und Therapie. Stuttgart: G. Thieme. 1961.
121. Schlayer, C. R. und J. Prüfer: Lehrbuch der Krankenernährung, 5. Aufl. München und Berlin: Urban & Schwarzenberg. 1960.
122. Schön, H., R. Zimmer und W. Zeller: Untersuchungen über die intravenöse Fettzufuhr. Münch. Med. Wschr. *103,* 1616–1619 (1961).
123. Schröder, R.: Über die Schwangerschaftstoxikose. Wien. klin. Wschr. *67,* 473–478 (1955).
124. Schuppien, W.: Die Evers-Diät. Theorie und Praxis einer diätetischen Therapie der multiplen Sklerose und anderer Erkrankungen des Menschen. Stuttgart: Hippokrates. 1955.
125. Sippy, B. W.: Gastric und duodenal ulcer; medical cure by an efficient removal of gastric juice corrosion. J. Amer. Med. Ass. *64,* 1625–1630 (1915).
126. Sodi Pallares, D., A. A. de Micheli, B. L. Fishleder, F. Cisneros, M. Vizcaino, A. Bisteni, G. A. Medrano, B. J. Polansky und M. R. Testelli: Effets d'un régime hyposode hyperpotassique et riche en eau sur l'évolution clinique et électrocardiographique de certaines cardiopathies. Acta Cardiol. *16,* 166–200 (1961).
127. Somogyi, J. C.: Die Antianeurinfaktoren. Bern und Stuttgart: Hans Huber. 1952.
128. Somogyi, J. C. und A. Koller: Der Wirkungsmechanismus eines gereinigten Antianeurinfaktors aus Adlerfarnkraut. Internat. Ztschr. Vitaminforschung *31,* 227–230 (1961).
129. Souci, S., W. Fachmann und H. Kraut: Die Zusammensetzung der Lebensmittel. Nährwert-Tabellen. Stuttgart: Wissenschaftl. Verlagsgesellschaft m. b. H. 1962.
130. Störmer, A.: Aktuelle Probleme der Diätetik beim alternden Menschen. Münch. Med. Wschr. *101,* 2301 (1959).
131. Swank, R. L.: A biochemical basis of multiple sclerosis. Springfield, Illinois: Ch. C. Thomas. 1961.
132. Thannhauser, S. J.: Lipidoses. New York und London: Grune & Stratton. 1958.
133. Vanzetti, G. und G. Sollazzo: Prontuario di Dietetica. Torino: Minerva Medica. 1961.
134. Warren und Stead: Fluid dynamics in chronic congestive heart failure. Arch. Int. Med. *73,* 138–147 (1944).

135. Weirich, E. G.: Die Buttermilchtherapie der Psoriasis. Med. Klin. *54,* 2076–2079 (1959).

136. Welcker, E. R.: Der Einfluß der Mangelernährung auf chirurgische Krankheiten. Conférence internationale sur l'influence des conditions de vie et de travail sur la santé. Cannes, Sept. 1957.

137. Wenger, R.: Über die Bedeutung der Tätigkeit der Diätassistentinnen, insbesondere für Krankenhäuser sowie über die Ausbildung von Diätassistentinnen. Wien. Med. Wschr. *105,* 471–473 (1955).

138. Wenger, R.: Milch und Milchprodukte in der Diätetik. Aus Milch und Milchprodukte in Ernährung und Diätetik. Gesundheitskommission der Österreichischen Liga für die Vereinten Nationen. Wien 1956.

139. Wenger, R.: Diätetik im medizinischen Unterricht. Wien. Med. Wschr. *108,* 755–756 (1958).

140. Wenger, R.: Zur Technik der Ernährungsanamnese. Münch. Med. Wschr. *101,* 1891–1894 (1959).

141. Wenger, R.: Die diätetische Therapie der Herz- und Kreislauferkrankungen. Verh. Dtsch. Ges. f. Kreislaufforschg. *26,* 153–176 (1960).

142. Wenger, R.: Diätetik im Krankenhaus. In: „Das Krankenhaus." Jahrbuch 1960. Wien: A. Göschl & Co.

143. Wenger, R.: Fruchtsäfte in der Ernährung und Diätetik. Ernährungsumschau *7,* 16–18 (1960).

144. Wenger, R.: Gibt es eine Prophylaxe der Arteriosklerose? Dtsch. Med. Wschr. *86,* 387–390 (1961).

145. Wenger, R.: Diätetik am Kurort. Ztschr. angewandte Bäder- und Klimaheilkunde *8,* 720–726 (1961).

146. Wenger, R.: Fette in Ernährung und Diätetik. Verh. Dtsch. Ges. f. Inn. Med. *67,* 832–842 (1961).

147. Wenger, R. und A. Beringer: Inulin in der Ernährung des Diabetikers. Dtsch. Ztschr. f. Verdauungs- und Stoffwechselkrankheiten *15,* 269–273 (1955).

148. Wenger, R. und I. Österreicher: Mais- und Sonnenblumenöl in der Diätetik. Nutritio et Dieta *1,* 66–71 (1959).

149. Wenger, R. und H. Puntschart: Zur Verwendung von Kochsalzersatzpräparaten. Wien. klin. Wschr. *73,* 29–31 (1961).

150. Wenger, R. und H. Puntschart: Brot in Ernährung und Diätetik. Wien. Med. Wschr. *112,* 804–809 (1962).

151. Wewalka, F.: Beziehungen zwischen Störungen des Aminosäurestoffwechsels und Leberkrankheiten. Acta Hepatol. *4,* 137 bis 173 (1956).

152. Wewalka, F.: Die Behandlung der Eiweißstoffwechselstörungen bei der Leberzirrhose. Ther. Woche *12,* 2–5 (1962).

153. Wewalka, F.: Pathologie und Klinik der Fettleber. Münch. Med. Wschr. *105,* 35–41 (1963).

154. Wilhelmj, M., V. M. Meyers, D. P. Milani, J. R. McDonough, E. M. Racher, T. F. McGuire, E. B. Waldmann und H. H. McCarthy: Effect of diet in blood pressure and heart rate of normal dogs; protein and carbohydrate. Circul. Research *1*, 419–427 (1953).
155. Wiss, O., F. Weber und H. Weiser: Bedarf an Vitamin E in Abhängigkeit von der Zufuhr an Polyensäuren. Tagung Dtsch. Ges. f. Ernährung, Mainz 1963.
156. Wolf, H. J. und H. Priess: Erfahrungen mit fettfreier Kost beim Diabetes mellitus. Dtsch. Med. Wschr. *81*, 514–515 (1956).
157. Zöllner, N.: Klinische Beobachtungen zur Frage des B-Vitamin-Mangels. Tagung Dtsch. Ges. f. Ernährung, Mainz 1963.

Sachverzeichnis

Abführmittel 14, 178
Abmagerungskuren 14, 22, *88 ff.*
—, Kontraindikationen *100*
— nach Antoine *95*
Achtzehntagediät *96*
Achylia gastrica 14, *29,* 52
ACTH-Therapie *147*
Addisonsche Erkrankung 100, *145 ff.*
Aderlaßanämie 151
Aerophagie 54
Agranulozytose 25
Akne 195
Albuminurie 121, 123, 136, 137
Aldosteron 106
Aleuronatmehl 82
Alkalireserve 190
Alkalitherapie 26, 141
Alkalose 183
Alkaptonurie *142*
Alkohol 29, 63, 196
Alkoholismus 14, 16, 66, 196, 203
Allergene s. Nahrungsmittelallergene
Allergie 143, *159 ff.*
— gegen Eiweiß 164
— — Milch 165
Alopecie 20
Alter, Ernährung im 17, 167, *202*
Aminosäuregemische 59
Aminosäuren 2, 7, 8, 12, 19, 58, 63, 116, 154
Ammoniak 67
Amöbenruhr 49
Amylase 7, 73
Anabolica 136
Anämie 18, 19, 21, 121, 166, 169
—, hämolytische 151
Anämie, makrozytäre 21
—, perniziöse 19
—, tropische megaloblastische 148, 150
Analfistel 157
Anazidität 16, 70, 150
Angina pectoris 111
Ankylostomiasis 43
Anorexia mentalis 101
Anorexie, senile 202
Antibiotica 14, 15, 16, 17
Antidiabetica, orale 76, 79
Antikörperbildung 152, 153
Antisterilitätsvitamin 24
Antivitamine 15, 18
Anurie 122, *132*
Apfeldiät 44, 49
Apfelkompottage nach Jagić 110
Appendektomie 155
Arachidonsäure 25
Arbeit, geistige 3
—, körperliche 3
— und Gewichtsabnahme 92
Arginin 142
Arteriosklerose 77, *113*
—, zerebrale 113
—, Prophylaxe 116
Arteriosklerosediät *116 ff.*
Arthrose 88
Askorbinsäure s. Vitamin C
Asthma bronchiale 159
Aszites 62, 65
Atherosklerose 114
Aufbaukost *32 ff.*
Ausnutzung s. Nahrungsausnutzung
Ausschaltungsdiät *161*
Azetonkörper 85
Azetylcholin 20

Azidol-Pepsin 57
Azidose 86, 92, 121, 187, 190, 201

Bacterium coli 138
Bananenkur 44, 46, 47, 77
Bauhinsche Klappe 58
Bazillenruhr 49
Begleitspurenelemente 9
Bekömmlichkeit 5, 6
Belastungskost, schlackenreiche 54
Benzoesäure 191
Beri-Beri *16*, 18, 19, 151, 167
Beri-Beri-Herz 16
Berieselungsbehandlung 26
Bestandskost bei Diabetes mellitus 78, 85
Betain 63
Bettruhe, langdauernde strenge 166
Bewegungseinschränkung 141, 183
Biospurenelemente 9
Biotin 21, 30
Bircher-Müsli 189
Blutammoniakspiegel 67
Blutbildung 148, 150
Blutdruck 109, 116, 147
Blutgerinnung 115
Blutkrankheiten *148 ff.*
Blutwege, Blockierung 47
Blutzucker 74, 75, 85
Bohnen 151
Borst-Diät *126*
Botulismus 43
Brassica 146
Brenztraubensäureschwachsinn *195*
Brom 13
Bronchiektasien 110
Broteinheit 78
Buttermilchtherapie 195
Butterstühle 74

Caeruloplasmin 167
Calcium s. Kalzium
Carcinoidose *45*, 200
Cheilosis 17, 18, 19
Chlor *10*
Chloride 125, 191
Chlorophyll 149
Cholecystitis 69, 70
Cholecystokinin 69
Cholelithiasis s. Gallensteinerkrankung
Cholera 43
Cholesterin 69, 73, 114, *115*
– und Arteriosklerose *113 ff.*
– – Gallensteinerkrankungen *73*
Cholin 20, 63
Chymus 8
Coenzym R 21
Colitis *49 ff.*, 159, 166
– ulcerosa 24, 59, 100
Colostomie *156 ff.*
Coma diabeticum 10, 86
– hepaticum 61, *67 ff.*
– –, sekundäres 67
Cor pulmonale 89
Corticoidtherapie 47, 109, 136, 145, *147*, 167, 174
Crush-Syndrom 175
Cystin 142
Cystinsteine 142
Cystinurie *142*
Cystitis *137 ff.*

Darmdivertikel 47
Darmfistel 24, 47, 174
–, Ernährung durch *58*
Darmgase 53
Darmgeschwüre 49
Degeneration, nukleolentikuläre 167
Dehydrocholesterin 23
Delirium tremens 196
Dermatitis 17, 165
Desensibilisierung *165*
Dextrine 6, 41
Dextrose 41, 105
Diabetes insipidus 15
– mellitus 15, 17, 22, *75 ff.*, 114, 195
– – bei Kindern und Jugendlichen 86
– – und Fettleibigkeit 86
– – – Hyperthyreose 86
– – – Operationen 87
– – – Schwangerschaft 87
Diarrhöen s. Durchfälle

Diastase 7
Diät s. auch Kost
– bei chirurgischen Erkrankungen *153 ff.*
– – chronischen – *153*
– nach akutem Gallenanfall *70*
– – Gallenblasenoperationen *72*
– – gynäkologischen Operationen *159*
– – Operationen am unteren Darmabschnitt *158*
Diätmargarine 115
Diathese, hämorrhagische 25, 151
Dickdarmlues 49
Dickdarmschonkost *49 ff.*
Dickdarmtuberkulose 49
Digitalis 110
Diurese 15, 67, 122, 154, 174
Diverticulitis 51
Divertikulose des Magens 29
– – Darms 43, 51
Dreistundendiät *30*
Ductus cysticus 69
– choledochus 69
Dünndarm 7
Dünndarmamyloidose 43
Dünndarmsaft 8
Dünndarmschonkost *40 ff.*
Dünndarmtuberkulose 43
Dumping-Syndrom *39 ff.*, 166
Durchfälle 10, 11, 14, 16, 20, 22, 48, 57, 74, 75, 103, 146, 154, 159, 174, 177, 178
Dysenterie *49*
Dystrophie 103

Eidotter 53
Eier 27, 29, 30, 35, 50
Eierspeisen, diätetische 30, 35
Einstellungsdiäten bei Diabetes mellitus *85*
Eisbärlebererkrankung 23
Eisen *10, 148*
Eisengehalt von Nahrungsmitteln *173 ff.*
Eisengeschirr 149
Eisenmangelanämie *148*
Eisenresorption 150
Eisenverlust, postoperativer 154
Eiweiß 62, 65, 77, 112, 121, 148
–, biologische Wertigkeit 2
Eiweißabbau, endogener 126, 136
Eiweißdefizit 40
Eiweißhydrolysate 40, 59, 153
Eiweißmangel 65, 66, 105, 147, 148, 153
Eiweißminimum 2
Eiweißsynthese 136
Eiweißtoleranz 68
Eiweißverlust, postoperativer 154
Ekiri 178
Eklampsie 122, *136 ff.*, 201
Ekzem 159, 186, 195
Eliminationsdiät 51, *161*
Enteritis, akute *43 ff.*
–, chronische 22, *44 ff.*
Enteropathie, exsudative 166
Enteroptose 56
Epilepsie 196
Erdbeerkur 46
Erdbeerzunge 18
Erbrechen 10, 14, 38, 48, 57, 60, 75, 86, 122, 154, 159, 174, 177, 203
Ergosterin 23
Ergüsse in serösen Höhlen 166
Erkrankungen, allergische *159 ff.*
–, chirurgische *153 ff.*
–, chronische *153*
–, endokrine *145 ff.*
–, neurologische *196 ff.*
–, urologische 125
Ernährung, künstliche *56 ff.*
–, parenterale *59 ff.*, 67, 153, 154, 155
–, Physiologie der *1 ff.*
–, rektale *58*
Eversdiät 196
Expeditionen, Ernährung bei *203 ff.*
Exsikkose 175
Extraktivstoffe 28, 39, 141
Extrinsic factor 19, 151

Faktoren, vegetativ-nervöse 68
Fasttage 43, 51, 122

Fäulnisdyspepsie *52 ff.*
Favismus 151
Fermente 6, 7, 8, 104, 151
Fette 4, 43, 54, 56, 63, 65
– und Arteriosklerose *114 ff.*
Fettemulsionen 131
Fetternährung, intravenöse 59, 131, 154
Fettleber 61
Fettleibigkeit 55, 75, *88 ff.*, 109, 153
Fettminimum 77
Fettresorptionsstörungen 24, *45 ff.*
Fettsäuren, essentielle *25*
–, gesättigte 114, 115
–, ungesättigte 24, 66, 114, 115
Fieber *152*
Flatulenz *53 ff.*
Fleisch 7, 29, 42, 63, 64, 141, 143
Flüssigkeitsbeschränkung 65, 136, 137, 196
Flüssigkeitszufuhr 108, 125, 138, 139, 142, 184, 204
Fluor *11*
Flushes 45
Folsäure *21*, 148, 149
Fremdkörper, verschluckte 154
Fruchtsäfte 20, 30, 51, 52, 110, 151

Gärungsdyspepsie *51*
Galaktosämie *194*
Gallenanfall, akuter 69, *70*
Gallenblase, Hypotonie 69
–, Ptose 69
Gallenblasenerkrankungen *69 ff.*
Gallenblasenoperationen *72*, 156
Gallenblasenschonkost 20, *71 ff.*
Gallensäuren 8, 60, 61
Gallensekretion 9
–, Störungen 178
Gallenstauung 69
Gallensteinerkrankung 30, 69, 70, *73*
Ganglienblocker 113
Gangrän, diabetische 77, 87
Gastrin 7
Gastritis *28*
Gastritis, akute *28*
–, chronische *29*, 183
–, urämische 125
Gastroptose 56
Gastrotomie 25
Gefäßanastomosen bei Leberzirrhose 67
Gelatine 47
Gelenkserkrankungen 88
Gemüse 36, 54, 83, 149
–, Kohlehydratgehalt 83
–, entzündungshemmende Wirkung 152
Gemüsetage 85
Gicht *143 ff.*
Gliadin 47
Glomerulosklerose, diabetische 84, 87
Glossitis 25
Glukagon 12
Glukoneogenie 78
Glukose s. Traubenzucker
Glutathion 12
Gluten 47
Glykogen 4, 60
Glykogenspeicherkrankheit *194*
Granuloseflora 51
Grundumsatz 2, 14, 146
Grundumsatzdiät *198 ff.*

Hämochromatose 151, 169
Hämoglobin 148, 149
Hämorrhoiden 157
Hafer-Obsttage 85
Hafertage 77, 85
Harnsäurebildung, endogene 143
Harnsäuresteine *142*
Harnsedimentuntersuchung, Vorbereitungsdiät 200
Hauterkrankungen *195*
Hauttest 160
Hemeralopie s. Nachtblindheit
Hemizellulose 54, 186
Hepatitis 166
–, akute 61, 64
Herzinsuffizienz 17, *104 ff.*, 174, 187

Herz- und Kreislauferkrankungen *104 ff.*
Herzmuskelinfarkt 111
Hiatushernie 29
Hitze, Ernährung bei großer *203*
Hollywoodkur *96*
Homogentisinsäure 142
Hormon, kontrainsulinäres 77
Hormontherapie *145 ff.*
Hungertage s. Fastentage
Hungerzustände 103
Hydrops gravidarum *136*
5-Hydroxyindolessigsäure 200
Hypalbuminämie 124
Hypazidität 9, *29,* 178
Hyperazidität *29,* 74
Hypercholesterinämie, familiäre *193*
Hyperemesis gravidarum *201*
Hyperglykämie 75, 76
Hyperinsulinismus 100, *147,* 167
Hyperkaliämie 126, 175
Hyperkalzämiesyndrom *183*
Hyperkalziurie 184
Hyperlipämie 60
—, essentielle 59, *193 ff.*
Hyperparathyreoidismus 141, 184
Hyperthyreose 16, 20, *146,* 183, 184, 187
Hypertonie 109
—, essentielle *111 ff.*
—, renale 112
Hypervitaminose A 23
— D 23, 24
Hypoglykämie 75, 77
—, funktionelle *147*
Hyponatriämie 109
Hypophysenvorderlappen 77
Hypoproteinämie 16, 65, 121, 167
Hypothyreose 22
Hypotonie der Gallenblase 69
—, essentielle 105, 167, 177
Hypovitaminose s. Vitaminmangelzustände

Ileitis 24
—, chronische 45
Ileocolostomie 156
Ileostomie *156 ff.*
Ileus, postoperativer paralytischer 155
Immobilisierung s. Bewegungseinschränkung
Indolessigsäure 18
Infektionskrankheiten 14, 20, 22, 101, *151 ff.*, 166
Infusionsflüssigkeit für postoperative Ernährung 59
Inositol *20*
Inselzellenadenom des Pankreas 47, 147
Insuffizienz, kardiale s. Herzinsuffizienz
Insulin 12, 75, 78, 147
Inulin 82

Jejunalsonde 57
Jod *11*
Jodmangelkropf 146

Kachexie 30, 65, 194
Kälte, Ernährung bei großer 203
Kaffee 29, 142, 147
Kaliseifenvergiftung 175
Kalium *10,* 110, 125, 187
—, postoperativer Verlust 154
Kaliumgehalt von Nahrungsmitteln *176 ff.*
Kaliummangelzustand 10
Kallusbildung 153
Kalorienbedarf *3*
Kaloriendefizit 93
Kalorien- und Nährstoffgehalt von Nahrungsmitteln *205 ff.*
Kalorienüberangebot 66
Kalzium *9,* 84, 165, *202*
Kalziumbilanzuntersuchungen 183
Kalziumgehalt von Nahrungsmitteln *178 ff.*
Kalziummangelzustände 178
Kalzium/Phosphor-Quotient 150
Kalziumstoffwechselstörungen *177 ff.*
Karbohydrasen 8
Kardiospasmus 25
Karditis, akute rheumatische 111

Karellsche Milchkur 123
Karies *11*
Karotin 22
Kartoffelkur bei Diabetes 77
Kartoffeltage nach Jagič 110
Kasein 6, 143, 165, 195
Katecholamine 200
Kathepsin 6
Kationenaustauscher 174
Kefir 55
Kempnersche Reisdiät *113*
Ketonkörperbildung 77
Ketose 85, 152
Kleber 82
Knochenfrakturen, multiple 183
Knochenmark, frisches 150
Koagulationsvitamin s. Vitamin K
Kobalt 12
Kochsalz, Jodierung 146
Kochsalzersatzpräparate 108
Kochsalzinfusionen 154
Kochsalzkonsum und Blutdruck 112
Kochsalzmangel s. Natriummangelsyndrom
Kochsalztoleranz 107, 112
Kochvorgang 6, 22
Körpereiweiß, postoperativer Verlust 153
Kohlehydrate 14, 60, 105, 121, 140
—, aufgeschlossene *42*
Kohlehydratgehalt von Nahrungsmitteln 79
Kohlehydratgicht 140
Kohlehydratmangel 66
Kohlehydrattoleranz 76
Kohlkropf 146
Kokosfett 114
Kollateralkreislauf 67
Komplikationen bei Diabetes mellitus 86
—, cerebrale bei Leberzirrhose 61, *67 ff.*
Konserven 62
Konstitution 116
Koronarsklerose 113
Kost, alkalisierende 122, 142, *190, 192*
Kost, aufgeschlossene *40 ff.*
—, blande 28, 30, 32, 87, 126
—, cholagoge 69
—, cholesterinarme 73, *115 ff.*
—, eisenarme 151, *169 ff.*
—, eiweißarme 112, *123, 126,* 137, 143, 198
—, eiweißfreie 122
—, fäulniswidrige 45, *52 ff.*, 115
—, feste schlackenarme *156*
—, fettarme *45 ff.*, 69, 144, 154
—, fettfreie 114
—, fettreiche 70, 143
—, fettreiche, kohlehydratarme 193
—, flüssige bzw. halbflüssige schlackenarme 156
—, gärungswidrige 45, *51*
—, kaliumarme 10, 127, *175*
—, kaliumreiche *174 ff.*
—, kalorienreiche 48, 49, 56, *101 ff.*, 151, 153, 194, 196
—, kalziumarme *183 ff.*
—, kalziumreiche *177 ff.*
—, ketogene 196
—, kochsalzarme s. auch natriumarme 152, 195, 201, 203
—, —, entzündungshemmende Wirkung 152
—, kochsalzreiche 202
—, kohlehydratarme 51, 197
—, kohlehydratreiche 126, 152, 194, 200, 202
—, kupferarme *167 ff.*
—, laktovegetabilische 142
—, „leere" 43
—, milchfreie 165, 194
—, mineralstoffreiche 49
—, natriumarme 64, 65, 68, 104, *105,* 136, 196, 201
—, purinarme *143 ff.*
—, purinfreie 143
—, purinreiche 143
—, qualitative *166 ff.*
—, säuernde 122, *190 ff.*
—, schlackenarme 49, 54
—, streng natriumarme 105, 121, 123, 124, 136, 137
—, tryptophanarme 45, 146

Kost, vitaminreiche 49, 151
Krankheiten, fieberhafte *151 ff.*
Kropf 11, 22, *146*
Kuhmilchanämie 149
Kupfer *12,* 149
Kupfergehalt von Nahrungsmitteln *168*
Kupfermangelkrankheit 12
Kupferspeicherkrankheit 167
Kwashiorkor 23, 66, 148, 166

Lactis Casei Factor 21
Lähmung, familiäre paroxysmale 174, 196
Lävulose 41, 47, 62, 64, 105
Laktalbumin 31, 165
Laktation 14, 15, 167, 178
Laparotomie *155 ff.*
Laxantienmißbrauch 178
Lebercoma *67 ff.*
Leberdiät 150
Lebererkrankungen *60 ff.*
Leberschonkost *60 ff.*
—, eiweißreiche 61, 67
—, erweiterte 61
—, strenge 61
Lebertran 23
Leberverfettung *66*
Leberzirrhose 17, 20, 59, 61, *65 ff.*, 100, 167, 174
—, alkoholische 65
—, cerebrale Komplikationen *67 ff.*
—, dekompensierte 65
Leinöl 114
Leukämie, akute 25
Linolensäure 25, 114
Linolsäure 25, 114, 193
Lipämie 115, 154
Lipoidnephrose 59
Lipoproteine 114
Lipovitamine 25
Löslichkeitsfaktoren 138
Luftbrot 82
Lungentuberkulose 152
Lymphogranulom 47
Lymphosarkom 47
Lymphwege, Blockierung 47
Lysin 142

Magenatonie 30, 56
Magen-Darm-Trakt, Blutungen 67
Magenfistel 25, 174
—, Ernährung durch *58*
Magengeschwür s. Ulcus ventriculi
Magenkarzinom *40*
Magenlipase 7
Magenoperationen *155*
Magenresektion 14, *38 ff.*, 47, 52
Magensaftsekretion 7, 27, 32, 141
Magenschonkost 20, *26 ff.*
Magenverdauung 7
Magermilch 62, 64, 202
Magermilchpulver 62
Magersucht *101 ff.*
Magnesium 10
Mahlzeiten, fettreiche 115
—, „homogene" 26
Mais 151
Maisöl 114, 196
Maltose 6
Mammakarzinom 183
Mandelmilch 32
Mangan *13*
Mangelernährung 139, 148
Marasmus 154
Mastdarmoperationen *157*
Meerwasser 204
Mehlfrüchtekur 85
Mehlnährschaden 66
Mehlspeisen, kohlehydratarme 84
Mengenelemente 8
Menièrescher Symptomenkomplex 109
Meteorismus *53 ff.*, 111
Methionin 62
Migräne 159
Milch 9, 22, 27, 29, 30, 31, 50, 55, 84, 94, 143, 149, 153, 155, 156, 178
—, salzarme 108
Milch-Alkali-Syndrom 32, 183
Milchallergie 32, 165
Milcheiweiß 121, 136
Milch-Grieß-Diät 149
Milchmischgetränke 62, 87, 156
Milchsäure 12
Milchschorf 196
Milchzucker 32, 50

Miller-Abbott-Sonde 156
Mineralstoffe *8 ff.*, 50, 164, 166, 202
Mineralwässer 107, 144
Minutenvolumen 111
Molke 6
Molkenkur 50
Morbus Addison s. Addisonsche Krankheit
Morbus Cushing 174
Most 55
Mundpflege 48, 152
Mundschleimhautveränderungen 25
Mundverdauung 6
Muskel, Oddischer 72
—, —, Krampfzustände 69
Muttermilch 22, 149
Myasthenie 30
Myelom 183, 184
Myxödem 114

Nachtblindheit 22, 29, 62
Nahrungsaufnahme, Physiologie der *6 ff.*
Nahrungsausnutzung 5, 57, 157
—, Probekost zur Untersuchung der *197 ff.*
Nahrungseisen, Verwertbarkeit 150
Nahrungsmittel, kaliumreiche 175
—, kupferreiche 167
—, nukleinsäurereiche 144
—, stärker jodhaltige 146
—, unverdauliche 43
Nahrungsmittelallergene *159 ff.*
—, Erkennung *161*
—, häufige *161*
—, wasserlösliche 165
Nahrungsmittelallergie 14, *159 ff.*
—, diätetische Therapie *164 ff.*
Natrium *9*, 110, 111, 112, 125
—, postoperativer Verlust 154
Natriummangelsyndrom 9, *66*, *109*
Natriumrückresorption, tubuläre 106
Nebennierenfunktion 109
Nebenniereninsuffizienz 174, 177
Nebenschilddrüsenadenom 177
Nebenschilddrüseninsuffizienz 177
Neoplasmen 14, 17, *155*, 166
Nephritis, akute 109, 121, *122*, 175, 186
—, chronische 109, *123 ff.*, 166, 175, 186
—, —, mit Ödemen *124*
—, —, — starker Blutdruckerhöhung *124*
—, —, nephrotische Verlaufsform 136
Nephrolithiasis s. Nierensteinerkrankung
Nephropathia gravidarum *136 ff.*
Nephrose 109, 114, *136*, 166
Nephrosklerose *132 ff.*
Neubrot 82
Neuritis, retrobulbäre 16
Neurodermitis 195
Neutralfette 74
Niemann-Picksche Erkrankung *193*
Niere, künstliche *125*
Nierenbecken, Erkrankungen des *137 ff.*
Nierenerkrankungen *120 ff.*
Niereninsuffizienz 109, 132, 175, 183
Nierenschädigung, tubuläre 174
Nierenschonkost, strenge *122*
Nierensteinerkrankung *138 ff.*
Nierentuberkulose *136*
Nierenversagen, akutes *124*
Nikotinsäure 18
Nikotinsäureamid *18*, 196
Notrationen *204*
Nukleoproteide 150

Obst, entzündungshemmende Wirkung 152
— in der Diabetikernahrung 84
Obstdiät 94, *189*
Obstipation 32, 56, 71
—, atonische *54 ff.*, 186
—, chronische 30, *54 ff.*, 74
—, spastische *55 ff.*
Ochronose 142
Ödeme 104, 105, 108, 121, 122, 123, 145, 147, 154
Ölkur 27, 70

Ösophagitis 25
Ösophaguskarzinom 25, 56
Ösophagusstenose 56
Ösophagusvarizen 25
Ösophagusvarizenblutung 67
Oligophrenia phenylketonpyruvica *195*
Operationen 101, *153*, 167
— am Mastdarm *157*
— und Diabetes mellitus *87*
— — Leberschädigung 157
Ornithin 142
Osteomalazie 177
Osteoporose 167, 184
Oxalatbildner 140
Oxalatsteine *139 ff.*
Oxalatträger 140
Oxalsäure 139

Pagetsche Erkrankung 178, 183
Pankreas 7, 13
—, Störungen der äußeren Sekretion *73 ff.*
Pankreasfibrose, zystische 74, 166, 177
Pankreaskarzinom 74
Pankreassteine 74
Pankreatektomie *74*
Pankreatitis, akute *74*
—, chronische 22, *74*
Pantothensäure *19*, 20
Paraaminobenzoesäure 21
Parallergie 160
Parotitis, postoperative 154
Pektine 44, 186
Pellagra 17, *18*, 19, 151
Pellagra-Encephalopathie 196
Pepsin 6
Peptone 7
Peristaltik 20, 27, 54, 186
Perspiratio insensibilis 125, 132
Pfortaderstauung 104
Phäochromozytom *200*
Phenylalanin 142, 195
Phenylketonurie *195*
Phosphatasen 8
Phosphate 9, 12, 190, 191
Phosphatide 20, 60, 66
Phosphatsteine *141 ff.*
Phosphaturie 141
Phosphor *12*
Phytinsäure 178
Pica 23
Pickwick-Syndrom 89
Plummer-Vinson-Syndrom 17, 25
Polioencephalitis haemorrhagica superior 196
Polyarthritis, primär-chronische 167
Polyurie 15, 125
Polyzythämie 151, 169
Praecoma hepaticum *67 ff.*
Präeklampsie 137
Probekostformen *197 ff.*
Prolin 149
Prothrombin 24
Provitamin A 21, 22
Psoriasis 195
Psychosen 14
Ptose der Gallenblase 69
Ptyalin 6
Purinstoffwechsel 143
Pyelitis *137 ff.*
Pyelonephritis, chronische 125
Pylorospasmus 174
Pylorusstenose 24, *37 ff.*, 174
Pyridoxin *18*
Pyrrol 149

Rachitis 177
Radioaktivität 13
Rauwolfiapräparate 113
Recklinghausensche Erkrankung 177
Reis-Obst-Diät 110, 113, 124
Reistage *113*, 124
Rekalzifikationsdiät *177 ff.*
Rekonvaleszenz 61, 167
Resorption 104, 140, 156
Resorptionsmangelsyndrom *47*
Reststickstofferhöhung 123, 125
Rhinitis, allergische 159
Riboflavin 17
Röststoffe 28
Rohkost 94, 110, 122, 124, 137, 162, *186 ff.*, 196
—, erweiterte 137, *188*

Rückresorption, tubuläre von Natrium 125
Rührei, diätetisches 30

Saccharin 83
Sättigung 4
Säurelocker 29
Saftfasten 110, 188
Saftkost 188
Salat-Obst-Dunstgemüse-Tage 85
Saliuretica 65, 110, 113, 174
Salzsäure-Pepsin 29
Sarkoidose 184
Saubohnen 151
Sauerkraut-Kartoffel-Diät 154
Sauermilch-Obst-Diät *189*
Scharlachzunge 18
Schaukeldiät *138*, 196
Schilddrüsenerkrankungen *146 ff.*
Schmidt-Straßburgersche Probekost 197
Schrumpfniere 178
Schüller-Christiansche Erkrankung 194
Schutzkolloide 138, 140, 142
Schwangerschaft 14, 16, 18, 24, 100, 167, 179, 200
Schwangerschaftserbrechen 201
Schwangerschaftsfrühtoxikose *201*
Schwangerschaftshypertonie 137
Schwangerschaftsspättoxikose *136 ff.*
Schwangerschaftstoxikose 201
Schwefel 12
Schweinemagen, roher 150
Sekretin 7, 8
Senföl 53
Serotonin 45
Serumlipoide 114, 193
Shunt, portocavaler 67
Simonsbrot 82
Sicnon 82
Sippy-Kur 20, 26
Skelettmetastasen bei Mammakarzinom 183
Sklerose, multiple 196
Skorbut 20
Sludge-Phänomen 115
SOD-Tage 85
Sojabohnenöl 59
Sojawasserbrot 82
Sollgewicht 91
Sondenernährung *56 ff.*, 67, 153, 202
Sonnenblumenöl 114, 196
Spät-Dumping 39
Specktherapie 196
Speichelsekretion 6, 48, 152
Speicherkrankheiten *193 ff.*
Speisewege, obere 56
Sphincter Oddi s. Oddischer Muskel
Sphingomyeline 193
Sprue 21, 22, 24, *45*
Spurenelemente *8 ff.*
Stärke 6, 41, 51
Standardkost bei Diabetes mellitus *77 ff.*
Stauungsgastritis 104
Stauungsleber 104, 105
Steapsin 7, 74
Steatorrhoe, idiopathische des Erwachsenen *46 ff.*
Steatose der Leber *66*
Stickstoffbilanz 1, 59
—, negative 126
Stickstoffbilanzstörungen 59
Stickstoffgleichgewicht 1, 136, 146
Stickstoffresorption 67
Stoffwechselanomalien, angeborene *194 ff.*
Stomatitis 25
Stress 116
Strontium *13*
Stuhluntersuchung, mikroskopische 50
Stumpfgastritis *38 ff.*
Stupor, episodischer 67
Sublimatvergiftung 175
Suchdiät 162
Sulfonamide 14, 15, 16, 21, 138
Süßstoffe, künstliche 82
Sulfonamidniere 175
Symptomenkomplex, gastrokardialer *111*
Syndrom der blinden Schlinge 47
—, orthostatisches 105, 177
—, posthepatisches *68*

Tee 28, 29, 49
Teediät 51
Temperaturregulierung 3
Testmahlzeit *161*
Tetrachlorkohlenstoffvergiftung 175
Thiamin 12
Thiaminasen 15
Thrombopenie 25, 60, 151
Thrombose 115, 154
Thyreotoxikose s. Hyperthyreose
Tokopherol 24
Toleranzprobe bei Allergie 164
— — Diabetes mellitus 77
Tonsillektomie 25
Tonsillitis 25
Traubenkuren 189
Traubenzucker 47, 52, 62, 64, 78
Triglyceridämie 193
Trinkwasser 149, 203
Trockenkost 110, 200
Trypsin 7
Tryptophan 18, 149
Tuberkulose 17, 47, 49, 100, 152, 187
Tularämie 43
Typhus 17, *48 ff.*
Tyrosin 142, 195

Ubichinon 24
Überernährung 143
Ulcus cruris 167
— duodeni *30 ff.*, 57, 100, 141, 167
— ventriculi *30 ff.*, 57, 100, 141, 167
Ulkusblutung *37*
Ulkuskrankheit *30 ff.*, 183
Umweltsbedingungen, ungewöhnliche 203 ff.
Unterernährung 64, 66, 76, *101 ff.*, 121, 153, 166
Untersuchungen, geomedizinische 73, 114
Urämie 49, 59, *124 ff.*
—, extrarenale 125
Urämiediät *127*
Uricosurica 144

Van Gierkesche Erkrankung *194*
Verbrennungen 20, 57, 59, 101, 154, 167
Verdaulichkeit 43
Verdauungstrakt, Tumoren des 59
Vergiftungen 125
Verletzungen 20, 58
Verschlußikterus 24, *66*
Verweildauer im Magen 6, 7, 27, 39
Vicia faba 151
Vitamine 8, *13 ff.*, 57, 155, 164
—, fettlösliche 8, *21 ff.*
—, wasserlösliche *15 ff.*
Vitamin A 8, *21 ff.*, 24, 47, 62, 66, 132, 139, 146, 162, 166
— B_1 15, *16*, 30, 31, 78, 82, 146, 170, 196
— B_2 *17*, 19, 30, 31, 170
— B_6 *18*, 30
— B_{12} *19*, 30, 66, 116, 149, 150
— C 15, *19*, 28, 31, 37, 83, 116, 126, 151, 162, 196
— D 8, 9, *23*, 66
— E 8, *24*, 25, 66
— F 25
— H 21
— K 8, *24*, 66
Vitamin-B-Komplex *15*, 126
Vitamin-D-Therapie 177
Vitamin-D-Vergiftung 183
Vitaminbedarf, erhöhter *14*
Vitaminmangelzustände 14, 82, 154, 195, 202
Volhardscher Wasser- und Konzentrationsversuch 110, 200
Vollkornbrot 82

Wabenlunge 110
Wachstum 4
Wechselkost 45
Weißbroteinheit s. Broteinheit
Weizenkeime 19, 30, 196
Wernickesche Encephalopathie 196
Wertigkeit, biologische von Eiweiß 2
Whipplesche Erkrankung 47
Wilsonsche Erkrankung *167 ff.*
Wirkung, antianämische von Nahrungsmitteln 150

Wirkung, cholagoge — — 69
—, spezifisch-dynamische von Nahrungsstoffen *2*, 90
Wundheilung 153, 154

Xanthomatose *193*

Yoghurt 32, 50

Zahnfleischveränderungen 25
Zeïn 18
Zellulose 8, 41, 54, 186
Zerealien 35
Zickzackkost 100
Ziegenmilchanämie 150
Zink *12*
Zollinger-Ellison-Syndrom 47
Zwangspolyurie 124
Zweinährstoff-Wechseldiät 96
Zweistundendiät *30*
Zwölffingerdarmgeschwür s. Ulcus duodeni